위 험 한
**서양의학**
모 호 한
**동양의학**

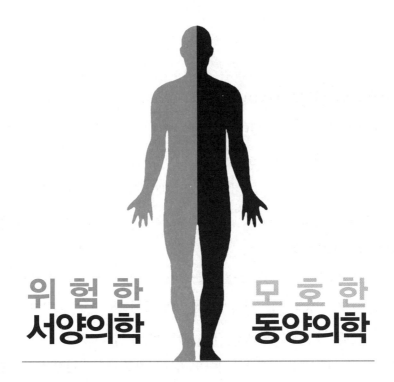

# 위험한 서양의학 모호한 동양의학

김영수 지음

창해

## 민간의학에 관심을 가지게 된 동기

나는 원래 전공이 경제학이다. 1987년 미국 MIT 대학에서 경제학 박사학위를 취득했고, 대학에서 금융학을 가르쳤으며, 다른 사람이 부러워하는 금융계 경력도 가지고 있다. 그런데 아주 조그마한 사건으로 의학, 그 중에서도 '민간의학(제도권의 인정을 받지 못하지만 오랫동안 민간에서 행해져 온 의술)'에 관심을 가지기 시작했다.

20여 년도 더 되었는데, 충청도의 어느 지방을 여행하면서 경험한 일이다. 어떤 할머니가 말씀하시길 "아이가 젖을 너무 세게 빨아 엄마 젖꼭지가 떨어져 나가기도 하는데, 그럴 때는 가지 태운 가루를 바르면 효과가 있다"고 했다. 나는 그런 고통을 경험하지 않아도 되는 남자로 태어나 다행이라는 생각이 들었다. 어쨌든 할머니의 말씀은 매우 인상적이었다.

그로부터 몇 년 후 티베트의 시골을 여행하는데, 그와 똑같은 이야기를 들었다. 우연치곤 참 묘하다는 생각이 들었다. 혹시나 싶어 중국 의서醫書를 찾아보았는데, 몇몇 책에서 가지 태운 것에 그런 효능이 있다고 했다. 일례로, 『중약대사전』[1]에도 그런 내용이 나와 있었다.

---

1) 『中藥大辭典』, 上海科學技術出版社, 1979. 이 책은 홍콩과 대만에서도 출간되었다.

이를 외과 전문의인 친구에게 물어보니 "어림도 없는 이야기이고 염증만 유발할 뿐"이라며 확신을 가지고 잘라 말했다. 나는 그렇게 단정지을 문제는 아니라는 생각이 들었다. 그래서 주위에 그런 내용을 알렸는데, 몇 분이 실제로 해보고 상당히 효과를 보았다고 했다.

얼마나 좋았는지, 정말로 효과가 있었는지는 모르겠다. 단순히 나를 기쁘게 하기 위해 그런 말을 한 것은 아닌지, 혹은 경미한 단계여서 시간만 지나면 해결될 수 있는 경우였는지 모르겠다. 또 치료행위 자체에서 심리적인 효과, 즉 위약偽藥 효과(플라시보 효과)가 발생한 건지도 모른다. 어쨌든 인터넷을 찾아보아도 유방암이나 피부암에 가지를 추천하는 예는 많았다.

나는 외과 전문의 친구의 '적대적' 확신이 대체 무엇에 근거한 것인지 의문이 들었다. 어떤 데이터를 토대로 그런 확신을 가진 것일까? 가지를 태워 치료를 해보았단 말인가? 아니면 그에 대한 연구가 있었단 말인가? 혹시 어떤 종교적 신념체계, 도그마적인 사고방식, 상업적 이익을 추구하는 그 무언가라도 있는 건 아닐까?

경제학자에게 특정 주식 가격의 향방을 물어보면 잘 모르겠다고 대답하는 경우가 일반적이다. 절대로 오르지 않는다거나 반드시 오를 거라고 명확하게 대답하지 않는다.

반면, 증권 브로커에게 물어보면 확실하게 대답한다. 그렇게 해야 고객이 주식을 매입하고 그에 따른 수수료를 취할 수 있기 때문이다. 고객 역시 증권 브로커에게 의견을 구할 때는 으레 그러려니 하고 물어보지 결정적으로 참고하려는 마음은 드물 것이다.

그렇다면 양의인 친구가 경제학자로서의 입장이 아니라 브로커의 입장에서 이야기한 것일까? "다른 곳에서 치료하지 말고 내게 또는 우리 업계로 오시오"라는 의미일까? 그 친구의 됨됨이로 볼 때 그럴 가능성은 매우 낮았다. 훌륭한 인격의 소유자였고, 그렇게까지 하지 않아도 여유 있는 생활을 누리고 있었기 때문이다.

제도권 현대의학, 즉 양의학은 사회의 우수한 인재들을 모아 오랜 기간 힘들고도 비용이 많이 드는 훈련을 시키는 것이 통상적이다. 그런데 왜 자신의 전공분야에 해당되는 질문에 분명한 데이터도 없이 그처럼 확신에 찬 결론을 내린 것일까? 대체 어떤 교육을 받았기에 그런 것인지 나는 의아했다.

그 일이 있은 뒤로 나는 티베트의 오래된 의서를 무작정 수집하기 시작했다.[2] 전통 깊은 라마 사원들도 여러 곳 찾아다녔다. 보통 규모가 큰 라마 사원 근처의 사하촌寺下村에는 오래된 의서를 파는 가게가 있게 마련이었다. 이렇게 나의 고의서 수집 취미는 시작되었다.

나는 고의서 수집 지역을 중국과 한국, 일본을 비롯한 동남아로 확대시켰고, 수집 분야는 '제도권에서 받아들여지고 규격화되지 않은 민간처방'으로 축소했다. 민간요법·민간처방에 관한 기록들이 빠르게 사라져가고 있음을 발견했기 때문이다. 동물로 치면 멸종위기에 처한 희귀동물들인 셈이었다.

특히 조그마한 마을의 명의 집안에 내려오는 비방秘方으로 제도권에 포함되지 않은 것들은 무조건 수집했다. 물론 그 사람들이 제대로 된 비방을 쉽

---

2) 중국어로는 라마 의학을 '장의(藏醫)' 또는 '사부의학(四部醫學)'이라고 한다. 라마 의학에 관해서는, 섬서성의 여러 대학에서 많은 자료를 모아두고 있었다. 나는 서안에서 잠깐 교환교수 생활을 할 때 많은 고의서를 수집했다. 티베트어를 구사하지 못하고 중국어만 가능했던 나로서는 오히려 서녕(중국 청해성의 수도) 탑이사의 사하촌에서 라마 의학 관련 고서를 다수 수집할 수 있었다.

게 공개할 리는 없었다. 엉터리 처방
도 많았고, 일부만 공개되어 가치가
반감되는 것들도 있었다. 그러나 나는
그것들을 닥치는 대로 수집했다. 본격
적이고 체계적인 연구는 후대의 몫이
며, 일단 힘껏 모아두는 것이 내 역할
이라고 생각했다.

중국을 비롯한 동남아시아, 티베트
등에는 이런 내용의 자료가 많이 산포
散布되어 있었다. 또한 나와 비슷한 생
각으로 그것들을 모으는 사람들을 만
나게 되었다. 재미있는 건, 북한 역시

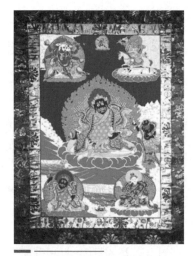

티베트의 불교화인 탕카로, 의술을 담당하
는 부처님 모습이다. 의사가 환자를 잘 치료
하며 일생을 보내면 사후에 이 부처님을 만
나 성불한다고 믿는다. 이런 이유로 티베트
에서 의술이 발달했다고 한다.

민간요법을 수집하고 체계화하는 일에 상당히 공을 들여왔다는 사실이다.
2005년 북한에서 출간된『민간료법과 건강』, 2003년 출간된『고려전자보감』
은 나의 애장품에 속한다.[3]

그렇게 무작정 고의서를 모으던 중 뜻하지 않은 일이 발생했다. 내가 '당
뇨병' 관련 제약업을 시작하게 된 것이다.

---

3)  의서 수집을 좋아했던 사람들의 기록은 역사 여기저기에서 찾아볼 수 있다. 우리나라 왕들은 중국에 사
신을 보낼 때 특명으로 의서를 가져오게 했다. 특히 세종대왕의 의서 수집욕은 대단했다. 『향약집성방』, 『의방
유취』, 『동의보감』 등 조선의 왕실 특명 프로젝트였던 대(大)의서들의 저술은 상상하지 못할 정도로 방대한 의
서를 수집해야 가능한 일이었다. 중국에서 이미 사라진 의서들 이름이 거기에 등장한다. 실제로 중국에서 자
취를 감춘 의서가 우리나라에서 발견된 경우도 많다고 한다. 일본이 임진왜란 때 제일 먼저 눈독을 들인 것이
조선의 의서이다. 그로 인해 일본의 한방의학은 한 단계 발전했다.

## 당뇨병 관련 사업과 성과

원래 내 전문분야는 이 회사 저 회사에 투자해 적당한 시기가 되면 이익을 보고 팔아치우는 일이었다. 1년에 200개 정도의 프로젝트를 검토해 2~3개 정도에 투자하곤 했다. 따라서 당뇨병 관련 제약업종에 투자한 것이 별로 이상할 것은 없었다. 그런데 다른 투자대상들과는 달리 나의 모든 시간(과 돈)을 쏟아붓도록 하는 그 '무엇'이 있었다. 전공도 아닌 분야에 갈수록 몰두하게 되었고, 급기야 올인하게 되었다. 그 뒤 십수 년 동안 엄청난 돈과 시간을 투자한 프로젝트는 다행히 성공을 거두었다.

'민간요법 자료'를 모으던 나의 취미는 '당뇨 관련 제약업 투신'과 맞물리면서 또 한번 전기를 맞이하게 되었다. '전세계의 당뇨병 관련 민간요법을 하나도 빠짐없이 모으겠다'고 결심한 것이다.

지금까지 나는 당뇨병 관련 민간요법을 약 25만 수(首, 처방을 세는 단위) 수집했다. 그 가운데 1만 수 정도는 효과와 안전성에서 상당히 신뢰할 수 있는 수준이다. 당뇨병에 효과가 있다는 약초와 식품의 실제 샘플도 약 2천 종 소장하고 있으며, 그것을 기초로 배합 가공해 만든 제품들도 약 500종을 구입해 보유 중이다. 당뇨병 관련 민간요법에 관한 한 실제 샘플과 그것을 사용한 생약제제 제품을 세계에서 가장 많이 소장하고 있다고 생각한다.

20여 년에 걸쳐 민간요법과 약초 샘플을 수집하고, 당뇨병 관련 회사를 경영하면서 나는 전세계의 수많은 의료 전문가들과 교류하게 되었다. 그 과정에서 전문가 대상의 학회에 발표자로 나서고, 전문지에 저자로 이름이 실리는 해프닝도 발생했다. 그리고 내가 저술한 『다시 쓰는 당뇨 이야기』라는 책의 번역판과 번안판, 그것을 기초로 한 해석서 10여 종이 여러 나라에서 출

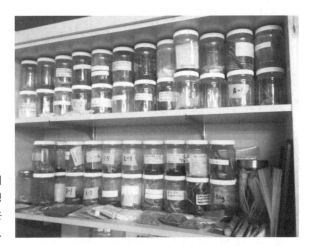

캐나다 브리티시컬럼비아에
있는 전시실의 일부. 당뇨병
관련 민간요법에 대한 많은
자료와 샘플이 보관되어 있다.

간되었다. 이것들은 영-중-일어로 번역되어 세계적으로 수십만 부가 판매
되었다.

뿐만 아니라 600여 년의 역사를 자랑하는, 중국에서 가장 오래되고 규모
가 큰 약회藥會[4]인 백천약회에서 외국인으로서는 처음으로 2005년 개회 축
사를 하는 영광도 누렸다. 미국 전국망 텔레비전의 대담 프로그램에도 몇 차
례 출연해 미 전역에 약 2,500회 방송되기도 했다.


## 내가 만난 민간의학 운동가들

그 과정에서 나는 몇 나라에서 발생한 민간요법 관련 의료 논쟁의 중심에
서 있던 운동가들과 핵심 당사자를 만나볼 수 있었다.

미국에 거주하는 케빈 트뤼도Kevin Trudeau의 경우, 『자연치유—우리가 모르

---

4)  중국 전역의 약재상과 약초 재배인들이 1년에 한 차례씩 모여 거래하며, 중의학의 거장들이 며칠 동안 학
술 토의를 진행한다.

길 그들이 원하는 것』이라는 시리즈의 책(앞으로는 이 책을 『자연치유』라고 부르기로 한다.)[5]을 써서 「뉴욕타임스」 선정 베스트셀러에 1년 이상 오르는 성과를 거두었다. 3천만 부나 판매된 것으로 알려진 책에서 그는 '자연에서 얻을 수 있는 안전하고 효과적인 민간요법들이 많은데도, 양약을 만드는 거대한 제약회사들과 정부(특히 FDA)가 연계 결탁해 효과도 없고 독성이 강한 합성약만을 소비자들이 선택하도록 하는 정치·사회·경제 구조를 비판'했다.

'필요 없는 독성 강한 약으로 유도하고, 그것을 습관적으로 먹게 하는' 구조를 얼마나 통렬히 비판했는지 미국 정부는 그의 책 광고구절, 즉 '집에서도 하기 쉬운……'이란 부분을 트집잡아 허위 과장광고 죄목으로 사법당국에 수십 차례 고발하고 4천만 달러의 벌금을 부과했다. 이에 대해 그가 항의하자 법정 모독으로 구속 판결을 내림으로써 엄청난 사회적 이슈가 되었다.

민주주의 국가에서 내용이 무엇이든 간에 책을 써서 이렇게 많은 벌금을 부과받기는 처음일 것이다. 미풍양속을 해치지 않는 이상 "싫으면 안 읽으면 되고, 틀렸으면 누군가 반박할 것이고, 진실이면 더더욱 억누를 필요가 없다"는 것이 언론과 사상 표현의 자유 아닌가? 소위 인권국가라는 미국에서 이런 일이 벌어지다니 아이러니할 뿐이다.

한편으로, 거대 제약회사들이 이 사안을 어떻게 생각하는지에 대한 반증이 아닐 수 없다. 실제로 전문가들은 최근 발생하고 있는 거대 제약회사의 몰락에 케빈 트뤼도가 큰 역할을 했다고 이야기한다.

그에게는 엄청난 추종자들과 반대세력이 공존한다. 안티들은 그의 이름만

---

5)  *Natural Cures "They" Don't Want You to Know About*, Alliance Publishing Group. 2004.

나와도 사기꾼·돌팔이라며 공격한
다. 의사 중에는 그를 감옥에 처넣는
것이 필생의 사명이라고 생각하는
사람들도 꽤 있다. 그로 인해 서로를
명예훼손 등으로 고소 고발한 사례
가 수십 건에 이른다.

내가 직접 만나본 케빈 트뤼도는
엄청난 두뇌의 소유자로, 인류가 만
든 조직 중 가장 강하다는 미국 정
부와 '맞장뜨기'를 두려워하지 않는
강인함과 자신의 신념에 대한 확신
을 갖고 있었다. 또한 수많은 안티들

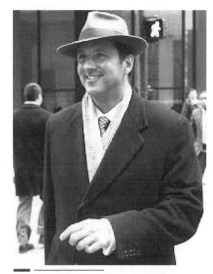

재판을 받으러 가는 케빈 트뤼도의 모습. 시카고
법정이었는데, 당시 겨울이었다. 판사가 법정 구
속할 것이라 예상한 그는 법원 근처에서 잠옷으로
갈아입었다. 법정에 잠옷을 입고 출두한 것이다.

과의 오랜 논쟁으로 언행에 허점이 보이지 않는 극도의 신중함이 느껴졌다.
어떤 말을 하기 전에 민간요법 관련 전문 변호사와 수시로 상의하는 것을 보
고, 그가 지금까지 겪은 고초가 어느 정도인지 짐작되었다.

내가 만난 민간의학 운동가 중 인상에 남는 한 사람은 바로 우리나라의 황
종국 판사이다. 『의사가 못 고치는 환자는 어떻게 하나?』 시리즈 세 권의 저
자로, 케빈 트뤼도의 『자연치유』와 상통하는 바가 있다.[6] 황종국 판사는 양의
뿐만 아니라 한의를 포함한 제도권 의료체제에 융단 폭격을 가하는 스탠스
를 취하고 있다. 그가 의료담당 판사가 아닌 순수 민간인 신분으로 책을 썼

---

6) 황종국 판사는 '민중의술'이라는 단어를 자주 사용한다. '민중'이란 표현의 좌파적 뉘앙스 때문인지 가끔
오해를 받기도 한다. 나는 황 판사뿐만 아니라, 그의 책에 등장하는 많은 이들을 직접 만났다.

다면 케빈 트뤼도 이상으로 엄청난 공격과 박해를 받았을 것이다. 황 판사 또한 한국에서 엄청난 지지자와 안티를 동시에 가지고 있다.

나는 두 사람의 책을 몇 번이나 읽었지만, 누구든지 특별히 싫어할 이유가 없다고 느꼈다. 내용 자체가 자명한, 심지어 지극히 당연하다고 볼 수 있는 주장들로 이루어졌기 때문이다.

"제도권 의료로 치료가 잘 안 되는 질병에 대해 안전성이 역사적·상식적으로 검증된 다른 방법을 시도해 보자"는 것이 그들의 핵심적인 주장이다. 여기에 어떻게 이론이 있을 수 있겠는가?

제도권 의료가 효과적이어서 환자와 의사가 만족할 경우 그 방법을 계속 쓰면 된다. 역사적·상식적으로 안전성이 증명되지 않은 방법들을 사용하는 것은 자살 행위거나 이래저래 희망이 없는 경우다.

문제는 "제도권 의료가 만족스럽지 않고 역사적으로 안전성이 증명된 다른 방법을 사용할 수 있음에도 불구하고 그렇게 하면 안 된다"는 입장과 두 사람의 가치관이 충돌한다는 점이다. "제도권 의료가 아니면 역사적으로 안전성과 유효성이 증명되었다고 어떤 경우에도 인정하지 못한다" "제도권 의료가 아니면 안전성과 유효성에 관한 검증을 시도조차 해서는 안 된다" "제도권 의료에 대한 어떤 비난도 용납할 수 없다" 등의 태도도 민간의학을 인정하지 않는 주장이다. 그로 인해 서로를 비난하고 고발하고, 심지어 폭력까지 휘두른다.

두 진영 모두 국민 건강을 위해 헌신하겠노라 천명했고 높은 수준의 고등교육을 받은 사람들이다. 또한 양쪽 다 (적어도 외견상으론) 단지 우기기 위한 억지를 부릴 사람들이 아니다. 소위 교양을 갖춘 상류 그룹에 속한다. 이러한

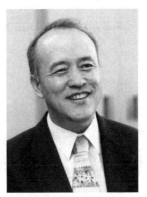

우리나라에서 민간의학 운동가의
길을 걷고 있는 황종국 판사.

상황은 과학 논쟁이라기보다는 신교와 구교의 투쟁, 기독교와 이슬람교의 투쟁 같은 종교전쟁으로 비쳐지기도 한다. '인술仁術' '백의白衣의 천사' 등의 용어에서 알 수 있듯이 자신을 천사화하고, '음모' '카르텔' '착취' '사기' '돌팔이' '무허가' '사형' 등의 용어를 사용하며 상대를 악마 취급한다.

　나는 이런 투쟁 자체가 불편하다. 생명 연장과 건강이라는 공동목표가 뚜렷한데, 서로를 적대시할 필요가 없지 않은가? 서로 논의해 무엇이 안전하고 효과 있는지 밝혀내면 되지 않겠는가? 거기에 가격까지 저렴하면 더할 나위 없지 않나? 이런 간단한 문제조차 소통이 어려운 구조가 나는 괴롭다.

　내가 경영하는 회사 제품들은 지난 20여 년 동안 여러 차례의 임상실험을 통과했다. 또한 여러 나라에서 인허가를 취득했으며, 각국 당뇨협회 추천, 30만에 이르는 사용자의 자연 발생 등을 거치며 제도권 의료영역으로 들어갔다. 그리고 이제 당뇨병 관련 제품으로는 국제시장에서 상당히 잘나가는 상품군에 속한다. 과거에는 우리 회사 제품들과 나를 '엉터리·돌팔이'라며 무조건 비난하는 양의나 제도권 의료인이 가끔 있었지만, 요즘은 찾아보기 어렵다.

제품이나 기술은 그대로인데 과거 우리 제품과 나를 엉터리·돌팔이라고 비판하던 제도권 의료인들의 인생관과 세계관에 어떤 변화가 생긴 것인지 참으로 신기하다. 과거의 비판은 대체 어떤 과학적 근거가 있었던 것일까? 또 현재의 수용과 찬사는 어떤 근거에 의한 것일까?

## 내가 경험한 차별과 선입관

지금까지 우리 회사 제품과 관련된 가장 충격적인 사건은 내 어머니 앞에서 벌어졌다.

모친이 심한 당뇨병으로 고생했는데, 우리 회사에서 만든 제품을 사용코자 했다. 그러자 주치의(양의)가 나와 어머니 앞에서 그 제품을 바닥에 내동댕이쳤다. 나는 깜짝 놀라 아무 말도 할 수 없었다. 영락없이 (잡상인 출입 금지라는 표식이 있음에도 불구하고) 엉터리 약을 팔려고 병원에 들어온 잡상인이 의사에게 딱 걸린 듯한 분위기가 되었다. 경찰에 신고하지 않은 걸 감사해야 하는 그런 분위기였다.

자칫 모든 치료를 거부당할지도 모른다는 두려움에 "우리 아들놈이 뭘 알고 만들었겠어요? 다 엉터리죠. 선생님 신경쓰지 마세요"라고 여러 번 의사를 달래던 늙고 병든 어머니의 초췌한 얼굴을 지금도 기억한다.

그때 내가 느낀 모멸감과 분노는 이루 말할 수 없었다. 만약 어머니가 그 자리에 계시지 않았다면 분명히 폭력사태로 이어졌을 것이다. 그 의사는 대체 무슨 근거로 그렇게 단호했을까? 훗날 어머니는 (내가 보기엔 분명히 당뇨병에 많이 사용되는 양약의 부작용인) 간기능 정지로 돌아가셨다. 나는 어머니가 처음부터 우리 회사 제품을 사용했다면 아직도 살아계셨을 거라고 확신한다.

요즘 우리 회사 주식을 매입하기 위해 접촉해 오는 기관 투자자나 대형병원 대표자들을 볼 때마다 어머니의 초췌했던 모습과 주치의의 의기양양했던 얼굴이 오버랩되어 떠오르곤 한다.

그 분도 분명히 나쁜 사람은 아니었다. 배울 만큼 배운 좋은 사람과 왜 그렇게 간단하고도 단순한 소통이 안 되었을까? 누군가가 직접 만든 약을 자신의 어머니께 드리려 한다면 일단 믿어주는 것이 최소한의 예의 아닐까?

이런 일들을 겪으며 나는 나름의 연구를 시작했다. 의학과 약학의 역사, 역대 의료 관련 논쟁의 전후 배경, 그와 관련된 세계관의 충돌, 그를 둘러싼 사회·경제·법률적 환경들을 차분히 살펴보았다. 여러 해 연구했고, 많은 전문가들과 인터뷰했다. (배움의 기회를 가졌다고 말하는 게 정확하겠다.) 그리고 부끄럽지만 이 책을 쓰게 되었다.

이 책에서 나는 민간의학과 제도권 의학의 선의善意와 논리에 기초한 소통, 동양의학과 서양의학의 선의와 논리에 근거한 소통, 의사와 약사의 선의와 논리에 기초한 소통을 시도하고 있다. 상대가 최소한의 선의를 갖고 있으리라는 믿음이 바로 소통의 최소 충족조건 아니겠는가?

글을 마치고 보니 이만저만 부끄러운 것이 아니다. 하지만 우리 앞에 놓인 중요한 문제임을 알기에 이 책을 여러분께 내놓는다.

이 책을 쓰는 과정에서 나는 수많은 전문가들의 도움을 받았다. 그 분들에 대한 감사는 책 속에서 구체적으로 언급할 예정이다.

2013년 9월 밴쿠버에서
김영수

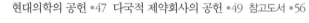

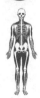

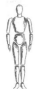

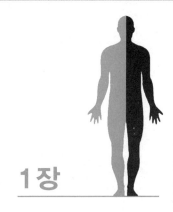

# 1장

## '돌팔이'란 누구인가?

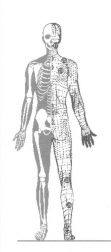

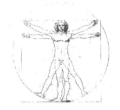

## '돌팔이'의 정의

이 주제에 관해선 세상에서 내가 자격을 가장 잘 갖춘 사람일 거라는 이야기를 많이 듣는다. 칭찬인지 욕인지는 모르겠다. 직접 해봤으니 잘 알지 않느냐는 소리일 것이다.

'돌팔이'는 '돌아다니며 파는 사람'이라는 말에서 나왔다는 설도 있고, '돌바리'에서 나왔는데 '바리'는 무당들이 모시는 귀신인 '바리데기' 공주에서 비롯되었다는 설도 있다.

사전적으로는 '돌아다니며 제대로 된 자격증·실력도 없이 전문적인 일을 하는 사람'을 의미하는데, 주로 '보건 사기'를 치거나 '불법 의료행위'를 직업적으로 행하는 사람을 뜻한다. 미국의 법적 개념으로는 '거짓 또는 증명되지 않는 치료법을 사용해 경제적 이익을 취하는 사람'으로 정의된다.

그런데 곰곰이 생각해 보면, 이런 '돌팔이'의 개념이나 정의란 것들이 애매하기 짝이 없다.

돌아다니지 않고 한자리에 있으면 '돌팔이'가 아닌가?

자격증은 없지만 실력이 뛰어날 수도 있지 않나?

반대로, 자격증은 있지만 실력이 없는 사람은 돌팔이가 아닌가?

뒤에서 따로 이야기하겠지만, 서양의학은 여러 중요한 이슈에 관해 결론이 계속 바뀌어왔다. 과학의 발전에 따라 지금의 결론은 미래에 또다시 바뀔 것이다. 그렇다면 서양의학이 완전히 증명되었다고 보기는 어렵지 않나? 그렇다면 미국의 법적 개념으로 현재의 모든 양의가 돌팔이란 말인가? 설마…….

사실 그렇다. 돌팔이란 무엇인가? 이에 대한 답을 하기란 절대로 쉽지 않다.

한 사회 한 시대의 '돌팔이'가 다른 시대 다른 사회에서는 '존경받는 합법적인 명의'가 되기도 한다. 그 반대의 경우도 물론 흔하게 찾아볼 수 있다. 즉, 한 시대 한 사회의 '명의'가 다른 시대 다른 장소에서는 '돌팔이'가 되기도 한다. '돌팔이'의 개념을 정확히 정의하려면 시대적 배경, 제도권에서 공인된 과학의 발전 정도, 그 지역의 법적·정치적 환경 등을 모두 알아야 한다.

참고로, 미국에서 '돌팔이'의 법적 개념(거짓 또는 증명되지 않는 치료법을 사용해 경제적 이익을 취하는 사람)을 만든 이는 유명한 '돌팔이 사냥꾼' 스티븐 배럿 Stephen Barrett이다. 그는 QuackWatch라는 웹사이트를 운영한다. 한때 배럿은 이런저런 상도 받고 해당 웹사이트에 이름이 올라가면 어떤 의료인이든 돌팔이로 낙인찍혀 '사망선고'를 받을 정도로 위세를 떨쳤다. 그런데 정식 제도권 의사로 자신을 소개하던 그 역시 무자격 '돌팔이'로 알려지면서 역비판을 받았다. 또한 해당 웹사이트에 이름이 올라간 사람들에게 많은 고소 고발을 당해 현재 어려운 상황에 처한 것으로 알려졌다.[7]

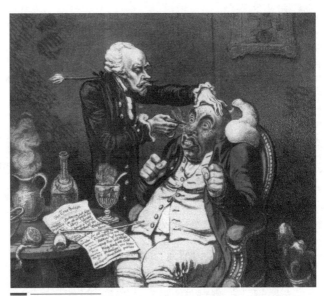

영국의 유명한 풍자화가 제임스 길레이(James Gillray)가 그린 돌팔이 의사.

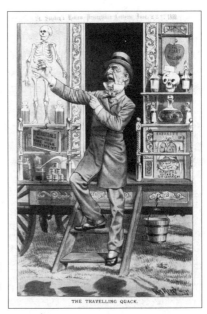

뱀기름 장사(Snake Oil Salesman) 또는 돌팔이
(Travelling Quack) 그림. 1889년쯤 톰 메리(Tom
Merry)가 그린 것으로 전해진다.

의료인들에게 '돌팔이'에 대해 물어보면 더 헷갈린다. 양의들이 가장 개탄하는 '돌팔이' 행위는 무면허·무자격자들의 의료행위가 아니다. 자기들이 보기엔 엉터리 치료인데 환자들에게 인기가 좋은 합법적인 제도권 양의들이다.

물론 그들은 전혀 '돌아다니지' 않는다. 오히려 한 동네에 확실히 자리를 잡고 있다. 전문의 자격증을 갖추었고, 의사협회뿐만 아니라 가입 가능한 거의 모든 협회의 정회원이다. 협회와 지역 활동, 자선 활동, 정당 지역구 활동 등을 열심히 하며, 지부장 등의 감투도 오히려 더 많이 쓰고 있다. 또한 나중에 정계로 진출한 경우도 상당수이다.

이런 분들일수록 환자에게 친절하고, 불확실한 상황에서도 시원시원하게 이야기해 주고, 환자가 원하는 듯하면 필요하지도 않은[8] 항생제를 처방해 준

---

7)  재미난 현상 중 하나는, '돌팔이'들이 다른 사람들보다 오히려 '돌팔이' 욕을 더 많이 한다는 것이다. 사기꾼일수록 '사기가 횡행하는 이 사회를 개탄'하면서 사기꾼에게 심한 저주를 퍼붓는 것으로 긴 연설을 시작하듯이 말이다. 나는 배럿이 실제로 돌팔이인지 아닌지 모른다. 단 그에 대해 그런 의견이 있는 것은 사실이다. 그리고 그의 웹사이트에 이름이 올려져 곤란한 상황에 처한 의료인 가운데는 상당히 훌륭한 분들도 있다. 억울하게 돌팔이 누명을 씌워 엄청난 고통을 준 사람 자신이 '의료 자격'에 심각한 법적 문제가 있다면 마음이 어떻겠는가? 정말 돌고 도는 것이 인생이다.

8)  위중한 병을 치료해야 더 유능하다고 인정받는다. 그래서 중하지 않은, 심지어 없는 병을 중한 병으로 둔갑시켜 치료했다고 주장하는 것이 유명해지는 가장 쉬운 방법이다. "당신의 병은 별로 심각하지 않습니다. 특별한 치료가 필요 없습니다"라고 말함으로써 많은 의사들이 '나의 양심적이고도 고지식한, 소득 창출을 포기하면서까지 환자의 복지를 생각해 주는 정직한 의술'에 환자가 감동해 주기를 바라는 듯하다. 하지만 그에 대해 섭섭해하는 환자가 의외로 많다. 미국은 이럴 때 그냥 '우울증약'을 처방해 버린다. 이것이 과잉의료의 대표적인 사례이다. 대부분의 환자가 듣고 싶어하는 건, 자신의 생각을 의사가 '권위' 있게 확신시켜 주는 것이다. 즉, 환자의 마음을 읽어 권위를 실어주면 환자가 가장 좋아하는 임상적 교감이 된다. 다른 병원보다 한마디 더해 주어라. 환자가 무슨 생각을 하는지 알아내 그것에 권위를 실어주어라. 환자가 병에 대해 유식하다는 걸 칭찬해 주어라. "그렇게 다 아시면 저희 의사들은 뭘 먹고 삽니까?" 같은 농담은 여자들에게 "왜 그렇게 예쁘시나?"고 항의(?)하는 것과 마찬가지다. 그리고 환자가 직접 결정한다고 착각하게 만들어라. 나중에 환자들에게 입학시험에 나올 듯한 정보를 하나씩 제공해 주면 무척이나 좋아한다. "타이레놀과 애드빌의 차이를 아세요?" 이런 정도의 상식 말이다.

다.[9] 주사 또한 잘 놔주고, 진료비는 적당히 할인해 주거나 가끔은 무료로 처리한다.[10] 스테로이드도 팍팍 처방해 준다. 그래서 환자들이 문전 성시를 이룬다.

양의들은 이야기한다. '동네에서 장사 잘하고 환자 많다고 소문난 병원'에는 절대로 가지 말라고……. 그게 양의들이 말하는 '돌팔이'의 개념이다.

처음에는 그 말이 믿기지 않았다. 그저 경쟁 의료인으로서 한정된 시장에서 높은 점유율을 선점하기 위한 직업적 경계심, 더 정확히 이야기하면 시기심이나 질투 정도로 생각했다.

양의들 간의 비난전은 주로 돈을 풍족하게 벌지 못하는 명문대 출신이 비명문대 출신이지만 돈을 많이 버는 양의들을 대상으로 하는 경우가 많다. 그 반대의 경우는 들어보지 못했다. 즉, 돈을 못 버는 비명문대 출신 양의가 돈을 많이 버는 명문대 출신을 돌팔이라고 욕하는 예는 거의 없다.

나는 그에 대해 간단한 조사를 했다. 의과대 입시의 커트라인 순위와 동네에서 성공한 의사들의 상관관계를 몇 군데 주마간산走馬看山 식으로 살펴

---

9) 양의사들은 '항생제를 깔아준다'는 은어를 사용한다. 나는 그 말을 들으면서 '군신좌사(君臣佐使)'의 구조로 처방하던 동양의학의 방제(方劑) 전통, 즉 특정 약초는 임금에 해당하는 중요한 약효를 발휘하고, 그를 돕는 약초가 있으며, 감초처럼 약효는 없으나 다른 약재의 부작용을 막는 약초를 두는 것과 비슷한 개념이 양의에도 존재하는구나 하는 생각이 들었다. 약 만드는 행위를 영어로 'Build'라고 한다. 즉, 집을 짓는 것에 비유한다.

10) 내 아버지의 고향은 상당히 큰 읍 소재지였지만 오랫동안 약국이 하나밖에 없었다. 새로운 약국이 생겨나곤 했지만 기존 약국의 상술에 나자빠졌던 것이다. 이는 바로 사람들이 오면 묻지도 않고 약을 듬뿍 쥐어주는 것이다. 가난한 이들은 당연히 약값을 걱정하게 된다. 그러면 약사가 "아이고, 5만 원밖에 안 해예. 고마 가이소. 우리가 넘입니꺼?"라며 돈을 안 받고 보내는 것이다. 물론 약값의 원가는 수백 원도 하지 않는다. 그러나 받는 사람은 5만 원의 신세를 지는 것이다. 뜻밖의 할인, 무료, 화끈한 자선행위 등은 돌팔이들이 전통적으로 자주 사용하는 수법이다.

보았다.[11]

입학 성적이 상대적으로 낮은 비명문대 출신 가운데 경제적으로 성공한 의사들이 의외로 많은 건 사실이다. 이것이 학력위주 사회의 폐해인지, 실제로 어떤 의학적 의미가 있는지는 모르겠다.

로이 포터Roy Porter가 쓴 『돌팔이들Quacks』[12]이라는 책을 살펴보자. 포터 교수는 '돌팔이'를 정의하면서, '비정통Heterodox'이라는 용어를 쓴다. '정통Orthodox'의 반대말이다. '비정규Irregular'라는 용어도 쓴다. '정규Regular'의 반대말이다. '외부인Outsider'이라는 용어도 쓴다. '회원, 내부자Insider'의 반대말이다.

로이 포터는 이 책에서 '자기 선전을 하는 사람'이 '돌팔이'를 규정하는 유일한 객관적 기준일 거라고 판단한다. '공인자격증'만 가지면 어느 정도의 손님이 저절로 찾아오는 특권적·독점적 지위가 없는 사람을 의미하는 것이다. '돌아다닌다'는 점도 이 책에서 강조되는 부분이다. 환자들이 찾아오는게 아니라 환자를 찾아 돌아다닌다는 것이다.[13]

---

11)  '상호평가' 등의 방법을 쓰면 훨씬 좋은 통계결과를 얻을 수 있을 것이다. 의사들이 생각하는 좋은 의사는 누구인가, 실력 있는 의사는 누구인가에 관해 객관적인 지수를 만들면 좋겠다. 확고한 정책 의지만 있다면 가능하다고 본다. 그것이 어려우면 외국에서 개발된 지수라도 도입하는 것이 어떨까? 다행히 요새는 의료보험 회사들을 통해 어느 정도 가능해진 듯하다. 건강보험심사평가원에서도 희망적인 움직임이 있다. 서울대학교 학생들의 병원-의사 평가 사이트 'NDDSNU.COM'도 유명하다. 하지만 서울대 학생들의 비서울대 출신자들에 대한 평가가 정확하지 않을 가능성도 있다. 따라서 서울대 출신 의사들만 평가한다면 오히려 신뢰성이 높아질 수 있다고 본다.

12)  읽기 자체가 즐거운, 매우 재미있는 책이다. 주로 옥스퍼드나 케임브리지 대학 정도를 졸업한 영국의 고급 식자층을 대상으로 한 책이다. 웬만한 라틴어는 번역 없이 그대로 사용하고 있다. 그래서 이 책을 읽다가 사전을 찾아보는 번거로움은 있었다. 그것 빼고는 누구에게나 권하고 싶은 책이다. 로이 포터는 그 유명한 『케임브리지 대학 도설 의학사(The Cambridge Illustrated History of Medicine)』의 편집자이다. 의학의 역사나 의학 관련 철학서 등을 공부하다 보면 반드시 등장하는 학자이다. 영국에서 유식하다는 것이 무엇을 의미하는지 감잡게 해준다.

로이 포터는 이처럼 돌팔이에 대해 "선전에 강하다. 말을 잘하고 인간의 심리를 잘 읽는다" 등의 특성을 이야기한다. 우리의 "약장사처럼 말을 잘한다"는 표현도 비슷한 경로로 만들어진 게 아닐까? 말을 잘하니 달변가가 아닌 정규 제도권 의사들에게 더욱 미움을 받았을 것이다.

보통 제도권 의사들은 성격이 차분하고 내성적이며, 언설의 표현력이 화려하거나 공격적이지 않다. 그러니 '돌팔이'들의 언변에 대한 위협감과 반감이 대단했을 것이다. 청산유수의 말솜씨, 완벽한 아이 콘택트Eye Contact의 타이밍, 그리고 듣는 사람이 원하는 표현이 적재적소에 대량으로 살포된다. 그 내용이 사실인지는 크게 중요하지 않다. 적절한 시기에 환자가 듣고 싶어하는 이야기를 상대가 편안해하는 단어로 들려주는 것이다. 자연, 원기, 근본, 권위, 균형, 과학, 진실, 기초체력, 음, 양, 양심, 유행 등의 단어들 말이다.

돌팔이는 '큰 협회에 속해 있지 않은 사람'을 의미하기도 했다.[14] '유대인' 또는 '외국인'을 의미하기도 했다. (중국에서는 돌팔이를 '멍구이셩蒙古醫生'이라고 부른다. 이는 '몽고 의사'를 말한다.)[15]

돌팔이는 'Fringe', 즉 '주변' '변방'을 의미한다. 'Center' 'Mainstream'의 반대말이다. 'Alternative'라는 말도 사용되기 시작했다. '대안, 대체'를 의미한다. (요즘은 'Complementary'라는 단어가 많이 사용된다. '보완'한다는 뜻이다.)

---

13) 요즘 서울 시내버스에 병원 광고가 많이 보이는데, 버스는 서 있지 않고 '돌아다닌다'. 삼국지에 등장하는 의사 화타(華陀)도 늘 '돌아다녔다'. 그리고 자신의 이미지 관리(즉, 광고)에 철저했다고 전해진다. 돌팔이의 조건 중 2관왕을 당당하게 달성하고 계신 건데, 우리가 흔히 말하는 돌팔이의 정의를 들이대면 그 유명한 명의조차 바로 돌팔이로 전락하고 만다.

14) 요즘은 묘한 업종의 묘한 협회들이 많이 생겨 그 협회 회원인 것이 오히려 '돌팔이'의 특징이 되어 버렸다.

15) '장후이셩(江湖醫生)' '우파이랑중(無牌郎中)'도 많이 쓰인다.

돌팔이에 대해 'Empiric'이란 용어도 쓴다. '체계적인 이론에 기초를 둔 과학적인 치료가 아니라 이렇게 해봤더니 낫더라 식으로 치료하는 사람'을 의미한다. 자격증이 아니라 실전에서의 전투 능력을 강조하는 것이다.[16]

'Folk Healer'가 사용되기도 하는데, 향토의술, 민간의술, 민중의술 정도로 번역되지 않을까 싶다.

극단적으로 점잖은 표현에는 '의료 다원주의자Medical Pluralist' '의료 창업가 Medical Entrepreneur' 등이 있다. 하지만 이 정도는 말장난이 아닐까 싶다.

이처럼 '돌팔이'에 대해 특별히 정해진 개념이 있는 건 아니다. '돌팔이라고 욕먹는 사람이 돌팔이' 또는 '의료인들이 싸울 때 일반적으로 상대를 지칭하는 말'을 의미할 정도로 개념이 매우 모호하다. 단순히 '나를 제외한 모든 의료인'을 의미하기도 한다.

## 돌팔이에 대한 오해들

포터 교수가 많은 페이지를 할애하면서 경고·강조하는 몇 가지가 있다.[17]

첫째, '돌팔이'라고 해서 '실력'이 없다고 생각하면 큰코 다친다. 역사적으로 의학 발전의 중요한 돌파구를 만든 사람들 대부분이 당시에는 '돌팔이'로 취급당했다. 미생물학이 본격적으로 발전하기 전에 인류가 그나마 예방한 유일한 전염병이 천연두이다. 그에 대한 예방접종을 처음으로 실시한 에드

---

16)  영국의 철학사조인 '경험주의'도 'Empiricism'이라고 한다. 다른 나라에 비해 영국에 돌팔이가 많았다는데, 그 원인을 영국인들의 이런 철학에서 찾기도 한다.

17)  포터 교수는 과거의 영국을 통해 요즘의 현실을 이야기한다. 그걸 모르는 사람은 없다. 역사적 사건을 이야기하면서 현실을 꼬집는 행위는 식자들의 오래된 무기이다.

워드 제너Edward Jenner도 당시에는 '돌팔이'로 엄청나게 비난받았다.

요즘 제도권에서 보편적으로 행하는 수술기법 역시 소위 '돌팔이'들이 개발한 것이 많다.[18] 무식해서 용감한 것인지, 의학적 영감과 소신에 따른 향토 의료인으로서의 외로운 결단이었는지는 모르겠다. 계속 돌아다녔기 때문에 결과에 대해 책임질 필요가 없어 용감무식한 수술기법을 멋대로 사용했다고 혹평하는 사람도 있다. 그런데 이성적인 사람이라면 사람들에게 쫓기고 도망다녀야 할 일을 일부러 할 필요가 있었을까? 상당수의 경우 효과를 봤기 때문에 그런 대담한 수술을 감행한 건 아닐까?

둘째, '돌팔이'들이 사회의 무식한 하층민들을 주요 대상으로 삼았고, 그들 또한 아웃사이더로서 하층민이었다는 것은 사실이 아니다. 오히려 의료 상식이 풍부한 지식인들이 주요 고객층을 형성했고, 왕실이나 돈 많은 부호들이 스폰서 역할을 했다. 따라서 사회적·경제적으로, 심지어는 신분상으로도 성공한 '돌팔이'들이 많았다.

영국의 경우, 산업혁명 이후 신흥 부르주아 세력이 의학에 대한 상식을 신문 등의 새로운 매체를 통해 대량으로 흡수했다. 그리하여 "의사들의 권위에 묻지 마 식으로 몸을 맡기지 않고 내 생각에 따라 내가 이해하는 방식으로 직접 관리하겠다"[19]는 생각을 하게 되었다.

그러한 이데올로기의 부산물로 '돌팔이' 산업이 크게 성장했다. 무식하고 가난한 사람들이 아니라 배운 사람들이 '돌팔이'를 더 찾은 것이다. 또한 내 돈

---

18)  특히 안과 관련 수술, 그 중에서도 백내장 수술이 그렇다.

19)  이런 경향과 행위를 자가치료(Self-Medication)라고 한다. 그와 반대되는 말로 '병은 의사에게 약은 약사에게'를 들 수 있다.

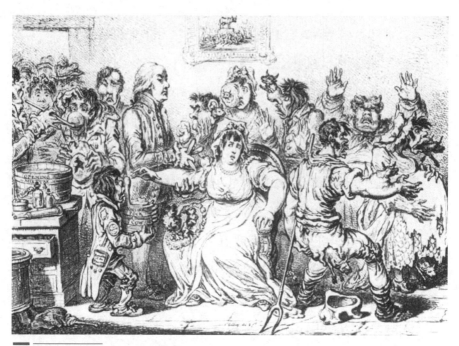

그 당시 에드워드 제너의 접종법을 비꼬는 삽화. 우두법의 부작용으로 사람이 소처럼 변한다는 내용을 담고 있다.

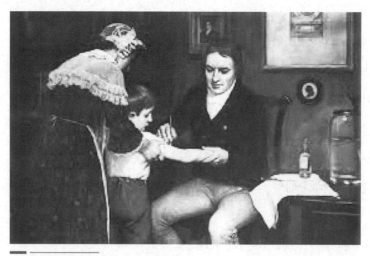

제도권의 인정을 받은 후에는 에드워드 제너의 초상화가 이렇게 바뀌었다.
대부분 교과서에서 이 그림을 보았을 것이다.

쓰는데 내 말 잘 들어주고 내 맘에 드는 말을 알아듣게 하는 의사(의료인)를 직접 고르려는 쪽으로 환자와 의사의 정치적 역학관계가 변했다.[20] 신흥 부르주아는 돈을 버는 자신의 몸을 투자대상 일순위로 삼았고 투자의 검증법, 즉 리스크와 결과와 비용이 이해될 때까지 캐묻는 방법을 의료행위에 적용했다.[21]

'돌팔이'들은 무식하고 가난하고 감옥에나 들락거리고 사회에서 천대받는 하층민이 아니라 높은 학력과 폭넓은 지식을 갖추고 있었다. 그래서 당시 영국에서는 그런 사람들에게 시술받는 것이 유식하고 여유로운 계급의 신분적 '멋'으로 여겨지기도 했다고 한다. 기사 작위를 받은 돌팔이들도 많았고, 엄청난 재산을 모아 자선사업가로 둔갑(성장)한 경우도 많았다.

아카데미 상을 받은 「킹스 스피치The King's Speech」라는 영화를 보면, 현재 엘리자베스 여왕의 아버지인 조지 6세의 심한 말더듬이 증세를 유명한 제도권 의사들이 고치려 하나 실패한다. 하지만 호주 출신의 무자격 돌팔이 라이오넬 로그Lionel Logue가 치료에 성공한다. 조지 6세는 말더듬이 증세

---

20) 전문지식을 환자가 이해되도록 이야기하는 건 결코 쉬운 일이 아니다. 게다가 제도권에서는 환자들이 못 알아듣도록 말하는 훈련을 일부러 해오지 않았던가? 결핵을 결핵이라고 말하는 제도권 양의를 나는 만난 적이 없다. 그들은 TB라고 표현한다. 처음 그 말을 듣고 나는 TV를 잘못 이야기한 줄 알았다. 약 처방 역시 마찬가지다. 그런데 환자에게 쉽게 설명하는 능력을 가진 경쟁자가 출현한다. 환자들 역시 알아들을 수 있는 설명을 요구한다. 이건 의사와 환자 관계의 대단한 지각 변동이다. 의사 쪽이 약해진 것이다.
그러나 정부가 의료비를 부담하는 사회의료보험 제도가 실시된 후 의사와 환자 사이의 정치적 균형추는 반대 방향으로 움직였다. 비용을 직접 지불하지 않는 환자가 꼬치꼬치 캐물으면 진료를 거부하는 관행도 그때 생겼다. 환자들의 권한이 줄어들고 의사의 위치는 상대적으로 강해졌다. 하지만 인터넷의 출현으로 균형추는 다시 환자의 권한 강화 쪽으로 움직였다. 환자의 권한이 강화되면 비제도권 의료 서비스가 오히려 많이 나타난다. 비제도권 의료 서비스의 특징은 알아듣기 쉬운 설명에 있기 때문이다. 말 못하는 '돌팔이'는 없었다. 옛날 중국에서는 환자가 꼬치꼬치 캐물으면 창문 밖으로 진료비를 내던졌다고 한다. 미리 돈을 받고 진료했던 모양이다.

21) 신흥 부르주아 계급이 보기엔 당시의 제도권 의학이 투자로서의 검증을 통과하지 못한 것 같다.

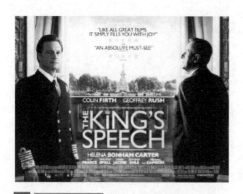

말더듬이 왕과 언어치료사의 감동 실화를 담고 있다. 2011년 아카데미 작품상, 감독상, 각본상, 남우주연상 등을 수상했다.

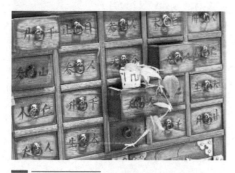

옛날 우리나라 선비들 집에 흔히 있던 약장. 무슨 약초를 가지고 있는지, 그것을 어디에 두었는지를 보면 약장 주인의 실력을 알 수 있다.

를 극복하고 국민들을 대상으로 연설함으로써 2차 대전 당시 영국민의 단결을 이루어냈다. 이런 식의 돌팔이-극적인 효과-작위를 받고 출세하는 식의 이야기는 영국 왕의 대부분의 전기에 한두 번씩 등장한다. 주로 왕비를 통해 왕과 접촉하는 것이 특징이다.

우리나라에서 의료자격 논쟁으로 시끄러웠던 구당 김남수 선생도 이명박 전 대통령의 형인 이상득 의원이 스폰서 역할을 해준 것으로 알려져 있다.

우리나라나 중국에서 유학자의 집에 반드시 약장이 있고, 침술과 지압이 유학자의 기본으로 여겨지던 시절이 있었다. 하층민의, 하층민에 의한 지하경제 속의 범죄적 착취행위가 아니었다는 것이다.[22]

---

22) 유학자들은 유학 경전인 『역경(易經)』에 의한 음양오행설을 기초로 삼는 경우가 많았다. 예를 들면, 『동의수세보원』을 펴내 사상의학을 확립한 이제마가 있다. 그러나 도가(道家)에서 지식을 흡수한 이들도 있다. 도가의 전통에 따라 '활인심방'으로 수련한 이퇴계가 그러하다.

셋째, 당시 영국의 예만 보면, 돌팔이의 의료가 제도권에 비해 효과가 없고 안전하지 못했다는 증거는 어디에도 없다. 치료 효과를 객관적으로 검증해 보면 제도권 '정규' 의료와 '돌팔이' 간에 차이가 없었다는 이야기인데, 정규 의료가 그만큼 약했다는 말인지 돌팔이가 강했다는 말인지는 잘 모르겠다. 이 글을 읽는 분들이 각자 판단하시길 바란다.

넷째, '돌팔이'들이 비양심적으로 사람을 속였다는 편견을 버려야 한다. 대부분의 돌팔이들은 확신범이었다. 박해와 처벌을 받더라도 사회를 위해 공헌하고 봉사하겠다는 이들이 많았다. 그렇기 때문에 감옥에서 나와 다시 일을 시작하곤 했다.

다섯째, 교회 등 종교기관에서 병 나음, 즉 신유의 기도 관행이 널리 퍼져 있는 지역은 '돌팔이'가 상대적으로 적었다. 포터 교수는 경험주의와 개신교 전통이 강한 영국과 대륙적 연역주의 및 가톨릭 전통이 강한 대륙국가의 차이로 그렇게 파악하는 듯하다. 당시 개신교는 신유의 기도 관행이 가톨릭에 비해 적었다. 요즘은 정반대지만 말이다.

여섯째, 돌팔이가 의료의 모든 분야에 서비스를 제공했던 것은 아니다. 생명이 위독한 급성병에 관해서는 상대적으로 개입이 적었다. 정상적인 노동(경영)을 하기에는 고통스럽고 피로한 상태의 환자가 '빨리 노동시장(자기 사업체)에 복귀해 정상적인 노동(경영)을 하려는' 수요를 주로 충족시켰다.

과연 '돌팔이'는 누구를 의미하는가? 독자 여러분이 직접 대답해 보시길 바란다. 선뜻 대답하기 어려운 질문이다. 향토명의, 민중의료의 영웅, 환자의 권리를 지키려는 순교자, 도주에 능한 사기꾼?

나는 앞으로 '돌팔이'나 '정식 의사' 등 가치중립적이지 못한 용어들 대신 다음과 같이 사용할 것이다.

**제도권 현대 서양의학:** 통상의 의(약)과대학을 나와 국가의(약)사고시에 합격한 사람이 시행하는 의술.

**제도권 동양(한)의학:** 통상의 한의과대학을 나와 국가한의사고시에 합격한 사람이 시행하는 의술.

**비제도권 민간의학:** 위의 자격을 갖추지 않은 사람이 시행하는 의술.

이는 투박하여 엄격한 개념적·이론적 정의로는 볼 수 없다. 그러나 이 정도로도 내가 하고 싶은 이야기를 꾸려가는 데는 불편이 없다고 생각된다. 필요하면 그때그때 고쳐서 사용할 것이다. 의료인들이 어떻게 부르느냐는 전혀 고려치 않기로 했다.

## 돌팔이는 왜 생겨나나?

그럼 왜 어느 사회나 '비제도권 의료'가 상당한 규모로 자연 발생할까? 아프리카 킬리만자로 근처에 사는 코끼리는 임신을 하면 20킬로미터쯤 떨어진 장소로 이동해 어떤 풀을 먹는다. 그런데 그 풀에는 출산 유도성분이 풍부하게 들어 있다고 한다. 케냐에 사는 침팬지는 뱃속에 기생충이 생기면 구충 효과가 있는 풀을 알아서 먹는다. 우리 회사에서 생산되는 애완동물용 제품도 사실은 아픈 개가 먹는 걸 우연히 보고 개발한 것이다. 이처럼 동물들도 몸이 아프면 무언가를 먹는데, 사람에게 그런 능력이 없겠는가?

재레드 다이아몬드Jared Diamond의 『총, 균, 쇠』를 보면, 뉴질랜드 원주민이

숲에서 번식하는 수십 가지 버섯의 맛과 효능, 위험성 등을 소상히 꿰고 있다고 한다. 인류의 지식과 능력이 어찌 버섯뿐이겠는가? 또 어찌 뉴질랜드 원주민에 한하겠는가?

성경 「창세기」에 아담이 '동물과 식물'의 이름을 짓는 이야기가 나오는데, 나는 인류가 주위 동식물의 특성들(당연히 약효를 포함)을 파악하는 과정을 신화화한 것 같다는 생각이 늘 든다. 물론 「열왕기」에 솔로몬왕도 그런 능력이 있었다고 이야기된다. 원래 '문명'이라는 최신 유행이 인류의 역사 속에서 본격적으로 시작되기 전에는 몸에 좋은 그 무엇, 몸이 아프면 먹으면 낫는 그 무엇을 자연환경에서 찾아내는 원초적인 능력이 있었다고 생각한다. 그렇지 않고서야 인류가 수백만 년 동안 지구의 척박한 환경에서 어떻게 생존했겠는가?

농경화하고 문명화하고 도시화하고 공업화하고 정보화하고 시장화하고 화폐화하는 가운데 모든 '자연치유법 발견' 능력이 퇴화·소멸·상실된 건 아닐까? 주위의 동식물로부터 '약'을 발견해 내는 능력이 어찌 신농씨에게만 있었겠는가? 그에 비해 지금의 인류는 돈을 벌어 단 음식을 먹고 '뇌에 혈당을 공급하는' 것만 생각하며 도모하는 고장난 혈당흡수기, 탈난 지방제조기로 변한 건 아닐까?

아직도 태고의 '자연치유법을 발견하는' 능력과 본능이 어떤 형태로든 남아 있는 사람들이 있고, 그들이 계속 무언가를 '본능적'으로 시도하는 것은 아닐까? 원래 인류에게는 누구나 그런 본능이 있었고, 지금도 일부 사람들에게 제도권에서 용납하는 것보다 강하게 남아 있다는 생각이 든다. 경제학적으로 설명하면 인간에게는 약을 발견하고 의술을 행하고자 하는, 즉 '비제도권 의료 서비스'를 '공급'하려는 본능적인 이유가 있다는 것이다.

인류를 괴롭히는 수만 가지 병 가운데 원인조차 모르는 경우가 대부분이다. 원인을 알더라도 치료 가능한 경우는 매우 제한적이다. 따라서 엄청난 수요가 존재하고 그에 따른 거대 시장이 형성될 수밖에 없는 것이다.

제도권 현대의학은 인류사회에 실제로 수많은 공헌을 했다. 그러나 인류가 직면한 질병과 고통에 비하면 거대한 바다 앞의 물방울 정도에 지나지 않는다. 제도권 현대의학이 해결하지 못하는 넓은 바다, 이것이 바로 비제도권 의료 서비스의 '수요'와 '공급'이 만나는 시장이라고 할 수 있을 것이다. 제도권 현대의학이 공권력으로 아무리 의료독점권을 행사하려 해도 그처럼 거대한 수요와 공급이 있는 서비스 시장을 없앨 수는 없다.

'비제도권 의료 서비스' 공급 본능은 특히 우리 민족에게 강한 것 같다.[23] 우리나라 향토명의들의 막강한 실력은 내가 경험적으로 인정한다. 그 분들에 대한 자료를 많이 모으기도 했다. 황종국 판사의 저술에도 자세히 나온다. 물론 그보다 많이, 그리고 가급적 빨리 기록으로 남겨야 한다. 향토명의들의 뛰어난 실력이 세월과 제도권 의료의 압박으로 자꾸 사라져가는 현실이 안타깝다.

나는 아직 용기가 부족해 그 분들 모두 자유롭게 시술하도록 하자는 주장

---

23)  호주 사람들에게도 그런 경향이 있는 것 같다. 제도권에서 펄쩍 뛸 요법을 개발해 박해와 수모를 당하지만, 결국 그 효과를 인정받는 사례가 많이 나온다. 나는 호주의 민간요법을 매우 좋아한다. 나의 절친 마이클 시첼(Michael Sichel) 박사가 호주의 민간요법 자료를 심심찮게 모아주곤 한다. 그는 하루 가운데 먹는 시기와 종류를 조절하는 것만으로도 거의 만병을 통치한다. 먹는 것을 조절해 아이들의 성적을 올리는 전문가이기도 하다(Michael Sichel, *Good News For the Alphabet Kids*, Fountaindale Books, 2008). 앞에서 소개한 라이오넬 로그도 호주 사람이다.

은 못하겠다. 그러나 일단 기록으로는 남겼으면 한다. 명확히 기록하고 실제 시장에서의 경험과 상호 검증이라는 과정을 거치면 향토명의와 엉터리·돌팔이의 옥석은 구별될 것이다.

결국 내가 1장에서 말하고 싶은 것은 "돌팔이들에게는 아폴로적인 제도권의 부족함을 채워주는 디오니소스적인[24] 무언가가 있다"이다.

---

24) 아폴로적인 것은 정적이고 문화적이고 질서적이고 정제된 것이며, 디오니소스적인 것은 야성적이고 충동적이고 낭만적이고 도취적이고 환락적인 것을 의미한다. 철학자 니체가 유행시킨 용어이다.

**의학의 구세주**The Medical Messiahs
James Harvey Young, Princeton University Press, 1967.

---

로이 포터가 인정하는 학자의 저술이다. 역사적으로 유명한 '돌팔이'들이 소개되는 데, 그들의 흥망성쇠를 자세히 기록하고 있다. 몰락한 돌팔이들은 대부분 감독기관의 고위관료나 검사와 불구대천의 원수가 됨으로써 망하기 시작한다. 뛰어난 의술을 가졌지만 억울하게 돌팔이로 몰리는 경우도 등장한다. 일단 표적이 되면 아무리 많은 사람이 효과를 봤더라도 몰락의 길을 걷는다.

재미있는 것은 이 책에서 돌팔이의 예로 나오는 치료법들이 요즘에는 제도권 의료 행세를 하고 있다는 점이다. 아스피린, 키니네, 리스테린도 한때는 돌팔이 약으로 취급되었다고 한다. 이 책에 돌팔이로 소개된 사람들이 훗날 제도권 의학에 수용되어 큰 공헌을 한 것으로 기록되기도 했다.


**돌팔이!: 의학 사기의 역사**Quack! : Tales of Medical Fraud
Bob McCoy, Santa Monica Press LLC, 2000.

---

만화식으로 유명한 돌팔이들을 소개한다. 매우 재미있는데, 특히 돌팔이들이 만든 여러 종류의 기계가 시선을 끈다. 요즘도 많이 팔리고, 나도 심심치 않게 산 기계들이다. 자석팔찌, 부분 지방 제거기, 탈모 방지 기계 등을 예로 들 수 있다. 내가 어렸을 때는 여성들 옷 속이 보인다는 안경이 심심찮게 팔렸다. 친구들 가운데 실제로 구입한 사람도 있었다.

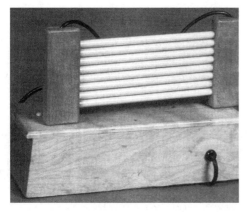

오존 발생기. 실제로는 파란색이 나오는 형광
등에 불과하다. 하지만 기계에서 오존이 나와
집안에서도 산림욕 효과를 볼 수 있다고 선전
했다.

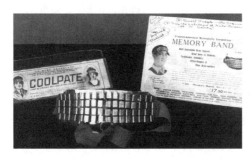

메모리 밴드. 머리를 차게 하면 기억력이 좋
아진다고 해서 많이 팔렸다. 지금도 누군가
제대로 만들기만 하면 상당히 팔릴 것 같다.

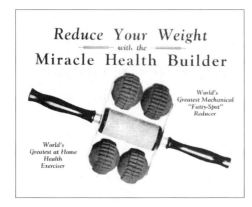

부분 지방 제거기. 요즘도 많이 판매된다. 이
걸 돌팔이가 만든 물건이라고 분명하게 규정
지을 수 있을까?

**돌팔이, 돌팔이, 돌팔이**Quack, Quack, Quack
Willian Helfand, The Grolier Club, 2002.

---

무척 유쾌하고 재미있는 책이다. 돌팔이들이 사용하던 포스터 광고를 모아놓았다. 지금 봐도 매우 그럴 듯하다. 이 책을 보다 보면 자주 배꼽을 잡게 된다. 돌팔이들의 또 다른 특징은 귀엽다는 것이다. 확실히 디오니소스적이다.

**케임브리지 대학 도설 의학사**The Cambridge Illustrated History of Medicine
Roy Porter(ed.), Cambridge University Press, 1966.

---

나는 이 원고를 쓰면서 동서 의학사와 의학 사상사까지 훑어보려 했다. 하지만 분량이 너무 많아 다음으로 미루었다. 그럼에도 불구하고 이 책은 꼭 소개하고 싶다. 의학에 관심이 있든 없든 응접실에 놓아두면 좋을 책이다.

재미난 내용 몇 가지를 소개하겠다.

● 중국 의학이 신농씨로부터 시작했다고 전해지고, 서양에서 약의 시조는 키론Chiron 으로 불리는 켄타우로스Centaur이다. 신기한 우연인지 모르겠으나, 신농씨와 켄타우로스 모두 반인반수이다. 나도 책의 이곳 저곳에서 수의학獸醫學과 의학의 관계를 논하고 있는데, 그때마다 이러한 우연이 생각나서 재미있었다.

● 유대 전설에 의하면 모세가 만병통치 의서를 썼는데, 수명이 길어지면 사람들이 교만해질까 봐 히스기아 왕이 불태웠다고 한다. 세계 여러 나라의 전설에 이런 테마가 공통적으로 나타나는 걸 보면, 반인반수와 의학의 기원이 관련성을 맺고 있는 것 같기도 하다. 화타의 만병통치 의서 역시 그것을 소장한 사람이 화를 당할까 봐 부인이 태워 버렸다고 한다.

● 인도 의학에 대한 기록은 최근까지 없었다.

● 세균전을 위해 조선인과 중국인에게 생체실험을 한 악명 높은 일본 731부대는 2

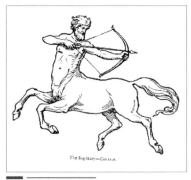

켄타우로스. 그리스 신화에 등장하
는, 상체는 사람이고 하체는 말인
존재이다.

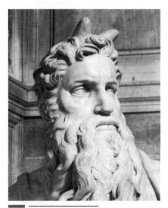

바티칸에 있는 미켈란젤로가 만든
모세의 상. 역시 머리에 뿔이 있다.

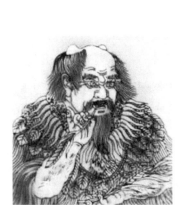

신농씨. 중국 삼황오제(三皇五帝)
중 한 사람으로, 사람들에게 농경을
가르쳐주었다고 전해진다. 개인이
아니라 신농족이라는 종족으로 추
정되기도 한다. 약초를 씹어 그 효
과를 직접 테스트했다고 전해진다.

차 세계대전 후 미국에 모든 자료를 넘기는 조건으로 단 한 명의 관련자도 처벌받지 않았다.

● 핵 피폭 피해에 대한 연구는 거의 이루어지지 않았는데, 히로시마 원폭 피해자들을 치료하면서 본격적으로 시작되었다. 인간 유전자 연구 또한 그때 본격적으로 시작되었다.


## 황당한 의학의 역사 The Alarming History of Medicine
Richard Gordon, St. Martin's Griffin, 1993.

황당했던 의학의 역사를 기록하고 있다. 이 책을 읽고 나면 한동안 의학 전반에 오만 정이 떨어진다.


## 현대의학의 역사
제임스 르 파누 지음, 조윤정 옮김, 도서출판 아침이슬, 1999.

페니실린으로 비롯된 의료 낙관주의의 역사와 그 뒤로 점점 쇠락해 가는 과정이 담담하게 그려져 있다.


## 의학 대논쟁사 The Great Feuds in Medicine
Hal Hellman, John Wiley and Sons, 2001.

"1880년대 중반 이전에는 (제도권) 의사가 고친 병이 한 건도 없다"는 폭탄선언을 통해 (제도권) 의료계의 비과학성을 통박한다. 대부분의 중요한 의학적 발전에 (제도권) 의사들이 집단으로 반대해 온 역사를 기술하고 있다.

예를 들어, 분만실에서 손을 깨끗이 해야 한다고 주장했다가 당시 제도권 의사들로부터 집단 따돌림을 당하고 정신병원에서 비참한 최후를 맞이한 제멜바이스Semmelweis의 일대기도 간단히 소개된다.

당시에는 피로 더럽혀진 수술복을 입고 환자들을 만났으며, 특히 피 묻은 손으로 진찰하는 것이 '잘나가는 의사'의 상징이었다고 한다. (한때 우리나라 병원들, 특히 치과에서 그와 유사한 분위기가 있었다. 얼마 전까지만 해도 의사가 고무로 만들어진 장갑을 끼고 치료하면 건방지다고 여겼다. 또 의사가 환자를 '더럽게' 여긴다며 기분 나빠하기도 했다.)

### 임상의학의 탄생Birth of the Clinic
Michel Foucault, Vintage, 1994.

---

매우 어렵다. 크게 공감은 가지 않았지만 꼭 읽어야 하는 책이라서 힘써 읽었다. 유명한 '의학적 시선Medical Gaze'이라는 말이 여기에서 나온다.

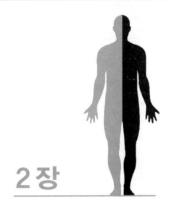

**2장**

제도권 현대의학의 업적과 공헌

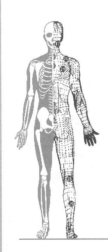

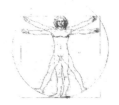

## 현대의학의 공헌

앞에서 언급했지만, 나는 비제도권 민간의학이 부당하게 경시되는 풍조를 개탄하는 사람이다. 하지만 우리가 더 흔히 저지르는 실수가 제도권 의료, 현대의학, 양의들의 실력과 공헌을 부당하게 평가절하하는 것이다. 그것 역시 잘못된 일이 아닐 수 없다.

지난 200년 간의 제도권 의료, 양의, 현대의학, 제약회사들의 눈부신 업적과 공헌은 말로 표현할 수 없을 정도이다. 그 누구도 그들이 달성한 아래의 가치에 이론을 제기하지 못할 것이다.

① 현미경을 이용한 세균학의 발전과 수많은 전염병 극복

② 항생제 개발

③ 장기 이식술

④ 관상동맥 우회술

⑤ 심혈관 성형술

⑥ 심근경색증 치료

⑦ 소아백혈병 치료

⑧ 임파선암 치료

⑨ 적혈구 증식인자 관련병 치료

⑩ SCID Severe Combined Immuno-Deficiency 치료술

⑪ 소독 관련 지식과 개발

⑫ 진통·마취제의 개발

⑬ 몇 가지 백신의 개발

⑭ 수술 기술의 발전

⑮ 외과적 치료(수술)술의 발전

⑯ 치과 치료

⑰ 비타민 등 영양소의 발견

⑱ 인슐린 등 주요 호르몬의 발견

⑲ 난산難産의 해결

⑳ 많은 종류의 암 치료술(억제술) 개발

㉑ 정신과의 화학치료제 개발

㉒ 구급Big Trauma 치료의 발전


나 역시 7~8개 항목에 대해 톡톡히 신세를 졌다. 만약 그것들이 없었다면 지금까지 살아있으리라 장담할 수 없다. 제도권 현대의학은 내 생명의 은인인 셈이다. 그것도 여러 번 말이다.

눈부신 의료기술 발전에 막강한 행정력과 자원동원력이 결합된 근대 보건 시스템의 확충이 대부분의 나라에서 달성되었다. 그리고 이것이 인류 전체

에 가져다 준 복지와 복리의 증진은 실로 엄청나다.

평균수명만 보더라도 과거보다 2배 이상 늘어나 앞으로는 너무 오래 사는 것을 걱정해야 할지도 모른다. 이미 만성퇴행질환Chronic Degenerative Diseases이 심각한 사회문제로 대두되고 있다.

암이나 당뇨나 고혈압 등을 시원하게 치료해 주는 약은 아직 없다. 하지만 이를 제도권 현대의학의 한계로 생각하기보다 과거 그런 병에 걸릴 겨를조차 없이 일찍 사망했던 인류, 그런 병에 걸리더라도 진단조차 되지 않던 인류에게 생명을 연장시켜 준 제도권 현대의학의 공로를 먼저 돌아보는 것이 공정한 평가일 것이다.

변호사가 능력을 발휘해 어떤 사람이 사형을 면하고 석방되었다고 하자. 그런데 그 뒤로 이혼을 하고 교통사고가 났다. 그렇다고 해서 변호사에게 책임을 물을 수는 없지 않은가?

## 다국적 제약회사의 공헌

근래 들어 많은 욕을 먹고 있는 제약회사, 특히 거대 다국적 제약회사에 대해서도 어떤 부분은 긍정적으로 평가해야 한다. 그저 돈을 목적으로 나쁜 약을 만들어 환자들에게 사용하도록 하고, 정부와 결탁해 경쟁자들을 무자비하게 압살하는 악마적 존재가 아니다. 그들 역시 인류사에 크게 공헌했음을 잊어서는 안 된다.

거대 다국적 제약회사들의 가장 큰 공헌은 의사들을 '사제司祭'의 위치에서 '의료인'으로 끌어내렸다는 데 있다. 과거에는 의료에 관한 한 오직 의사만이 과학성과 권위를 독점하고 있었다.[25]

지금도 의사들이 의료에 대한 영향력과 권위를 크게 가지지만, 거대 제약 회사가 출현하기 전에 비하면 형편없이 초라해졌다고 볼 수 있다.

　제도권 의사가 되는 일은 어느 사회에서나 개인과 그가 속한 가정의 사회적 성공으로 평가받는다.[26] 자본주의 사회에서는 더욱 그렇다. 가장 귀하다고 할 수 있는 '건강'과 '생명'에 관한 교환가치를 어느 정도 '독점적'으로 창출하므로, 경제적·사회적으로 의사에게 주어지는 높은 보상에 대해 사회 구성원들이 자연스럽게 받아들이는 것이다.

　게다가 의사가 되기 위해서는 험난한 과정을 거쳐야 한다. 치열한 경쟁을 뚫고 의과대학에 입학해야 하며, 공부의 양은 어마어마하고, 등록금도 비싸다. 괴로운 암기식 교육이 주요 공부법이며, 도제적 제도를 통과해야 하므로 권위주의적 사고방식을 가질 수밖에 없다. 그로 인해 생각이 유연하지 못하고, 다른 지식체계가 있다는 걸 상상조차 못하는 사람들이 많다. (있는 건 알아도, 그것을 자세히 알아볼 시간이 없다고 말하는 게 정확하겠다.)

　따라서 많은 의사들이 자연스럽게 엘리트 의식, 독점의식, 사제적 우월의식을 가지고 있다. 하지만 욕할 것 없다. 당연하다. 나라도 그만큼 공부했으면 그랬을 것이다. 그리고 '우월의식'이라는 건 그럴 때 가지라고 하나님께서 만든 것이다. 가질 만하니 가지는 것이다.

　문제는, 우리 같은 아랫것들이 그런 윗분들에게 배울 수는 있을지언정 평등한 입장에서 정보를 교류하기는 참으로 어렵다는 것이다.

---

25)　데이비드 우튼의 『의학의 진실』 참고. 우튼은 이 현상이 프랑스 혁명 이후부터 나타났다고 말한다.

26)　우리나라의 경우 과거에는 그렇지 않았다. 조선시대에는 중인 또는 그 이하의 취급을 받았다.

의사들의 막강한 권위와 우월의식은 심지어 국가가 무자격자의 '불법 의료행위'에 대한 형사처벌을 통해 보장해 주기도 한다. 불법 의료행위에 대한 처벌을 넘어, 의사가 아닌 사람이 병과 의술에 관해 '논의'하는 것조차 원천적으로 봉쇄하는 것이다. 심지어 '생각'이나 '의문'조차 백안시된다.

개인적인 경험을 한 가지 이야기하겠다. 내 주위엔 의사들이 참으로 많다. 처가 식구들은 거의 의사라고 봐도 무방하다. 친구들 중에도 의사가 많다. 그들은 모두 훌륭한 인격을 지녔고, 사회적 책무를 다하며, 성실하게 살아가는 건강한 시민이다.

하지만 나는 의사들과의 유쾌하지 못한 만남을 몇 번 경험했다. 어느 날 사무실로 전화가 왔다. 의사라고 했다. 그는 왜 의사도 아닌 사람, 즉 김영수네 놈이 박사라고 속이냐고 했다.

나는 숨이 막혔다. (난 경제학 박사다. 그것도 엄청 비싼 등록금 내고 겨우 받은, 그래서 더 자랑스런 박사다. 박사를 박사라고 하는 게 어째서 속인 거냐?) 그는 의사가 아닌 사람이 당뇨병에 관해 왈가왈부하는 건 불법이라며 엄중히 경고했다.

그가 진짜 의사인지, 어떤 의사인지는 확인할 길이 없었다. 수의사인지, 장의사인지도 모른다. 아니면, 국민당 시절 중국의 특무정보기관인 남의사藍衣社인지도 모르겠다.

나는 "박사님은 국어학자도 아닌 사람이 왜 한국어를 하십니까? 그리고 변호사 자격증 없이 고객에게 합법 불법을 상담하는 것은 변호사법 위반일 수 있는데……"라고 말했다. 하지만 심리학자가 아닌 그 사람이 심리학 영역에 속하는 '이해'를 하거나, '알아먹기'를 전공하지 않은 그가 제대로 알아들었으리라고는 생각되지 않는다. 아직도 그때 생각을 하면 씁쓸한 마음이 든다. 그런 경험은 지금까지 세 번 정도 있었다.

나를 계속 음해하고 명예를 훼손하는 이도 있었는데, 오랫동안 참다가 재판을 걸어 박살내 버렸다. 차분한 정보 교류, 이것이 어떤 의사들과는 왜 그렇게도 어려운 일일까?

환자가 회복되면 의사들 공이고, 그렇지 않으면 환자의 체질 탓으로 돌리는 경우가 종종 있다. 그런데 '약효'를 확실히 증명하는 다국적 제약회사들이 등장하기 전에는 그런 경향이 훨씬 심했다. 요즘은 '의사' 때문이 아니라 '약' 때문에 낫는다는 제약회사의 주장에 그 누구도 의문부호를 달지 않는다.

35퍼센트 이상으로 보이는 위약 효과(플라시보 효과)마저 의사들은 자신들 공으로 여겼다. 진료한 환자 가운데 사망자가 많으면 오히려 중환자 전문의라면서 입소문을 탔다. (의사들이 파업했을 때 환자 사망률이 대폭 줄어드는 경우가 여러 번 반복되었는데도 말이다.)

거대 제약회사들은 어떤 약물 치료법이 왜 효과가 있는지, 어떤 부작용이 있는지, 위약 효과와는 어느 정도 차이가 있는지를 상당히 과학적인 방법으로 확립해 놓았다. 그래서 의사들의 공은 어디까지고 어디부터 (의사가 아닌) 약물의 공헌인지 비교적 명확하게 규정지을 수 있게 되었다. 그로 인해 의사의 권위는 상당 부분 약화됐다고 볼 수 있다.

나는 무작위배정 이중맹검법(Double Blind Randomized Controlled Test, 환자 중 상당수에게 위약을 사용하는데 누가 대상인지를 환자와 의사 모두 모르게 하는 실험법)의 일반화가 거대 제약회사들이 의료 전반에 미친 공로 중 가장 크다고 생각한다. '객관적으로 똑같은 조건에서 반복실험을 하면 동일한 결론이 나오는 게 과학적'이라는 원칙을 의료계에서 확립한 것도 그들의 공이다. 약효가 없으면 약효가 없는 것을 반증할 수 있는 논리체계[27]를 세운 것 역시 거대 제약회사들의 공이다.

동일한 환자의 동일한 증세에 의사마다 진단과 치료법이 다르고, 특정인의 치료나 처방이 얼마나 효과 있는지 검증, 측정, 비교하는 것이 불가능했던 시절에 비하면, 요즘은 의료의 과학성이 전반적으로 괄목하게 발전했다. 내가 보기에는 대부분 거대 제약회사들의 공헌 같다.

그들은 제도권 현대의학뿐만 아니라 민간의료나 대체의학의 과학성을 촉진하기도 했다. 과거에는 민간의료나 대체의학, 전통의학의 경우 일반적으로 기록성이 약했다. 무작위배정 이중맹검법도 이슬람권 외의 지역에서는 거의 사용되지 않았다.

민간의료나 대체의학, 전통의학은 지식 축적이 체계적·점진적으로 이루어지지 않았다. 몇몇 천재가 간헐적으로 나타나 방대한 분야에 완전히 새 판을 짜거나 의료 전반에 혁명적이고 새로운 해석을 하는 현상이 반복되어 왔다.

물론 천재의 출현 자체는 절대로 나쁜 일이 아니다. 문제는 비제도권 의료계의 경우, 어떤 천재의 출현이 그때까지 축적된 지식의 기초 위에 돌파구를 열어 더 큰 집으로 키워가는 게 아니라 그전의 집을 깨부수고 매번 새로운 집을 짓는다는 점이다. 그런 식으로는 집의 규모를 절대로 키울 수 없다. '설계도' 없이 '감'과 '끼', 그리고 '천재성'으로 집을 지어 그렇다.[28]

---

27)  칼 포퍼의 'Operational Meaningfulness'가 달성된 것이다. 틀려도 틀린 것을 증명할 수 없는 아리송한 명제들의 반대되는 개념이다. '여자의 마음은 봄이 되면 더 흔들린다'와 '한국 여자들의 평균키는 일본 여자보다 크다'를 비교해 보면 무슨 말인지 이해될 것이다. 후자가 전자보다 Operationally More Meaningful하다고 이야기한다.

28)  인도의 아유르베다는 최근까지 '기록'이 없었다.

구체적인 설계도와 건설일지를 기록으로 남기면 나중에 일부 문제가 생기더라도 기존의 것에 추가해 좀더 규모를 키울 수 있다. 그러나 천재의 영감에만 의존한 의술은 그렇지 못하다. 모두 허물고 새 집을 지어야 한다. 역사가 이렇게 흘러가니 어떤 천재의 영감이나 치료능력이 몇 세대 전의 천재보다 반드시 낫다는 보장이 없다.

예를 들면, 금원 시대의 성무이成無已가 수세기 전인 당나라의 손사막孫思邈보다 반드시 우월하지는 않다는 것이다. 개인적으로 『천금방千金方』을 쓴 손사막을 넘어서는 후대의 동양 의학인은 없는 것 같다. 우리나라만 하더라도 허준보다 후대의 이제마가 뛰어나다고 단언할 수는 없다.

반면 제도권 현대의학에서는 시간의 흐름에 따라 지식이 축적되어 간다. 분명히 민간의료나 대체의학, 전통의학보다 그런 면에서 강하다. 제도권 의료에서도 결론이 왔다갔다하는 일은 비일비재하다. 그러나 다음 연구자가 참고할 수 있는 무언가는 기록으로 남아 있다. 그리하여 시간이 지나면 앞으로 나아가는 전진성前進性이 있다. 갈팡질팡은 하지만 뒤로 가지는 않는다. 나는 이것이 거대 제약회사의 공로라고 생각한다.

그런데 요즘은 민간의료나 대체의학, 전통의학도 거대 제약회사들이 확립한 방법론을 도입하기 시작했다. 나중에 자세히 언급할 것이다. 물론 많은 경우 '과학화'한답시고 엉뚱한 방식으로 엉뚱한 내용을 어설프게 도입해 우스꽝스럽기 짝이 없는 결과가 나오기도 했다.

내가 자주 하는 우스갯소리인데, 사주점을 컴퓨터로 보는 것이 더 과학적이라고 생각하는 경우도 많다. 양의들이 입는 흰 가운을 입고 복잡하게 생긴 전자기기를 진료실에 구비하면 과학적이라는 인상을 줄 수 있다고 믿는 민간요법·전통의학·대체의학 시술자들의 치졸하면서도 웃기는 관행이 참으로 개탄스럽다. 붓글씨로 써도 상대성 원리는 여전히 과학적이고, 컴퓨터로 봐도 점은 여전히 비과학적이라는 것이 내 생각이다. 흰 가운이나 진료실 기계들에 심리적 효과가 있다면 당연히 사용해야겠지만 말이다.

거대 다국적 제약회사들이 확립한 방법론과 엄격성이 민간의료, 전통의학, 비제도권 의학의 발전에 많은 자극을 주고 방향성을 제시한 것만은 틀림없다. 결론적으로 그들이 출현함으로써 민간의학·대체요법도 기록성과 과학성 확립에서 큰 진전을 이루었다. 비로소 과학적 축적의 첫걸음을 내딛기 시작한 것이다.

거대 제약회사들이 인류사에 제일 크게 공헌한 부분은 역시 저렴해진 약값이다. 약초는 사실 상당히 고가다. 그런데 어느 정도 효과를 내려면 사용해야 할 최소한의 약초량이 많아지고, 약효를 잃지 않게 추출해야 하고, 병균이 들어가 상하지 않도록 품질을 관리해야 한다. 그러다 보면 초고가 제품이 될 가능성이 높다. 아니, 거의 그렇다고 봐도 무방하다.

그래서 빈 캡슐로 팔아도 손해를 볼 만큼 값싼 천연 약초제품들은 소비자들을 속이고 있다고 봐도 된다. 중국의 천연 약초제품을 여럿 검사한 적이 있는데, 약초가 효과 있을 정도로 함유되지 않은 제품이 매우 많았다. 아예 빈 캡슐인 경우도 많았다.

거대 제약회사들이 특정약에 관해 특허를 받고 독점형태로 엄청난 이익을 누린다 해도, 그 독점이 끝나는 순간 약값은 저렴해지게 마련이다. 따라서 독점기간 동안 경제적 이익을 취한 것은 비난해도 좋지만, 궁극적으로 저렴한 약을 개발한 공로는 잊으면 안 될 것이다.

## 의학의 진실Bad Medicine
데이비드 우튼 지음, 윤미경 옮김, 도서출판 마티, 2007.

아주 잘 쓰여진 책이다. 저자는 원래 정치학자로 체구가 크다. 학자들 가운데 거구인
사람들이 몇 명 있다. 그 중 경제학자인 갈브레이스는 직접 만나보았다. 난 원래 몸집
이 큰 학자를 좋아한다. 왠지 믿음이 간다.

저자는 이 책을 통해 의학 발전과 과학의 진보에 제도권 의료진들이 얼마나 장애가
되어왔는지, 얼마나 집요하게 방해했는지 역사적으로 검토한다. 또한 잘못된 의료상
식들이 어떻게 수십 년, 아니 수천 년 동안 지속될 수 있었는지도 이야기한다.

내가 2장 도입부에 언급한 제도권 의료의 22개 공헌항목 모두가 사실은 제도권 내에
서 가장 격렬하고 지독한 반대를 거친 후 달성되었다는 점도 알 수 있다. 그러한 것
들은 어쩌면 제도권 의료의 공헌이라기보다 제도권의 '반대에도 불구하고' 달성된
업적이라고 하는 편이 정확할 것이다. 22개 항목에 공헌한 사람들 중 당대에 제대로
평가받은 사람은 한 명도 없다고 해도 과장이 아니다.

나는 상당 기간 온갖 협박을 무릅쓰고 당뇨제품을 만들어 결국 제도권에 진입시킨
경험이 있다. 비난받던 십수 년 동안 이런 책들이 나에게 용기를 불어넣어 주었다.
'위대한 발명이나 상업적으로 성공한 제품들은 모두 초창기에 비난을 받았어'라고
생각하면 마음이 편했다.

### 이 책의 재미있는 포인트들
● 제도권 의료계의 진실 발견 능력은 별로 믿을 것이 못 된다고 주장한다. 제도권 의
  료는 과학이 아니라 '과학에 대한 환상' 속에서 유희를 계속하고 있다고 통박한다.

새로운 지식을 억누르는 묘한 메커니즘이 제도권 의료계에 오랫동안 존재해 온 것도 풍부한 예를 통해 밝힌다.

- 역사적으로 의사들은 왜 낫는지를 이해하기보다, 낫지 않았을 경우 왜 안 나았는가에 대한 설명법을 익히는 데 시간을 쏟는다고 주장한다. 범죄의 완성보다는 도주에 더 신경쓴다는 극단적 가능성을 배제하지 않았다.

- 위약이라도 효과가 있으면 쓰는 것이 좋다고 주장한다. 이는 나와 생각이 일치한다.

- 해부학이나 미생물학 등도 원래는 제도권 의료계에서 배척받았으며, 단지 신기한 취미와 놀이 형태로 존속되었다. 하지만 오랜 시간이 흐른 후 제도권 의료에서 가장 기본적인 지식의 근간이 되었다.

제도권 의료계가 새로운 지식의 진보에 크게 도움되지 않았고 오히려 방해요소로 작용한 경우도 많았던 게 사실이다. 또 제도권 의료계의 진실 발견 능력이 그다지 믿음직스럽지 않은 것도 인정한다.

그러나 나는 제도권 의료계가 결국 새로운 지식을 받아들였다는 결과론에 주목하고 싶다. 지지고 볶고, 죽고 살기로 싸우고, 갈팡질팡해도 결국 결혼해서 잘 살더라는 거다.

위에서 말하는 의학적 공헌들도 처음에는 핍박당했지만, 결국 비제도권이 아닌 제도권 의료에서 받아들였다. 영원히 받아들이지 못했을 수도 있는 새로운 지식들을, 비록 오랫동안 배척하고 반대하고 박해했지만 받아들였다는 점에서 나는 제도권 의료에 높은 점수를 주고 싶다. 우리 회사 제품도 결국은 제도권에서 받아들여졌다. 오랜 세월이 걸렸다는 점에서 아쉬움이 남지만 말이다.

## 의료, 세계관이 결정한다
김민철 지음, 한국누가회 출판부, 2003.

---

이 책도 아주 잘 쓰여졌다. 나는 연거푸 두 번이나 읽었다. 기독교 선교사역을 하는 의사가 쓴 책이다. 기독교 교리와 제도권 의료를 연결·통합시키기 위해, 즉 기독교 교리에 맞는 제도권 의료란 무엇인가에 대해 많은 고민을 하고 있다.

내가 이 책에 가지는 불만은 두 가지이다.

첫 번째는 "논조가 너무 멜로드라마틱하다"는 것이다. 누가 봐도 이 책의 저자는 선량하고 봉사를 많이 하는 전문인이다. 그럼에도 불구하고 "왜 더 많이 봉사할 수 없을까?"를 고민한다. 「쉰들러 리스트」라는 영화를 보면, 쉰들러가 많은 수의 유대인을 구하고도 왜 더 구하지 못했을까 한탄하는 장면이 나온다. 그런 입장에서 쓴 책이다. 가끔 서양의학에 관해, 서양의학 전문가가 지나치게 자학적으로 비판하는 경우가 있다. 의사나 약사들이 쓴 책 가운데에는 이런 논조의 것들이 많다. 데이비드 아구스 David B. Agus의 『질병의 종말The End of Illness』도 그렇다.

그 분야의 유명 전문가들이 "우린 실패했다. 더 잘할 수 있었다"는 식으로 자학적인 비평을 하면, 우리 같은 삼자들은 고개를 숙이고 '감동'과 '감읍'의 눈물을 흘리는 것 외에 다른 반응을 보였다가는 인간적으로 천하의 못된 놈이 되어 버린다.

그러나 이런 접근방법이 성숙한 소통에는 별로 도움이 안 된다. '선제적 과잉회개'의 오류라 칭하고 싶다. 상대가 비판하기도 전에 이쪽에서 센 강도로 회개함으로써 본격적인 공격을 봉쇄하는 것은 오히려 성숙한 소통을 막는다. 누구의 공격을 누가 막고, 누군가의 잘잘못을 가리자는 것이 아니기 때문이다. 서로의 지혜를 모아 답을 찾아야 되는 공간과 시점에 "나는 아무것도 모른다. 너무너무 모른다. 흑흑"이라는 과잉겸손의 방패를 쳐버리면 의미 있는 소통을 할 수 없다.

두 번째 불만은, 기독교 교리 위에서 제도권 의료를 흡수 통합하려 시도한다는 점이다. 기독교 교리에 맞는 제도권 의료란 무엇인가 하는 고민은, 최근에 기독교를 받아들인 경영자가 기독교 교리에 맞는 사업방식에 한 번쯤 관심을 갖는 것과 같은 차원일 것이다.

나는 기독교의 용도와 목적이 인간의 구원이라는 원천적인 문제에 답을 던져주고자 함이지, 현대의 지극히 분화된 모든 직업에서의 행동강령과 질문에 대한 구체적인 답을 제공하는 것은 아니라고 본다.

"기독교 교리에 맞는 기하학이란 무엇인가"라는 질문을 토대로 구약에 나오는 성전의 설계도면을 연구할 수 있고, "기독교 교리에 맞는 조선공학이란 무엇인가"를 주제로 구약에 나오는 노아의 방주를 연구할 수도 있다. 그러나 기독교와 기하학, 기독교와 조선공학은 근본적으로 다른 차원의 다른 문제에 대한 답을 구하고 있다. 그 모두를 동심원에 둘 필요는 없다.

성경이 침묵하는 문제는 그 침묵을 존중해 주는 것이 좋다고 본다. 성경은 조선공학의 여러 문제에 침묵하고 있다. 따라서 기독교적 교리에 맞는 조선공학을 만들어 내려 애쓰지 않아도 되지 않을까?

기독교와 제도권 의료의 관계도 마찬가지다. 기독교는 현재 제도권 의료가 봉착한 문제들에 대해 대부분 침묵하고 있다. 따라서 기독교적인 답을 억지로 만드는 것은 교리적으로도 옳지 않다고 본다. 나는 이 책이 시도한 '제도권 의료를 기독교적 세계관에 복속시켜야 한다는 복음주의적·정복신학征服神學적 접근법'이 많이 불편했다. 그런 태도는 타종교를 믿거나 무신론자인 의료인들의 지지를 절대로 구하지 못할 것이다.

솔직히 민간의료나 대체의학 쪽에서는 기독교 교리로 해당 의료분야를 정복하는 것이 오히려 성공 가능성이 높다고 본다. 그쪽은 분야간 경계가 유연하기 때문이다. 나만 하더라도 1987년 안수기도로 큰 병을 치료한 경험이 있다. 안수와 기도, 금식과 강도 높은 종교활동이 효과가 있는 몇몇 질병에 특화된 서비스를 제공한다면 참으로 좋은 시도라고 생각한다. 잘못 특화할 경우 어떤 문제가 있는지는 뒤에서 추가로 이야기할 것이다.

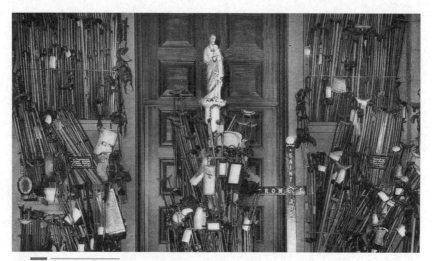

퀘벡 몬트리올에 있는 성 요셉 대성당. 몽로얄 산 꼭대기에 있으며, 전세계 사람들이 가장 많이 찾는 성당 중 하나다. 기적을 일으키는 소원 성취의 성소로 유명하다.

참고로, 캐나다의 퀘벡에 가면 다리가 불편한 사람을 기도로 치료한 안드레 수사가 계시던 성당이 있다. 그곳에는 특별한 능력으로 병을 치유받아 필요 없어진 목발들이 수천 개 걸려 있다.

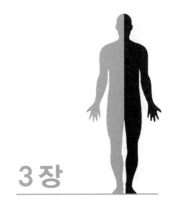

# 3장

제도권 현대의학의 문제 (1) 종교성

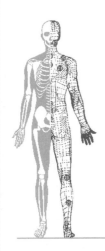

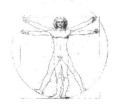

## 과연 현대의학이 과학성을 독점하고 있나?

2장에서 제도권 의료, 현대의학의 업적과 공헌에 대해 이야기했다. 이제는 문제점과 폐해를 논할 차례다.[29]

제도권 의료, 즉 현대의학의 제일 큰 문제는 의료 문제에 관한 한 자신들이 '과학성을 독점하고 있다'고 믿거나 주장하는 것이다.[30] 어느 정도 과학성을 '추구'하는 건 인정한다. 하지만 그것을 얼마나 '달성'했는지는 가늠하기 어렵다. 그런데 독점이라니?

과학적으로 '보이길' 좋아하는 건 인정한다. 그건 좋은 현상이다. 과학적이

---

29)　이에 대해 자세히 알고 싶으면 앞에서 소개한 『의료, 세계관이 결정한다』와 린 맥타가트의 『의사들이 해주지 않는 이야기』를 참고하시기 바란다.

30)　물론 제도권 의료계에 종사하는 모든 이가 이런 문제를 가진 것은 아니다. "이런 경향을 가진 경우가 상당히 있다", "그런 분들이 예외적으로 있을까 봐 우려스럽다" 정도로 이해해 주시길 바란다. 제도권 의료계에 종사하지만 민간요법이나 대체의학 등에 개방적이고 포용적인 태도를 가진 분들이 매우 많다. 내가 비난하는 대상은 제도권의 '일부' 옹고집 의료 종사자들이다. 캘리포니아 주립대학 샌프란시스코 캠퍼스처럼 제도권 의과대학 자체가 비제도권 의료에 개방적 태도를 취하는 대학들도 많다. 또한 통합의학(Integrative Medicine)을 정식 교과과정으로 삼는 대학도 많다. 밴쿠버만 하더라도 그런 통합의학 병원이 많다.

라는 인상을 주려는 것 자체를 포기한다면 곤란한 일이다. 그러나 실제로 얼마나 과학적인지, 과학성을 구축하는 데 얼마나 성공했는지는 의문이다. 더 나아가 의료 문제에 대해 '독점적'으로 과학성을 지녔다고 주장하는 것은 어불성설이다. '독점적'이고 '싶은' 건 이해한다. 그러나 드러나게 독점적이라고 주장하는 데는 동의할 수 없다.

그것은 다른 사람들의 의견과 주장과 증거에 귀를 막고 눈을 감겠다는 치졸한 방어본능의 폐쇄적이고 도그마적인 표출일 뿐이다. 이런 사고방식을 가진 제도권 의료인들은 자신들의 귀를 막고 눈을 감는 것은 그렇다 치고, 다른 사람들의 입을 막는 데도 열성이 대단하다. 한마디로 전혀 과학적이지 않은 것이다.

제도권 의료 종사자들은 오랜 기간 많은 비용을 치르고 특정 분야에 대한 라이선스(허가증 또는 면허)를 받는다. 그래서 많은 경우 그들은 허가증=전문성=타인에 대한 복종요구권으로 착각한다. 심지어 그 착각이 다른 의견을 가진 사람들에 대한 침묵요구권으로 승화되기도 한다. 그리고 '과학성을 독점'한 자신들이야말로, 아니 자신들만이, 의료문제에 관한 한 (그리고 그와 관련된 모든 영역에 관한 한)[31] '과학'이라는 유일신과 통하는 유일한 합법적 통로로써 대사제大司祭의 지위를 얻었다고 믿는다.

라이선스로 상징되는 전문성을 쟁취하기 위해 엄청난 투자와 희생을 치렀으니 자신들만이 진정한 사제, 그 중에서도 상위급 사제, 즉 대제사장의 지위에 오르는 일이 당연하다고 믿는다.

유명 학술지에 가끔 이름을 올리고, 학회에 참석하기 위해 자주 출장을 가

---

31)  그 영역에 속하지 않는 것이 대체 무엇이냐고 물으면 아무도 대답 못할 정도로 광범위하다.

64

며, 몇 달 심지어는 몇 년씩 진료 대기 중인 환자가 있을 경우, 그 의료인이 자각하는 권위는 대제사장을 넘어 이미 신의 위치에 근접하거나 그것마저 추월해 있을 가능성이 높다.

이러한 사제들과 제사장과 신 또는 그 이상의 존재들 앞에서 환자는, 자신의 몸에서 발생한 병임에도 불구하고 거의 아무것도 알아서는 안 된다. 또한 그렇기 때문에 아무것도 결정할 수 없다.[32]

심지어 '나았다, 낫지 않았다'에 대한 판단조차 환자가 내리지 못하는 일이 부지기수다. 안 아파서 나은 것이 아니라 의사가 나았다고 해야 나은 것이다. 아무리 아파도 의사가 병이 아니라면 아닌 것이다.

심지어 존재하지도 않는 얼마나 많은 병이 의사들의 과학적 상상 속에서 만들어지고 법제화되었는지 생각해 보자. 임신을 병으로 규정하려는 기도마저 있었다. 이미 비만은 일부 병으로 규정되고 있다. 아이들이 공부를 싫어하는 것은 지극히 자연스러운 일임에도 상당수가 병으로 규정된 지 오래고, 매력적이지 않은 외모도 병으로 규정되기 직전이다. 아픈지 아닌지를 판정하는 권한은 어떤 의미에서 삶과 죽음에 대한 판정권, 그것도 독점적 판정권, 어떤 의미에서는 생사여탈권이다.

나는 대학교 2학년 때 육상경기를 하다가 허리를 다쳐 오랫동안 고생했다. 종합병원에 여러 번 입원했고 물리치료도 계속 받았다. 휴학도 여러 번 했다. 가만히 앉아 있으면 다리가 마비되었다. 몇 년을 거의 누워 있어야 했다. 그로 인해 면역기능까지 약화되어 감기를 달고 살았다.

그러다 군대를 가기 위한 신체검사를 하게 되었다. 나는 자주 입원하고 오

---

32)  이 문제에 관해선 제임스 하비 영이 쓴 『의학의 구세주』를 참고하면 많은 정보를 얻을 수 있다.

랫동안 치료받은 종합병원 외과에 진단서를 신청했다. 그런데 5초쯤 나를 진찰하던 의사는 떼어줄 수 없다고 일언지하에 거절했다. '꾀병'이라는 것이다. 나는 갑자기 군대를 피하기 위해 허위 진단서를 떼려는 사람이 되어 버렸다.

그런데 알고 보니 나를 그때까지 치료하던 부서는 물리치료과였고 진단서를 떼어주는 부서는 외과였다. 요즘은 그런 풍조가 사라졌지만, 당시에는 외과에서 물리치료과를 우습게 여겼다고 한다. 그래서 물리치료과에서 몇 년 동안 치료받은 나 같은 환자도 외과에서 아니라고 하면 꾀병환자가 되어 버리는 것이다. (이 허리병은 십수 년이 지난 1987년 어느 목사님의 기도로 기적처럼 나았다. 결과적으로 꾀병이 된 건가? 나중에 알게 된 내용인데, 병무용 진단서를 떼려면 그전에 충분한 인사를 해야 한단다. 내 허리병이 꾀병이었다면 몇 년 동안 치료한 같은 병원의 다른 의사는 대체 뭐란 말인가?)

자신들을 통하지 않고는 '원천적'으로 병이란 것이 있을 수도, 또 나을 수 없다고 생각하는 제도권 의료인들이 많다. 자연적으로 병이 낫거나 대안치료·민간의료로 치유될 수 있다는 가능성 자체를 받아들이지 않는다. '암이 나았다고? 처음부터 오진誤診이었겠지' 하는 식이다. 반복되는 확실한 증거가 있어도 인정하지 않는다. '뭐, 또 나았다고? 그 양반 오진을 자주 하시네. 뭐? 많이 나았다고? 음…… 오진은 이미 사회 문제가 된 거야.' 이렇게 생각한다.

반면, 자신들의 치료가 효과 있다는 주장은 명확한 증거 없이도 적극적으로 옹호한다. 비판을 허용하고, 증거를 통한 분석을 하고, 새로운 가설을 찾아 자신의 가설과 비교하는 것이 아니라, 복종과 절대적 믿음과 자원 독점을 요구한다. 다른 대안이 나타나면 증거와 논리로 제압하려 하지 않고, 물리력을 동원한다. 그것을 이단시하고 무자비한 종교재판을 한다.

한국에서 주로 제도권 의료인들이 불법 의료행위에 대한 고발을 한다고 들었다. 물론 고발해야 할 돌팔이들은 많다. 그러나 그렇지 않은 경우도 많다는 것이 내 생각이다.

그들은 증거 제시와 토론과 객관적 비교를 하려 하지 않는다. 면허증을 가진 사람들끼리 사교적 만남을 가질 뿐, 면허증이 없거나 다른 면허증을 가진 사람들과의 동등한 만남과 소통은 절대적으로 피한다. 왜냐고? 한 종교의 사제는 그 종교의 사제들만이 판단할 수 있기 때문이다. 분명한 실수나 착오도 같은 종교의 사제들끼리는 동업자로서의 예의와 형제애로 눈감고 덮어준다.

그래서 의사를 상대로 하는 재판에서는 이기기가 어렵다. 다른 '의사'가 전문가로 법정에 나와 진술하기 때문이다. '검증 자체를 거부한다'가 제도권 의료의 특징인 것이다.[33] 분명히 잘못된 것이 밝혀져도 사과하거나 시정하지 않는다. 오히려 공격적으로 나온다. 생명이 무한히 가치 있음을 강조한다. 따라서 생명에 관한 한 독점권을 가진 현대의학 종사자들에게 '묻지 마' 식으로 무한한 자원을 공급해야 한다고 주장한다.

묻지 말라는 거다. 생명이 귀중하니 묻지 말라는 거다. 저잣거리식 표현을 쓰자면 "알면 다쳐. 죽는 수가 있어"라는 거다. 생명은 귀한 것이니 그 생명의 소유자가 좀 물으면 안 되느냐는 지극히 상식적인 질문을 가진 나 같은 사람은 진료 거부, 진단서 발행 거부, 모친 앞에서 내가 만든 제품 내동댕이치기를 당한다.

그들은 자신이 가진 사고의 틀에서 설명하기 어려운 일이 벌어지면 매우

---

33) 멘델존, 「나는 현대의학을 믿지 않는다」 참고.

당혹해하고 곤란해한다. 민간의료에서 좋은 효과가 나타나면 "플라시보 효과 또는 우연, 아니면 처음부터 오진이었을 것"이라는 말 한마디로 넘어간다. 또 제도권 의료를 시행했으나 나쁜 결과가 나오면 "스트레스나 개인의 특이체질 때문"이라고 넘어간다.

앞에서도 이야기했지만, 사실은 반대의 경우가 더 타당할 수 있다. 즉, 제도권 의료의 결과는 플라시보 효과요 우연의 결과요 처음부터 오진이었고, 비제도권 의료의 부작용은 스트레스나 개인의 특이체질 때문일 수 있다.

지금 어느 한쪽을 옹호하려는 것이 아니다. 밥상 위에 서로 다른 가능성을 함께 올려놓고 차분히, 그리고 공평하게 논리와 증거, 상식을 가지고 비교하자는 것이다. 무엇이 더 안전한지, 무엇이 더 효과적인지, 무엇이 더 싼지를 말이다.

제도권 의료인들의 세계관으로는 도저히 설명할 수 없는 일이 실제로 많이 일어난다. 예를 들어, 3년 동안 물과 소금만 먹고 산 사람,[34] 터널공사 반대를 위한 지율 스님의 100일 금식 등은 제도권 의료인들의 기계적·화학적 세계관으로는 상상조차 할 수 없는 일이다. 그들에게 기氣나 우리가 모르는 어떤 에너지, 기도의 힘은 전혀 고려의 대상이 아니다. 도저히 부정할 수 없는 증거가 있어도 그렇다. 그런 일이 일어나면 침묵으로 처리해 버린다.

생각을 조금만 개방적으로 바꾸면 영양학 분야 등에서 새로운 돌파구가 될 수도 있지 않을까? 100일 금식에도 살아남은 지율 스님에 대해 제도권 의학자들은 왜 관심을 가지지 않았을까? 비만을 병으로 정의하고 싶어하는 제

---

34) 황종국, 『의사가 못 고치는 환자는 어떻게 하나?』 1권 참고.

도권 의료 종사자들이라면 학문적 관심을 가져야 하는 것 아닌가?

## 전문지에 실리는 것이 진정한 과학일까?

이제 "전문지에 실리면 그걸로 모든 것이 설명된다"는 믿음에 대해 이야기를 나눠보자.

나 역시 구미의 학계에 몸담았던 사람이고 내 글이 전문지에 실리기도 했다. 권위 있는 동료 교수들의 인정을 받아 전문지에 실리는 것은 매우 영광스러운 일이다. 그러나 그것이 어떻게 의료행위의 목적이 될 수 있단 말인가? 도대체 얼마나 많은 의료 종사자들이 전문지에 글을 싣기 위해 얼토당토않은 과학적 사기를 치고 있단 말인가?

우리나라에서 황우석 사건이 벌어졌을 때 그를 격렬하게 비난하던 동료 과학자[35] 몇 사람이 사실은 더 악랄하고 치사하게 자료를 조작했던 일을 나는 알고 있다.[36] 나중에 들통이 났지만 말이다.

전문지에 실리는 연구와 임상실험에 사기와 의도적 왜곡이 일종의 업계 관행으로 널리 용인되고 있다고 한다. 통계를 공부한 나의 눈에는 전문지에 실린 많은 의학 연구에서 방법론적으로 중요한 결함이 발견되곤 한다.

특히 과소 자유도의 문제는 심각하다. 황당하게 적은 샘플로 황당하게 많

---

35)  물론 자칭이다. 그들은 황우석 박사의 동료도 아니고 과학자도 아니지만 자신들을 그렇게 불렀다. 내가 엘비스 프레슬리를 동료 가수라고 부르면 동료 가수가 되고, 아인슈타인을 동료 물리학자라고 부르면 그렇게 되는 건가? 자신을 동료 과학자라고 자리매김해야 '심지어 동료 과학자조차 비난하는 황우석'이라는 식으로 언론의 공격을 받으리라 생각한 것 같다. 하지만 그것은 동료애나 과학이 아닌 바로 증오였다.

36)  우리 회사에서 연구비를 타내려 했으나 검증 과정에서 사실이 밝혀졌다. 나는 조용히 그 일을 덮었다. 그 사람들이 황우석 박사를 앞장서서 비난하는 걸 보면서 참으로 씁쓸했다.

은 결론을 도출하는 것 말이다. 또 비독립 설명변수의 문제도 심각하다. 예를 들어, 맥박수로 혈압을 설명하려 할 경우 최소한 맥박수가 설명하려는 혈압과 독립된 변수여야 한다. 혈압과 비독립 변수인 맥박수를 혈압의 설명변수로 사용하면 결론에 계속 오류가 발생한다. 무엇이 무엇을 설명하려는지 인과관계의 전후가 헷갈리는 것이다.

나는 소위 전문지에 실린 제도권 의료 연구에서, 다른 학문에서 통상적으로 사용하는 통계 수준의 엄격함을 적용했을 때 몇 퍼센트나 학문적으로 생존할 수 있을지 늘 의문이다.

황우석 사건은 황 교수의 사기가 발각된 것이라기보다는 누군가가 그동안 통용되어 온 융통성에 대해 업계의 룰을 어기고 까발린 것이라 생각한다.[37] 원래 그 업계는 그렇게 돌아가고 있었는데, 갑자기 누군가가 오픈해 버린 것이다. 그것을 까발린 사람들도 결국 비슷한 상황에 처해 요즘 학문적으로 그다지 영광스럽지는 않다고 들었다.

'전문지에 실린다'는 건 매우 좋은 일이고 영광스러운 일이다. 그러나 그것이 의료행위는 아니다. 전문지에 실리지 않더라도 환자의 고통을 덜어주고, 삶의 질을 향상시키고, 생명을 연장시켜 주면 좋은 의료행위 아닐까?

나는 그동안 캐나다 정부의 의료 관련 연구자금 배분을 위한 회의에 심사위원으로 몇 번 참석했다. 연구자금을 신청한 의료인들에게 내가 늘 던지는 질문은 "왜 그런 연구를 하십니까?"였다. 너무나도 상식적이고 기본적인 내용 아닌가? 하지만 그 질문에 당황하지 않은 의료인은 한 명도 없었다. 그리

---

37)   황우석 박사가 잘했다는 건 절대로 아니다.

고 대부분 "전문지에 실리는 걸 목적으로 합니다"라고 대답했다.

경제학을 전공한 나도 당뇨 관련 전문지에 저자로 이름을 올린 부끄러운 일이 있다. 그 일을 계기로 권위 있는 동료들끼리 검토해 게재 여부를 결정하는 피어 리뷰Peer Review 전문잡지 제도가 허점이 많다는 사실을 알게 되었다. 내가 단호하게 거절하지 않았다면 의학 전문잡지에 게재된 논문 목록만으로 이력서의 몇 페이지를 채울 수 있었을 것이다.

어떤 과의 과장 정도면 본인이 제대로 관여하지 않은 대학원생들의 논문에 저자로 등록되는 것이 의학계의 관행이다. 하물며 나처럼 가끔 연구비를 책정해야 하는 경우는 말할 것도 없다. 그동안 게재된 논문 목록을 이력서에 늘어놓는 친구들을 나는 마음속 깊이 경멸한다. 가증스런 속물인 것이다. 직접 연구도 하지 않았으면서 그런 걸로 사람들 기를 죽이려는 작자들이다.

이율배반적이라고 보여지는 것은, 자신들의 과학성에 대해 누구도 범접해서는 안 되는 높은 권위의식과 절대적 우월감을 갖고 있지만, 금전적 이익에 부합될 경우 언제고 그 위치를 쉽게 포기한다는 점이다.

## 쉽게 포기하는 과학성

1996년 양약사의 대부분이 그렇게 돌팔이라고, 과학적이지 않다고, 위험하다고, 국민 건강을 위해 모두 구속해야 한다고 비판하던 한약조제약사 자격증을 취득했다. 불교를 믿으면 안 된다고, 사탄의 자식들인 불교도들을 불쌍하게 여기고 하루라도, 한 사람이라도 더 열심히 전도해야 한다고 열정적으로 설교하던 기독교 목사들이 불교도들에게 헌금을 받을 수 있다는 이유로 거의 전부 승적僧籍을 얻었다고 상상해 보자. 얼마나 황당하겠는가? 그런데 전자와 후자가 무엇이 다른가?

한약은 엉터리이고 양약만이 과학적이라던 그들의 주장을 믿어온 우리는 대체 그 일을 어떻게 받아들여야 하나? 자격증 시험이 얼마나 쉬웠는지 응시자 2만 4,844명 중 2만 3,360명이 합격했다. 장난 삼아 시험문제를 구해 들여다봤는데, 약학이나 한의학에 전혀 지식이 없는 나도 거의 만점을 맞을 정도였다. 그마저도 시험문제가 미리 유출되었다고 한다. 너무나 쉬운 사지선다형이었고, 당연히 양약사들이 주관한 시험이었다.

'다음 중 한약재가 아닌 것은? 1) 당귀 2) 인삼 3) 황기 4) 페니실린'

이런 식이었다. 난 솔직히 그때 합격하지 못한 1,484명의 지극히 불운한 약사들을 언제고 한번 만나보고 싶다.[38]

영국에서도 비슷한 제도상의 꼼수를 이용해 84퍼센트의 '고통환자'에게 동양의학을 전공하지 않은 제도권 양의가 침술을 시술한다. 그 일이 일어나기 전에는 침술은 비과학적이고 심리적 효과에 불과하며 위험하기 때문에 절대로 허가해서는 안 된다는 것이 영국 제도권 의료계의 기본입장이었다.

물론 침술이 고통 감소에 효과가 있다는 새로운 '과학적' 증거가 나와서 그렇게 된 것은 아니다. 침술 시술이 양의의 새로운 소득을 창출한다는 '경제적' 증거가 나왔을 뿐이다.[39]

북한은 『김일성 선집』에서 '민간요법'이 좋다고 누군가(?) 한말씀 하심으

---

38)  이와 관련해 『한국 의료 대논쟁』을 꼭 읽어 보시기를 권한다. 나는 의사들의 집회에 큰 충격을 받았다. '과학적 사고방식에 기초해 인술을 베푸는 양반들이 웬 데모?'라는 궁금증을 갖게 되었고, 의료체계와 의료업이라는 생태계의 법칙을 본격적으로 들여다보기 시작했다. 그때 제일 처음 읽은 책이 이것이다. 그 문제와 관련해 나는 대한의사협회 등의 지도급 인사들과 인터뷰하기도 했다.

39)  테드 캡척이 쓴 『벽안의 의사가 본 동양의학』 참고.

로써 제도권 의료인들이 민간요법을 비과학적이라고 트집잡지 않게 되었다. 인도에서도 1948년 네루 대통령에 의해 비슷한 일이 발생했고, 1949년 중국에서도 모택동에 의해 비슷한 일이 있었다.

과학은 국제 공용어이므로 나라가 어디든 동일한 결론이 나와야 한다. 그런데 북한과 인도와 중국에서 제도권 의료인들의 반발 없이 민간요법이 과학적으로 받아들여지다니 아이러니한 일이 아닐 수 없다.

닉슨 대통령의 방중을 계기로 침술이 크게 유행하면서, 그것의 비과학성을 비난하는 제도권 의료인은 미국에서도 거의 사라졌다. 현장 지도를 가면 오랜 가뭄에 비가 내릴 정도로 신출귀몰했다는 김일성의 교시는 그렇다 치고, 결국 워터게이트 사건으로 쫓겨난 닉슨 대통령의 방중이 과학과 무슨 관계란 말인가?

## 집단이기주의 VS. 과학성

제도권 의료인들이 비제도권 의료를 비과학적이라고 싸잡아 비난하는 것은 어느 정도 영역싸움·밥그릇싸움·집단이기주의적 성격이 있다고 나는 생각한다. 과학성을 가면으로 사용하는 특정 이익집단의 행동이라는 것이다. 사제 자신들도 믿지 않는 종교지만 무조건 떠받들어 줄 맹신도를 찾고 있는 건 아닐까? 암 전문의들 중에는 자기나 가족에게는 특정한 암 치료를 거부하는 사람들이 상당수 있다. 이는 뭘 의미하는 걸까?[40]

왜 제도권 의료인들은 강한 로비조직이 필요할까? 수학의 진리를 지키기

---

40)  자기 자신과 가족에 대한 의술이 환자를 대할 때와 다르다면 뭔가 잘못된 것 아닌가? 이에 관해선 뒤에서 좀더 이야기할 것이다.

위해 로비조직이 필요하다는 이야기를 들어본 적이 없다. 그러나 미국의사협회American Medical Association처럼 어느 나라든 제도권 의료인들의 로비조직은 정치력과 자금력에서 최강을 자랑한다. 왜 그럴까? 그들이 지키고자 하는 진리는 왜 조직화된 물리력·정치력·자금력이 필요할까? 논리와 증거로는 부족한 걸까? 왜 과학성을 지키기 위해 폭력이 필요할까? 나는 그런 의문을 이 책에서 던지고 있다.

제도권 의료의 종교성[41] 가운데 하나는 "새로운 것은 무조건 과거의 것보다 우월하다"는 믿음이다. '새로운 것은 진보된 것'이라고 믿어 의심치 않는 그들은 다른 사람들도 믿기를 요구한다. 새로운 수술 방법에 열광하며, 제대로 된 검증은 하지 않는다. 일반적으로 몇 건의 임상결과 보고가 전부다. 새로운 기계 또한 제대로 검증하지 않는 경우가 많다. 그나마 새로운 약이 출시되면 체계적으로 검증된다.[42] (그래서 새 약은 잘 출시하지 않는다. 요즘은 특히 그러하다. 왜 그런지는 뒤에서 철학적으로 분석할 것이다.)

의사가 파업할 때 오히려 그 사회의 사망률이 낮아지는 일은 여러 나라에서 경험되었다. 의사가 없으면 위험성이 높은 수술 등을 하지 않으니 단기적으로 그럴 수도 있다고 설명할 수 있겠다. 그러나 통계적으로 그것을 컨트롤하더라도 상당히 오랫동안 낮은 사망률이 지속되었다. 몇몇 무의촌의 사망률이 그 사회의 평균보다 낮은 것도 어떤 의미에서 일맥상통한다. 물론 죽을 병에 걸린 환자들은 의사가 있는 도시로 나가기 때문에 그렇게 보여질 수도 있다. 그러나 그것을 감안한 통계분석 결과 역시 마찬가지로 나온다.

---

41)  사이비 종교성이 더 맞는 말일 것이다.

42)  거대 제약회사가 검증하기 전에는 약도 제대로 된 과정을 거치지 않았다.

다시 한 번 밝힌다. 나는 제도권 의사들을 원천적으로 존경한다. 정말 거기에 대해선 의심하지 말기를 바란다. 오랜 임상경험과 예리한 직관으로 나를 큰 괴로움에서 여러 차례 구해준 의사들의 노고와 능력과 가치를 폄훼할 생각은 전혀 없다.

내가 이번 장에서 비난하는 일부 의료 종사자들의 꽉 막힌 우월주의를 제도권 전반에 일반화시켜 적용해서는 안 된다. 대부분의 제도권 의료 종사자들은 유연하게 사고하고, 다른 분야와의 교류에도 개방적이다. 앞에서 이미 일부 옹고집 의료 종사자들에 대한 비판임을 이야기했지만, 여기에서 다시 한 번 밝히고자 한다.

## 벽안의 의사가 본 동양의학 The Web That Has No Weaver
테드 캡척 지음, 김영훈 옮김, 가서원, 1992.

바로 이런 책이 꼭 읽어야 할 명저라고 생각한다. 저자가 하버드 대학 교수라서 유명한 것이 아니라, 하버드 대학이 이런 사람을 교수로 임용하고 있기에 명문일 것이다. 전공을 떠나 과학을 사랑하는 모든 이에게 추천한다.

이 책은 서양인의 관점에서 중의학을 차분히 관조하고 있다. 동서의학의 통합에 관해서도 내가 아는 한 '가장' 통찰력 있는 관점을 제시한다. 중의학 용어는 영어로 번역되면 더 이해하기 쉬운 경우가 많다. 예를 들어, 중의학의 근본 개념인 '증證'도 이 책처럼 '신드롬Syndrome'이라고 번역하면 이해가 쉬워진다. 영어는 문법을 새롭게 공부해 어느 정도 이해하는데, 한자는 (사실은 전혀 모르면서) 으레 잘 알고 있으려니 하고 게으름을 피워 중의학 공부에 지장을 초래하는 경우가 많다. 이게 대표적인 예다. 거기다 변증辨證[43]이라고 하면 사회주의 사상과 관련 있는 것 같기도 하고 말이다.

이 책 9장에 "서양의학은 사람의 몸을 기계로 보는 반면, 중의학은 사람의 건강을 어느 한 마을의 산수화처럼 파악한다. 어느 날에는 비가 오고 어느 날은 덥고……"라는 부분이 나온다. 멋지지 않은가? 이 부분을 읽음으로써 동양의학에 관한 나의 지식은 차원이 달라져 버렸다. 단 두세 문장으로 말이다. 진리를 깨우치는 데는 결코 장광설이 필요하지 않다.

---

43) 사진(四診)이라는 진찰법으로 질병의 원인·경과·예후 등을 판단하는 동시에 환자의 상태, 질병의 성질·부위·세력 등을 변별하는 한의학적 진단방법.

이 책의 결론은 다음과 같다. "양의든 중의든 고칠 수 있는 병은 지극히 제한되어 있다. 서로 조금 더 겸손하면 좋지 않겠는가?" 진리의 말씀이다!

황종국 판사가 쓴 『의사가 못 고치는 환자는 어떻게 하나?』 1권에 의하면, 우리에게 알려진 3만 가지 병 가운데 2만 가지는 중의학이든 양의학이건 민간의료든 속수무책이라고 한다. 우리가 조금 더 겸손해지면 많은 문제의 답이 열린다.

나중에 다시 이야기하겠지만, 나는 양의와 한의의 영역다툼이 참으로 무의미하다고 생각한다. 대양大洋을 앞에 두고 물 한 방울끼리 싸우는 형국이랄까? 각자 사회적으로 공헌하면서 돈도 벌고 잘살 수 있는 영역과 분야는 한없이 넓고 끝없이 깊다. 그러니 싸울 필요가 없다.

## 의사들이 해주지 않는 이야기 What Doctors Don't Telll You
린 맥타가트 지음, 진선미 옮김, 허원미디어, 2011.

아주 잘 쓰여진 책이다. 근거 문헌을 착실하게 제시해 관련된 추가 연구를 도와준다. 필요 없는 검사, 위험한 검사, 해서는 안 되는 치료들이 많이 소개되어 있다. 그것들을 읽고 외울 필요는 없지만, 특정 치료나 검사를 받기 전에 진정으로 필요한지, 혹시 위험하지는 않은지 참고하면 좋을 것이다. 이 책을 읽고 나면 어떤 검사든 하고 싶지 않아진다.

저자는 서양의학의 가치에 근본적인 의문을 던진 멘델존 박사의 제자이다. 스승과 함께 제도권 현대의학의 허점과 약점을 내부에서 파헤친다. 멘델존 박사의 저작과 같이 읽으면 더 좋다.

이 책의 내용 중 몇 가지를 소개한다.

● 여러 가지 검사에서 위양성(병이 없는데도 있다고 판정하는 것. 그래서 필요치 않은 위험한 치료를 하게 됨)과 위음성(병이 있는데도 없다고 판정하는 것. 그래서 필요한 치료를 하지 않게 됨)이 높음을 알려준다. 어떤 검사를 받기 전에 꼭 읽어봐야 할 책이다. 나

도 이 책을 읽고 하려던 검사를 대부분 취소했다.

● 콜레스테롤과 스타틴Statin에 관한 상식의 허점을 밝힌다. 결론이 계속 바뀌고 있음을 여실히 알 수 있다. 도대체 콜레스테롤이 높으면 어쩌라는 거냐고 화를 낼 정도로, 제도권 서양의학은 이 문제에 대해 갈팡질팡하고 있다.[44]

● 예방접종 전반의 안전성과 효용에 관해 근본적인 의문을 던진다.[45]

● 호르몬 대체요법과 항생제, 천식 치료제, 스테로이드, 고혈압 치료제 등 여러 가지 약물들의 불필요한 사용과 남용과 오용에 관해 자세히 알려준다.

## 의과대학이 나를 이렇게 바꿨다 What I learnt in Medical Schools
케빈 M. 타카쿠와·닉 루비쉬킨·카렌 E. 허지그 지음, 김명철 옮김, 청년의사, 2004.

여러 젊은 의사들의 회고담이다. 어떻게 의과대학에 가게 되었는지, 그로 인해 사고방식이 어떻게 변했는지 이야기한다. 또한 자기도 모르게 의술이 사이비 종교성을 띠게 됨을 담담히 고백하고 있다.

일반인이 아닌 의사들이 이런 책 쓰는 걸 보면, 그들이 근본적으로 선한 사람이라는 결론을 내리게 된다. 내가 의사들을 심하게 비판하는 것 역시 그들이 원천적으로 선한 분들이라고 믿기 때문이다. 이런 식으로 접근하면 그 분들과 제대로 된 소통이 이루어지리라 믿어 의심치 않는다.

의사가 되기를 희망하는 사람이라면 한 번쯤 읽어볼 만하다. 의과대학을 준비하는 사람들에게 많은 도움이 될 책이다. 나는 의과대학에 갈 생각이 없기 때문에 이 책

---

44) 하지만 절대적으로 신뢰하는 나의 가정의 휴 로빈슨(Hugh Robinson) 박사와 몇몇 의사들은 콜레스테롤 저하 약물인 스타틴을 장수와 건강을 위한 보약처럼 사용한다. 재미난 현상이다. 비아그라를 보약처럼 먹는 제약회사 회장들도 몇 명 봤다. 아스피린을 그런 목적으로 사용하는 사람은 매우 많이 만났다.

45) 내 주위에는 이 분의 입장에 동조하는 의사들이 의외로 많다. 예를 들어, 호주의 마이클 시첼 박사는 예방접종이 어린이 인지능력 관련 질병에 많은 원인을 제공한다고 굳게 믿는다.

에서 큰 도움을 받지는 못했다.[46]


## 나는 현대의학을 믿지 않는다Confession of a Medical Heretic
로버트 멘델존 지음, 남점순 옮김, 박문일 감수, 문예출판사, 2000.

권위자가 현대의학에 대한 깊은 회의를 체계적으로 드러내기 시작한 최초의 책이다. 이 책을 계기로 현대의학 내부에서 자성의 목소리가 커졌다고 봐도 무방할 정도로 기념비적인 작품이다.

멘델존 박사는 당시 무척 존경받는 의사였고, 많은 제자들도 양성했다. 그런 분이 이런 주장을 함으로써 현대의학 전반이 한때 큰 충격에 휩싸였다. 그는 자신을 돌팔이라고 지칭했다. 원래 훌륭한 사람일수록 자신을 돌팔이로 표현하는 모양이다.

의료 낙관주의가 만연하던 시절에 이런 글을 당당히, 그리고 담담히 써내려간 멘델존 박사의 용기와 지적 강건함에 다시 한 번 찬사를 보낸다. 나 같은 사람이 마음 놓고 현대의학 비판글을 쓸 수 있는 것도, 그런 분들이 제도권 내부에서 자아비판을 해주셨기 때문에 가능한 일이다. 멘델존의 제자들도 현대의학을 차분히 점검해 보는 많은 저서를 남겼다. 멘델존의 책은 이 분야의 입문 필독서라고 생각된다.

---

46) 들어가려 해도 받아주지 않겠지만 말이다.

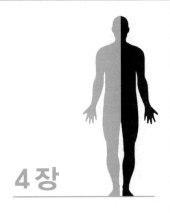

# 4장

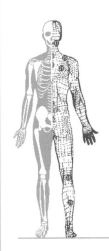

## 제도권 현대의학의 문제 (2)
## 결론이 자주 바뀌고 오류가 많다

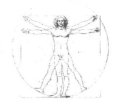

우리는 '과학이 발전한다'고 믿는다. 하지만 그 이야기는 현재의 결론이 나중에 바뀔 수도 있다는 의미를 내포하고 있다. 혁명적인 발전은 그전까지의 해석과 이론이 혁명적으로 잘못되었다는 뜻이기도 하다.

그런데 지금의 결론이 발전적으로 개선되면서 건설적으로 파괴·부정되는 것이 아니라 그저 갈팡질팡한다면, 해당 분야의 과학성에 전반적으로 결함이 있는 게 아닌가 하는 의문을 가질 수밖에 없다. 과연 그 분야 자체가 진리를 찾는 합당한 방법론이 될 수 있는지 의문이 생겨나는 것이다.

과학적·발전적·논리적 개선이 아니라 유행에 따른 변덕에 가깝다면, 오늘의 주장 또한 단지 유행 때문에 바뀔 가능성이 높아진다. 오늘의 주장 역시 어제의 주장이 유행에 따라 바뀐 것에 지나지 않는다면, 우리가 그것을 얼마나 믿어야 할지 무척 혼란스러워진다.

패션이나 유행가나 춤이 바뀌는 것처럼, 오늘의 결론이 내일 바뀌어도 우리에게 악영향을 미치지 않는 변화들이 있다. 어떤 의미에서 그런 변화들은 우리에게 즐거움을 준다. 그러나 어제 들은 말에 내 몸을 맡기고 하나밖에 없는 목숨을 걸었다가, 오늘 생각해 보니 우매한 자해행위·자살행위였음을 아는 일이라면 이야기가 다르다. 올해 유행한 패션이 내년에 완전히 바뀌어 새로운 옷을 구입하게 되더라도 그것은 기꺼이 받아들일 수 있는 일이다. 그러나 하나밖에 없는 몸을 그렇게 할 수는 없지 않은가?

이번 장에서는 제도권 현대의학이 과학의 발전적 개선이 아닌, 유행에 따른 변덕으로 갈팡질팡한 (것 같은) 몇 가지 예들을 소개하려 한다.

## 전립선암의 진단과 수술

한때 PSA(전립선 특이항원) 수치가 높으면 무조건 수술하는 것이 일반적이었다. 그런데 얼마 후 PSA를 처음 발견한 리처드 애블린Richard Ablin이 그 수치가 과학적으로 크게 유용하지 않으며 이윤 추구를 위해 발표한 것이라고 공개 고백했다(「뉴욕타임스」 2010. 3. 9.). 또 전립선암이 발병하더라도 굳이 수술할 필요 없는 경우가 대부분이라는 것도 알게 되었다.

하지만 그동안 수많은 남성들이 PSA 수치가 조금만 변해도 수술을 받아야 했다. 그 결과 성생활이 불가능해지고 소변을 가리지 못해 기저귀를 차고 다녀야 한다. 지금도 여전히 그렇다. 심지어 PSA를 슬쩍 낮추어 주는 건강식품이 불티나게 팔리는 것이 현실이다.

나는 이러한 논쟁과 혼란스러운 상황이 앞으로도 계속될 것이라고 생각한다. PSA보다 정확한 검사법이 나왔다고 하면 그쪽으로 우르르 달려갔다가, 아닌 것이 밝혀지면 다시 다른 곳으로 우르르 몰려갈 것이다. 조금 더 발전된 수술법이 나왔다고 누군가 주장하면 그리로 우르르 달려갔다가, 그것이 더 위험한 수술법이라고 소문나면 다시 다른 곳으로 우르르 몰려가는 일이 적어도 수십 년 동안 계속될 것이다.

내가 단지 돈을 벌기 위해 제약회사를 경영한다면 PSA만 슬쩍 낮추는 그런 제품에 투자할 것이다. 물론 양심적인 경영은 아니다. 하지만 돈은 매우 많이 벌릴 것이다.

질병에 대한 치료약을 개발하고 광고하는 것에 비하면,

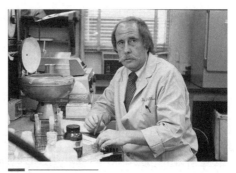

PSA를 처음 발견한 리처드 애블린 박사. 표정이 우울하고 침울해 보이지만, 잘나갈 때 보도된 사진은 쾌활하고 자신감에 차 있었다.

없는 병을 만들어 그에 따른 약을 파는 것이 상업적으로 수가 더 높다. 도덕적으로는 문제지만, 과학자들이 워낙 혼동을 잘 만들어 주기 때문에 그러한 결함이 바로 드러나는 일은 드물다. 더군다나 상업적 이익을 여러 명이 나누어 먹는 구조가 되면 크게 걱정할 필요가 없다고 믿는 사람이 의외로 많다.

## 예방주사의 안전성

많은 종류의 예방주사가 자폐증 및 인지능력과 관련된 여러 병의 중요한 원인임이 밝혀졌다. 그리하여 몇 나라에서는 예방접종을 법적 의무가 아닌 선택사항으로 바꾸었다. 그런데 세월이 조금 흐르자 예방주사 자체가 아니라 예방주사 속의 수은 성분이 문제의 원인으로 밝혀졌다. 그것을 알루미늄 합성물로 대체하면서 예방접종은 다시 법적 의무로 바뀌었다. 하지만 세월이 더 흐르자 알루미늄 합성물이 수은 합성물보다 더 심각한 부작용을 일으키는 것으로 밝혀져 대혼란이 일어나고 있다.

예방접종을 창시한 에드워드 제너는 정식 제도권 의사가 아니었다. 그래서 예방접종이 돌팔이 의사들의 황당한 사기술로 여겨진 기간이 130여 년이었다.[47)]

나는 예방접종의 안전성에 관한 혼란이 앞으로도 수십 년 동안 계속될 것이라고 생각한다. 다소 개선된 예방접종이 나오면 그리로 몰려갔다 부작용이 밝혀지면 다른 곳으로 몰려가는 모양새가 계속될 것이다. 또한 앞에서 이야기한 것처럼 비양심적 이익창출 기회도 많을 것이다.

실제로 부작용 없는 백신을 개발하는 일은 중요하다. 그런데 부작용이 없다는 주장만으로도 그 백신은 각광받을 것이다. 주장만 해도 큰돈이 벌리는데, 부작용을 없애기 위해 엄청난 투자를 할 회사가 얼마나 있겠는가? 슬픈 일이지만 그게 인간사회의 현실이다. 더 슬픈 일은 그러한 방법으로 돈 버는 일을 매우 오랫동안 할 수 있다는 것이다.

## 포경 수술

포경 수술을 하지 않으면 성기 부위의 암과 고환암에 걸릴 확률이 높고, 성병에 걸릴 확률이 높으며, 조루의 원인이 된다고 해서 무조건 시행하던 시절이 있었다. 반면, 그럴 위험이 없고, 어린아이들의 심리상태에 큰 트라우마를 안길 뿐이라는 주장이 우세한 시절도 있었다. 이러한 두 가지 주장은 계

---

47)  천연두처럼 많은 사람이 걸렸던 병도 예방접종의 가치를 증명하는 데 130여 년이 걸렸다. 그러니 희귀병에 대해서는 얼마나 엄청난 시간이 걸리겠는가? 그래서 나는 예방을 위한 무언가를 개발하는 프로젝트 전반의 사업적 성공 가능성을 '매우' 회의적으로 생각해, 어떤 예방약을 연구하는 바이오 메디컬 회사에는 절대로 투자하지 않는다. 특히 희귀병을 예방하기 위한 무언가를 연구하는 회사는 해괴한 사기를 치고 있을 가능성이 높다.

속 왔다갔다한다.

나는 비록 비양심적이지만 여기에도 돈을 벌 기회가 있다고 생각한다. 혈액 속에 어떤 효소가 있으면 포경 수술을 해야 하고, 그렇지 않으면 하지 않아도 된다는 식으로 포장하면, PSA가 수십 년 동안 수억 명의 남성에게 검사용으로 팔렸듯이 엄청난 히트상품이 될 것이다. 복잡한 전문용어를 늘어놓으면 양심적인가 아닌가 하는 가장 간단한 문제조차 상당히 오랫동안 그 답을 흐려놓을 수 있다.

## 아말감 논쟁

치과에서 많이 사용하던 아말감에 관한 논쟁도 결론이 갈팡질팡이다.

치과 치료에 사용되는 새로운 재질을 개발하는 것은 사실 의료산업의 금광이다. 내 주위에는 치과에서 사용하는 새로운 물질을 만들어 큰돈을 번 사업가들이 많다. 새로운 접착제, 새로운 금속, 새로운 플라스틱……. 내 아들이 화학을 전공하고 있는데, 의료 관련 새로운 화학물질 발견을 진로방향으로 권하는 중이다.

치과 관련 새로운 물질이 개발된 후에는 지금까지의 재료에 심각한 문제가 있었다는 식의 말이 상투적으로 따라붙는다. 그러면 새로 나온 제품이 무척 많이 팔린다.

그럴 때마다 내가 제기하는 질문이 한 가지 있다. 지금까지 사용해 온 물질은 뭐냐는 거다. 아말감만 해도 그렇다. 정말로 아말감이 인체에 해롭다면, 지금까지 아말감을 사용한 모든 치과 의사들이 결과적으로 의료사고를 낸 것 아닌가? 따라서 그에 따른 배상 의무를 져야 하지 않을까?

## 수돗물 불소 논쟁

불소가 충치 예방에 도움이 된다고 알려지자 수돗물에 아예 불소를 포함시키자는 아이디어가 나왔다. 그리고 많은 나라에서 그것을 시행했다. 그러나 효과와 안전성에 문제가 있다고 밝혀져 대부분의 나라에서 그것을 중단했다. 불소를 수돗물에 넣도록 한 일이 공산주의자들의 음모였다는 주장도 많았다.[48] 그러나 요즘은 다시 수돗물에 불소를 넣자는 주장이 나오고 있다.

내가 생각하기에 어린이들에게 주는 단 음식과 음료를 조금만 줄여도 충치 예방에 큰 도움이 될 것이다. 그러나 어린이용 음식과 음료를 만드는 회사들의 막강한 정치력이 이를 불가능하게 만들고 있다. 『비만의 제국Fat Land』,[49] 『식량정치Food Politics』[50] 등의 책에서 이야기하는 것처럼, 무엇을 더 많이 사용하는 방향으로 정책이 바뀌면 성공해도, 무엇을 덜 사용하게 하는 방향으로 바뀌는 정책은 성공하기가 어렵다. 그것을 생산·공급하는 회사들

---

48)  농담이 아니다. 나는 어떤 사회적 이슈에 관해 '공산주의자의 음모'라는 표현이 나오면, 매우 비도덕적인 특정집단이 자신들의 기득권을 보호하는 일에 논리적 합리성 부여를 포기한 증거로 받아들인다. '공산주의자의 음모'라고 하면 파블로프의 개처럼 반응하는 상당수의 대중만 지지기반으로 하겠다는 이야기 아닌가?

49)  크렉 크리처 지음, 노혜숙 옮김, 한스미디어, 2004.

50)  Marion Nestle, *Food Politics*, University of California Press, 2007. 의료계나 관련 학계가 갈팡질팡한 것은 약이나 의료에 관한 이슈들뿐만이 아니다. 음식에 관해서도 마찬가지다. 한때 지방 섭취를 권하다가, 나중에는 절대로 지방 섭취를 해서는 안 된다고 했다. 그 결과 곡물 위주의 식사를 권하다가 혈당이 올라가자 다시 고기 위주의 식사를 권하는 일이 벌어졌다. 그러다가 요즘은 "에라 모르겠다. 대강 먹자" 정도로 변해 있다. "우유는 좋다. 나쁘다", "계란은 좋다, 아니다, 다시 좋다, 심지어 완전식품이다"로 갈팡질팡해 왔는데, 소비자로서는 정말 헷갈림을 넘어 분통이 터진다. 특정 말을 믿고 따라했다가는 몇 년 뒤 모든 성인병의 원인으로 밝혀지고, 그런 성인병을 위해 만들어진 약이 묘하게 시기적으로 겹쳐 광고된다. '음모론자'들은 그런 일을 초래한 식품회사와 제약회사 주인이 결국 같다고 주장한다. 공산주의자들의 음모와 제약회사의 음모……. 우리는 정말 헷갈리는 시대를 살아가고 있다. 그들의 논리대로라면 공산주의 국가의 제약회사들은 천하무적의 존재일 것이다.

의 강력한 로비가 뒤따르기 때문이다.

불소를 더 많이 사용하는 정책은 불소 생산업체가 반길 것이기에 성공하지만, 단 음식과 음료의 소비를 줄이는 정책은 해당 생산업체들의 소득이 줄어들기에 채택 가능성 역시 줄어드는 것이다.

어떤 물질을 아예 처음부터 수돗물에 넣자고 하면 그게 무엇이든 대박을 터뜨리는 일이다. 강제 소비를 하게 되기 때문에 그렇다. 소비자에게 광고를 하는 등의 귀찮은 과정이 없어지므로 모든 경영자가 그런 일을 하고 싶어한다. 앞으로도 이런 시도는 계속될 것이다.

그에 대해 소비자는 침착하게 대응해야 된다. 아예 밀가루에 비타민을 섞어서 공급하자, 아예 우유에 뭘 넣어서 공급하자, 아예 쌀에 뭔가를 코팅해 공급하자는 식의 이야기를 많이 들으셨을 것이다. 요즘은 GM<sup>Genetic Modification</sup>, 즉 유전자 조작을 함으로써 필요한 음식이나 음료를 만들자는 움직임도 많다. 이러한 갈팡질팡은 계속될 것이고, 그 과정에서 누군가는 계속 큰돈을 벌 것이다.[51]

## 범죄 유전자와 동성애 유전자

이것 역시 제도권 현대의학이 갈팡질팡한 대표적인 예이다. 범죄 성향이 높은 유전자가 있다고 믿던 시절이 있었다. 그래서 생사람을 많이 잡았다. 동성애 성향을 높이는 유전자가 있다는 논쟁도 얼마나 갈팡질팡했는지 모른다.

---

51)  당뇨병 관련 직간접 비용으로 각국 정부가 재정적 곤란을 겪고 있는 바, 우리 회사 제품을 20세 이상의 모든 성인에게 강제 사용토록 하고 모든 음식물에 미리 넣도록 하는 법을 제정하면 세계 각국의 공공재정 상태가 크게 개선될 것이다. 나는 수익의 0.1퍼센트를, 우리 회사 제품을 사용하지 않음으로써 돌아가신 분들의 묘지 구입비로 희사할 용의가 있다.

나는 '~하는 유전자'라는 말을 들으면 기본적으로 의심을 한다. '~하는 유전자'가 제대로 밝혀진 건 극소수에 불과하다. 수십억 개의 유전자 코드가 복잡하게 작용하고 수십 년 동안 환경과 습관의 영향을 받아 발현되는 현상이 사람의 건강과 질병의 대부분을 차지한다. 겨우 몇 개의 유전자가 무언가를 결정한다고 주장하는 것은 대부분 신빙성이 희박하다. 통계 처리의 자유도 문제를 소홀히 함으로써 발생되는 오류일 뿐이다.

사람마다 수십억 개의 유전자를 가지고 있는데, 몇 사람의 유전자 샘플만으로 '~하는 유전자'라고 결론내릴 경우 전혀 신뢰하기 어렵다는 것을 통계에서는 자유도가 모자란다고 이야기한다. 일반적으로 '완전 생구라'라고 표현하기도 한다.

'신뢰도 95퍼센트' 같은 것을 계산할 때 반드시 확인해야 하는 숫자가 바로 자유도이다. 추측하려는 타깃과 그 추측을 위해 사용하는 샘플의 크기를 비교하는 것이다. 추측을 여러 개 하려면 샘플 크기를 크게 잡아야 한다. 5개 정도를 추측하기 위해 100개 정도의 샘플을 사용한 통계조사와, 50개 정도의 추측을 위해 50개 정도의 샘플을 사용하는 통계조사의 신빙성이 같을 수는 없다. 후자가 전자에 비해 무성의한 것은 불문가지다. 이때 '모자라는 성의'를 통계학에서는 점잖게 '자유도가 모자란다'고 한다.

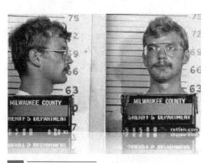

범죄 유전자를 가진 것으로 알려졌던 연쇄살인범.
하지만 시간이 흐른 후 억측임이 밝혀졌다.

사람에게는 수십억 개의 유전자가 있다. 그리고 그것들은 서로 작용한다. 그런데 몇 사람의 유전자 시퀀스

몇 개를 보고 '~하는 유전자'를 찾았다고 주장하는 것은, 수십억 개를 추측하기 위해 3~4개 정도의 샘플을 사용하는 만용을 저질렀음을 의미한다.

'~하는 유전자'를 주장하기 위해 사용한 통계 처리를 살펴보면, 신뢰도 -99.999999퍼센트에 해당[52]하는 경우가 대부분이다. '~하는 유전자', '~를 일으키는 유전자'라는 이야기를 들으면 앞으로도 계속 갈팡질팡할 거라고 예측해도 크게 틀리지 않을 것이다. 물론 그런 주장에는 '계속 더 연구해야 된다'는 단서가 꼭 붙어 있다. 나는 그런 연구를 볼 때마다 '아예 더 연구하고 발표하지 왜 지금 하나?' 하는 의문이 든다.

미국의 유명한 유전학자와 허심탄회하게 대화를 나눈 적이 있다. 그 분의 프라이버시를 보호하기 위해 구체적인 이름은 밝히지 않겠다. 그에 의하면, 유전자 연구가 아무리 발달해도 결국 한계가 있다고 한다. 따라서 유전학이 그 이상을 약속하는 것은 사기라고 단언했다.

유전학 연구가 발달하더라도 그것이 도달할 수 있는 최고 경지는 식재료를 보고 프랑스 식당에 들어가는 것인지 중식당에 들어가는 것인지 판별하는 수준이라는 것이다. 식재료를 연구한다고 해서 탕수육 만드는 법을 알아낼 수 있나? 그런 일은 말도 안 되는 무식한 희망이라고 했다. (나무에서 떨어지는 사과를 보고 유명한 법칙을 만든 물리학자가 뉴턴임을 알고 있듯이, 프랑스 요리와 중국 요리만 말해도 그가 누구인지 유전학 계통에서는 다 알 것이다. 그래서 더 이상 이야기하지 않겠다.)

그렇다. 수십억 개의 유전자가 서로 교통하고, 수백억 개의 단백질이 교호하고, 끝없이 변화하는 환경이 수 년, 심지어 수십 년 작용해 하나의 생명현

---

52)  -99.999999퍼센트 앞에 붙은 '-'는 오자가 아니다. 절대로 믿어서는 안 된다는 말이다. 즉, 틀릴 확률이 거의 100퍼센트라는 이야기다.

상이 나타난다. 그러니 어떻게 몇 개의 유전자가 '~를 한다'고 말할 수 있겠는가? 그 사람들의 유전자를 살펴보면 틀림없이 개구리 색깔의 '초인적 만용' 유전자가 커다랗고 시커먼 치매 유전자와 새빨간 사기성 유전자 근처에 자리잡고 있을 것이다.

## 미숙아 산소 요법

미숙아를 산소 농도가 높은 인큐베이터에 넣어두는 요법을 의미하는데, 성인이 된 후 많은 질병을 일으킨다는 증거가 제시되었다. 그러다가 다시 뒤집혔는데, "아니다 좋다, 아니다 위험하다"를 수차례 반복했다.

나도 미숙아로 태어나 이 요법을 받은 것으로 알고 있다. 나의 사고방식이나 언행에서 문제점을 발견하신 분들은 이 요법에 관해 꼭 의심해 보기 바란다.

## 테라마이신과 몇 가지 항생제

이에 관한 주장의 엎치락뒤치락도 만만치 않다. 의사가 많은 나의 처가만 해도, 거의 죽을 뻔했는데 항생제 덕분에 기적적으로 살았다는 경우가 있는가 하면, 무조건 항생제를 투여한 의사들 때문에 면역력이 약해져 평생 약골이 되었다는 사람들도 있다.

페니실린이 의료 낙관주의의 시발점이 되었음을 생각해 보면, 모든 항생제에 내성이 생겼다는 슈퍼버그의 등장은 요즘 팽배하기 시작한 의료 패배주의, 의료 회의주의와 깊은 관련이 있음에 틀림없다.

나는 60세 전에는 가급적 항생제를 쓰지 않을 생각이며, 60이 넘는 순간부터 마음껏 사용할 것이다.[53] 몸의 면역력을 키우기란 그리 쉬운 일이 아니다.

## 방사선 치료

생각해 보면 우스꽝스럽기 짝이 없지만, 방사선을 방출하는 '라듐Radium'이 한때는 만병통치약으로 알려졌다. 그래서 '라듐'을 온몸에 쐬는 요법이 당시 유럽과 미국의 제도권 현대의학계에서 대유행했다. (라듐이 알파 붕괴할 때 생기는 기체 상태의 방사성 비활성 요소가 라돈이다.)

가정에서 손쉽게 라듐(라돈)을 발생시키는 기계, 라듐에 수돗물을 통과시켜 마시는 기계를 만드는 회사는 돈을 엄청 벌었다. 당시만 해도 '라듐'이 농축될수록 건강에 좋다고 알려졌다. 물론 전혀 '라듐(라돈)' 성분이 없지만 '라돈'이 들어 있다고 속이는 일이 빈번했기 때문에, 실제로 피해를 입은 소비자는 그렇게 많지 않았다고 위안 삼는 의료 역사학자도 많다.

결국 '라듐'은 암을 발생시키는 위험한 물질로 판명되었다. 퀴리 부인도 '라듐'에 많이 노출되어 사망한 것으로 알려져 있다. 요즘도 라돈탕湯을 표방하는 온천이나 사우나를 가끔 발견하는데, 과거 라돈이 만병통치약으로 여겨지던 시대에 유행하던 마케팅 기법의 흔적으로 보인다.

요즘은 '라돈 또는 라듐'이 '죽음'이라는 단어와 동일하게 사용될 정도로 위험하게 인식된다. 일반 가정집, 특히 지하실에 라돈 가스가 많다고 알려지자 이를 검사해 제거하는 산업이 큰돈을 벌고 있다. 죽음을 부르는 라돈 가스가 지하실에 가득하다고 겁을 줘 수십 달러에서 수백 달러를 받고는 이상

---

53)  75세 이후에는 담배도 피워 보려고 한다. 장수의 비결로 손꼽히는 것이 금연·금주이다. 그런데 초장수의 비결에는 담배 피우기가 있다. 물론 농담이다.

한 기계를 작동시킨 뒤 사라진다. 이는 수돗물 수질검사 서비스와 더불어 미국에서 가장 흔히 발생하는 잔챙이 사기수법 중 하나라고 한다. 물론 그렇게 돌아다니는 사람 전부가 그런 것인지, 아니면 일부에 해당되는 이야기인지는 알 수 없다.

자외선에 관한 입장도 만만치 않다. 한때 자외선은 모든 건강의 원천으로 여겨졌다. 하지만 그 후 모든 노화와 병의 원인으로 간주되다가, 요즘에는 다시 병을 치료하는 열쇠로 적당량의 자외선이 꼽힌다.

## 예방주사를 통한 집단감염

이 문제도 여러 번 갈팡질팡했다. 이 책의 여기저기에서 논하고 있으므로 여기서는 건너뛰겠다.

## 당뇨병·고혈압의 정의

당뇨병과 고혈압의 정의는 늘 바뀐다. 정상인이었던 사람이 세월이 지나면 무서운 병을 지닌 환자가 된다. 환자의 범위를 늘리는 방향으로 이러한 질병들의 정의는 바뀐다.

당뇨병과 고혈압뿐만 아니라 수치로 정의되는 대부분의 병이 그렇다. 그렇게 진단받고 나면 의사는 평생 합성 화학약들을 먹어야 한다고 처방한다.

재미있는 것은 보통 그런 약들이 다른 병을 초래한다는 점이다. 즉, 당뇨약은 고혈압을 유발하고, 고혈압약은 당뇨병을 유발한다. 그래서 시간이 지나면 더 많은 약을 먹어야 한다. 이에 관해 나는 아예 논문을 한 편 썼다. 이 책의 부록을 참고하시기 바란다.

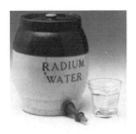

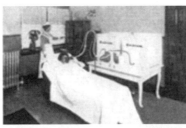

집에서 라돈수를 만들어 먹을 수 있다는 기계 (왼쪽).
산소 호흡기처럼 라돈 가스 호흡기를 사용해 환자를 치료(?)하던 시절의 병원 모습(오른쪽).

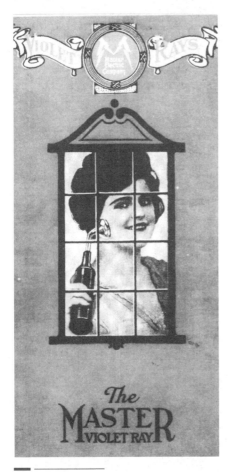

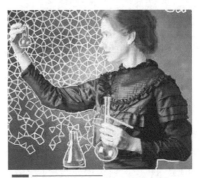

라듐을 발견한 퀴리 부인. 과거에 라듐은 주로 암 치료에 사용되었으나, 1930년대경 라듐이 포함된 발광 페인트를 사용하던 수많은 노동자들이 빈혈이나 심지어 골수암에 걸리면서 건강을 해친다는 사실이 밝혀졌다.

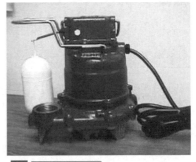

1900년대 초의 자외선을 발생시키는 기계 광고.

라돈 가스 검사장비. 보통 이런 것을 들고 가정집을 돌아다닌다고 한다.

## 육아법

이 또한 오락가락하는 일이 다반사이다. 독립성을 키워야 한다면서 다른 방에 재우게 했다가, 나중에는 부모와의 신체 접촉이 많을수록 정신 건강에 좋다고 한다. 엎어서 재워야 두개골 모양이 예뻐진다고 했다가, 나중에는 그렇지 않다고 한다. 엎어서 재운 사람들은 아이가 훗날 심장마비나 폐암에 걸릴 경우 자신의 잘못으로 그런 건 아닌지 평생 자책하며 살아야 한다.

어려서는 가급적 옷을 많이 입혀 따뜻하게 키우는 게 좋다고 했다가, 그러면 면역력이 떨어진다고 한다. 목욕을 자주 시켜야 한다고 했다가, 아니라고도 한다.

시밀락 같은 인공분유를 먹여야 모유로는 부족한 영양분을 공급할 수 있다고 했다가, 나중에는 역시 모유가 최고라고 한다. 최근 아프리카에서는 모유를 먹이지 않는 것이 AIDS를 예방하는 방법이라고 광고하던 어느 분유회사가 혼쭐나는 일도 있었다.

## 유방암 검사

유방암 검사 또한 여전히 갈팡질팡하고 있다. 위양성, 위음성, 검사 과정의 위험성과 불필요한 고통들…….

나도 사실 이 문제가 대단히 혼란스럽다. 그래서 아내의 검사에 대해 매년 의견이 바뀐다. 최근 안젤리나 졸리가 유방암이 아님에도 불구하고 유방을 절제했다고 한다. 어련히 알아봤겠지만, 만약 몇 년 뒤 그런 결론을 도출시킨 '유전자 검사'가 엉터리라고 밝혀지면 어떤 기분이 들까?

## 호르몬 요법

호르몬 관련 요법에 대해 나는 전반적으로 회의적인 시선을 갖고 있다. 물론 심한 당뇨병으로 인슐린을 사용하지 않을 경우 위독한 상태에 빠지는 것은 예외이다.

호르몬 대체요법, 여성호르몬 요법, 성장호르몬 요법, 테스토스테론 요법 등 그동안 바뀌어 온 결론들이 나는 매우 혼란스럽다. 사실 비양심적으로 제약회사를 운영하려고 하면 여기에도 돈 벌 기회가 많다. 참고로 호르몬 야끼[54]는 호르몬과 관계가 없으니 안심하고 드시기 바란다.

## 사혈요법

사혈요법은 과거 제도권 의학의 전가의 보도였다. 의사는 사혈요법을 시행하는 사람으로 이해되었다. 지금도 「랜셋Lancet」이라는 권위 있는 의학 전문잡지가 있는데, 랜셋은 사혈요법 때 사용하는 조그맣고 날카로운 도구를 의미한다.

사혈요법은 요즘도 가끔 유행하곤 한다. 하지만 많은 역사적 위인들이 사혈요법의 희생양으로 목숨을 잃었다. 미국의 초대 대통령 조지 워싱턴이 대표적인 인물이다.

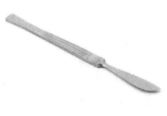

의사들이 사용하는 랜셋.

## 수술 전 손 씻기

이 부분에 대해서도 제도권 의학은 몇 번이나 입장을 바꾸었다. 상당 기

---

54)  소나 돼지의 내장 구이를 의미하는 일본 음식.

간은 환자를 치료하다 피 묻은 손 그대로 다른 환자를 치료하는 것이 실력 있는 의사의 멋으로 여겨졌다.

따라서 손을 씻어야 한다고 주장한 제멜바이스를 정신병자 취급했다. 손을 씻는 것이 왜 위험한지에 대한 여러 편의 논문이 발표되었고, 그것이 제도권 주류 의료계의 공식입장이던 시절이 오래 계속되었다. 다행히도 요즘은 그에 관한 논쟁이 완전히 사라졌다.

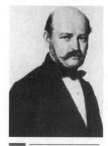

제멜바이스. 수술 전에 손을 씻어야 된다고 주장해 동료들의 배척을 받았다. 결국 정신병원에 입원한 비운의 의사로 알려진다.

## 병균은 적군인가 우군인가의 논쟁

요즘은 세균에 적당히 노출되어야 면역기능이 강화된다는 의견이 힘을 얻어 환자에게 일부러 세균을 주입시키기도 한다. 예방접종이나 요구르트 권장, 프로바이오틱스(probiotics, 고농도 유산균의 총칭)를 많이 사용하는 것이 그러한 예이다.

건강한 환자의 대변을 건강하지 않은 환자의 대장에 주입하는 호주의 이상한 요법도 상당히 유행하고 있다. 결과가 좋다고 알려졌는데, 나는 그러한 방법이 제도권 주류 치료법으로는 정착하지 못할 것이라고 생각한다. 왜냐하면 내가 아는 한 제도권 주류 치료법으로 성공하려면 탁월한 효과와 안전성은 물론 누군가 엄청난 이윤을 취해야 하는데, 다른 사람의 대변을 구하는 일이 엄청난 이윤을 발생시킬 것 같지 않아서이다.

## 소금 섭취량

인간의 생존에 필수적이니 가
급적 많이 섭취해야 된다고 했다
가, 절대로 먹으면 안 된다고 했
다가, 이제는 적당량을 섭취해야
한다고 한다. 또한 죽염을 많이
먹으면 몸에 좋다고 했다가 그렇
지 않다고 하는 등 소금 섭취에
대해서도 갈팡질팡하고 있다.

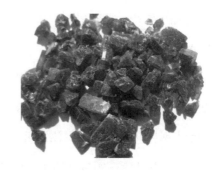

제대로 만든 죽염은 이런 모양이라고 한다.

심지어 소금을 마약으로 분류해야 된다고 주장하는 의학자도 있다. 반면,
내가 아는 약대 교수 한 분은 늘 죽염을 휴대하고 수시로 복용한다.

엡솝 소금[55] 역시 의학 사기라고 단정하는가 하면, 만병통치로 사용하는
의사들도 많다. 캐나다 의사들은 엡솝 소금을 많이 처방한다. 독일 계통의
국가에서는 염화나트륨NaCl 반, 나트륨Na을 칼륨K으로 대체한 염화칼륨KCl
반을 혼합한 반반Half and Half 제품이 많이 팔린다. 나는 소금 대신 죽염을 사
용하는 중간 노선을 취하고 있는데, 이러한 논란에 대해 누가 속시원히 정리
해 주기를 기대하고 있다.

## 제도권이 무시했던 좋은 발명·발견들

파스퇴르도 상당기간 주류 제도권 의료계에서 돌팔이 취급을 받았다. 키

---

55)  마그네슘 성분이 들어간 소금이다. 영국의 엡솝 온천 근처에서 생산된다.

니네, 아스피린, 리스테린 등의 제품들도 거의 100년 동안 엉터리 취급을 받았다. 대부분의 중요한 의학적 발견을 주류 의학계는 예외 없이 돌팔이로 몰아붙이곤 했다.

몰라서 그랬다면 당하는 입장에서 마음 편할 수 있다. 그러나 많은 경우, 중요한 발견인 줄 '알면서도' 몰아붙였다. 중요한 발견일수록 그러했다. 소아마비 백신의 경우 경쟁자를 몰아내기 위해 정치인도 혀를 내두를 정도의 정치적 술수를 동원했다. 새로운 요법이 효과적이고 안전할수록 환자를 빼앗길까 봐 더욱 박해하고 따돌렸다.

그들은 경제적으로 도움이 되고 적당히 좋아야 받아들인다. 기존 제도권의 밥그릇을 위협할 정도로 '많이' 좋으면 엄청난 저항이 뒤따를 거라고 미리 염두에 두어야 한다. 획기적인 발견을 둘러싼 치사하고 더러운 암투는 무척이나 심했고, 지금도 여전히 그러하다.[56]

시간이 흘러 돌팔이로 판명난 것들이 예전에는 제도권 제약회사의 주력상품이었다. 유명한 다국적 제약회사 글락소 스미스클라인의 경우 1만 5천 종류의 돌팔이 치료제를 판매하기도 했다.

어떤 의료나 치료법이나 제품들을 돌팔이라고 비난하다가도 경제적 이윤이 있다고 판단되면 서슴없이 진입한다. 다국적 제약회사들이 과거 돌팔이라고 비난하던 한약이나 건강식품 시장에 적극적으로 진출하고 있다. 우리나라에서 양약사들이 대거 한약제조약사 자격을 취득한 사례는 앞에서 이미

---

56) 우리 회사 제품 또한 제도권 의료 종사자들의 연구비 지원 요구(순수한 의미의 '삥'에 지나지 않는다), 거부시 모함 등의 별별 일을 당했다. 신제품이 출시되면 전심전력으로 밀어도 성공할까 말까 한다. 그런데 들입다 씹겠다고 덤벼드는 건 죽이겠다는 말이다. 깡패들의 협박도 그 정도로 저열하지 않다. 정말 때려치우고 싶은 마음이 여러 번 들었음을 고백한다.

언급했다.

중요한 발견을 해놓고도 가치와 의미를 몰라 포기하는 경우 역시 비일비재하다. 우습지만 그게 왜 중요한지를 본인들도 몰랐다는 이야기다. 예를 들어, 플레밍Fleming은 페니실린을 포기했다. 나중에 제자가 다시 연구해 명성을 얻자, 그때서야 자신이 발견했다고 주장했다. 괴혈병을 치료해 영국 해군의 건강을 지킨 린드Lind 역시 비타민 C로 괴혈병이 치료된다는 사실을 발견했으나, 나중에는 포기했고 자신의 업적을 부정했다.

나도 비슷한 경험을 했다. 우리 회사의 당뇨제품 가운데 캐나다 캘거리 대학의 한 연구자가 원천기술 중 하나를 개발한 것이 있었다. 그런데 출시하고 인기가 없자 그는 개발에 참여한 사실을 부인했다. 심지어 자기가 관련 없다는 것을 서류상으로 확인해 달라고 했다. 나는 어처구니가 없었지만 하도 졸라 그렇게 처리했다.[57]

그런데 나중에 그 제품과는 직접적인 관계가 없거나 아주 미미한 상관관계밖에 없는 우리 회사 차세대 당뇨제품들이 인기를 끌자, 그 제품을 자기가 개발했다고 주장했다. 그리고 우리 회사에 팔았던 원천기술을 여러 곳에 중복판매했다. 독점계약을 했음에도 말이다. 심지어 다른 이들에게 판 기술이 진짜고 우리 회사에 판매한 건 엉터리라고 주장했다.[58]

그 말을 믿고 기술을 구입한 회사들은 원천기술과 관련이 없거나 아주 먼

---

57) 관련되지 않았다는 서류가 있다고 해서 관련이 없어지겠는가? 다른 사람들이 보기엔 오히려 이상하지 않았을까? 관련 없는 사람에게 어찌 관련 없다는 서류가 있겠는가? 이 책을 읽은 것이 문제될까 봐 걱정되는 독자는 내게 연락을 주시기 바란다. 이 책을 읽은 적이 없다는 증명서를 발급해 드리겠다.

58) 우리 회사에 사기쳤다는 걸 고백하는 일 아니겠는가?

차세대 제품들의 개발과정을 모르니 결국 망하고 말았다.[59] 그 연구자는 여러 차례 입장을 번복했고, 참다 못한 우리 회사는 명예훼손으로 소송을 제기했다. 하지만 그는 재판정에 나오지도 않고 피해 다니더니 곧 사망하고 말았다.

나는 그 사건 이후로 의료계 전반의 윤리성에 심각한 회의를 느꼈다. 유쾌하진 않았지만 나에게는 약이 되는 경험이었다.

## 흡연

과거 흡연이 폐암을 유발한다는 주장에 대해 의사들은 크게 반발했다. 그들은 담배 광고에 많이 출연했는데, 담배회사 카멜은 '의사들이 제일 많이 피우는 담배'라고 광고했다. 어느 학문이나 실수는 있게 마련이다. 그러나 이것은 너무 심하지 않은가?

## 비타민

제도권 현대의학은 비타민에 대해서도 계속 입장을 바꿔왔다. "비타민과 같은 건 존재하지 않는다", "아주 적은 양이지만 필요하다. 모자라면 큰일난다", "아니다. 메가도즈(엄청난 양)를 퍼부어야 한다"에서 요즘은 "너무 많이 먹으면 암을 초래한다"로 의견이 바뀌었다.

---

59)  우리 회사는 비밀을 유지하기 위해 원천기술에서 다음 세대로의 이행 과정에 대한 특허를 신청하지 않았던 것이다. 또한 다른 사람이 보기엔 그럴 듯하지만 사실은 노이즈인 기술 몇 개를 교묘히 섞어 놓았다. 우리 회사 제품을 역설계(Reverse Engineering)하려는 사람들은 그래서 고생을 좀 하게 된다. 정직하게 살면 이런 것을 걱정할 필요가 없다. 왜 노이즈를 섞었냐고 항의할 수도 없는 일 아닌가? 초등학교 때 내 답안지를 늘 베끼는 친구가 있었다. 그래서 전부 오답을 써서 베끼도록 한 후, 마감 직전에 시험 답안지를 제대로 바꾸었다. 그 친구는 우리 학년 최초로 빵점을 받았다. 베끼려면 풀빵이라도 하나 사주든지, 아니면 예쁜 여동생이라도 있던가.

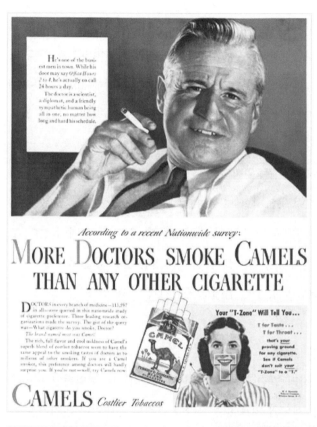

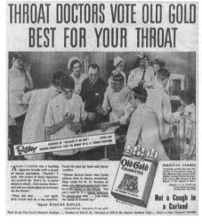

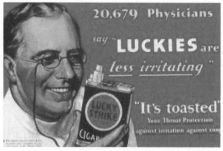

의사들도 피우니 안심하라는 담배 광고들.
심지어 목에도 좋다고 선전했다.

이 주제에 관해서는 제도권 의견이 몇 달, 심지어는 2주 사이에도 바뀐다. 예를 들어, 「중앙일보」만 하더라도 2013년 7월 25일에는 비타민을 따로 먹으면 암에 걸린다는 취지의 기사를, 7월 10일에는 암 예방에 효과가 있다는 기사를 실었다. 7월 10일과 25일 사이에 많은 사람들이 비타민을 먹고 암에라도 걸렸단 말인가?

생즙 역시 마찬가지다. 생즙을 먹는 것이 '암 예방과 노화 방지에 효과적'이라는 의견에서, "그렇긴 하지만, 쥬서기로 생즙을 만드는 도중 금속가루가 섞여 위험하니 좋은 기계를 써야 한다" "좋긴 한데, 갈지 말고 짜야 한다"고 했다가, 요즘은 다시 "금속이 섞이건 안 섞이건 짜건 갈건 암을 유발할 수 있다"로 의견이 갈팡질팡한다. 우리 집에도 쥬서기가 몇 대 있다.[60]

## 갈팡질팡의 원인

제도권 의료계의 진리 발견 능력과 의지에 근본적으로 회의적인 시선을 가진 사람들이 많다. 제도권 의료계는 진리를 발견할 능력이나 의지가 아예 없다고 생각하는 것이다.

나는 그 정도로 회의적이진 않다. 제도권 의료계는 우리 사회의 뛰어난 인재들이 모여 있는 곳이다. 그들에게 진리 발견 능력이 모자란다면, 다른 분야는 더할 것이다.

내가 보기에는 앞에서 이야기한 사이비 종교성과 영역다툼이 모든 갈팡질팡의 원인인 것 같다. 능력으로만 보면 진리 발견 능력이 분명히 있고, 우리

---

60) 집에 쥬서기가 많은 사람은 친구가 많은 경우이다. 네트워크 마케팅을 하는 친구들이 부탁해 오면 어쩔 수 없이 사게 되는 품목 중 하나다.

사회의 대표선수로 내세울 만하다. 하지만 집단이기주의가 발동되면 아까운 재주들이 사장되어 버린다. 집단이기주의의 포기, 사욕을 버린 과학성 추구만 좀더 확립되면 제도권 의료계만큼 뛰어난 인적 자원도 없을 것이다.

무책임한 언론의 새로운 발견 띄우기에도 책임이 크다. 언론에 자주 노출되다 보면 돈과 권력, 사회적 자원들이 몰리게 마련이다. 일약 스타로 떠오르는 것이다. 그래서 완전히 검증되지 않은, 센세이셔널하기만 한 연구 결과를 발표해 버린다. 그것을 반박하는 의료진 역시 상대적으로 신빙성이 높지 않기 때문에 서로를 공격하는 진흙탕 싸움이 벌어진다. 그것을 지켜보는 일반인은 결국 혼란스런 상태로 남아 있게 된다.

오진율이 높은 것도 이 장의 주제들과 관련이 깊다. 오진이란 개념적으로 처음의 진단이 바뀌었다는 것이다.[61] 그런데 두 번째 진단이라고 해서 반드시 정확하다는 보장이 없다는 데 문제가 있다. 즉, 진단이 계속 바뀔 수 있는 것이다.

몇 년 전 강용석 전 의원이 박원순 서울시장 아들의 MRI 사진이 (병역 비리를 저지르기 위해) 바꿔치기 되었다는 의혹을 제기했다. 의사협회에서는 '의사의 양심을 걸고' 그 사진이 바뀌었다고 확인해 주었다. 그러나 훗날 바꿔치기하지 않은 것으로 판명되었다. 그때 내걸렸던 '의사의 양심'이 현재 어떻게 되었는지는 알 길이 없다.

의사가 지녀야 할 덕목 가운데 하나는 용기이다. 이것도 저것도 확신이 없는 의사는 결국 아무것도 하지 못한다. 진단이 계속 바뀔 수 있음을 알고 행

---

61) 황종국 판사가 쓴 『의사가 못 고치는 환자는 어떻게 하나?』 2권 참고. 암의 경우 44퍼센트에 이른다.

동하는 신중함과 겸손, 용기와 과단성, 최적의 균형이 어떤 것인지를 아는 일은 결코 쉽지 않다.

그래서 예전에는 의사를 찾아갈 때 점을 치고 갔다. 그만큼 좋은 의사, 내게 딱 맞는 의사, 지혜로운 의사를 찾는 일은 어렵고도 귀하다. 그런 의사를 만나면 반드시 존경을 표해야 한다. 나는 그런 의사들에게 사회적으로 충분한 보상을 해야 한다고 생각한다. 정말로 소중한 존재가 아닐 수 없다.

내가 보기엔 결론이 바뀌는 것 자체는 나쁘지 않다. 발전적 변화는 좋은 것이다. 그러나 그전까지의 결론을 따른 사람들에게 일말의 책임도 지지 않는 태도는 곤란하다. 과거의 결론과 의견을 믿고 충실히 순종해 온 대부분의 보통 사람들은 어디에서 배상을 받아야 하나? 언젠가는 우리 사회에서 심각하게 고려되어야 할 문제라고 생각한다.

현재 최선으로 여겨지는 지식에 기반한 의료행위까지 책임을 묻는다면 의료 자체를 위축시키는 결과가 생겨날 것이다. 그러나 상당한 부분에서 해가 있음을 알면서도 특정한 의료행위를 옹호하거나, 더 나은 치료법이 있음에도 그것을 차단하는 행위는 어떤 형태로든 책임을 물어야 한다.

그런 맥락에서 나는 안전하고 부작용 없는 우리 회사의 당뇨병 관련 제품을 알고 있음에도 고의로 사용을 방해하고, 부작용이 심한 화학 합성제품의 해악을 알면서도 사용토록 권하는 의사들이야말로 언젠가는 법적 책임을 져야 한다고 생각한다.

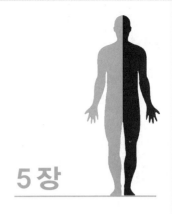

5장

제도권 현대의학의 과잉의료와 의료사고

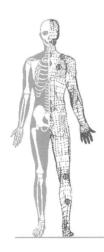

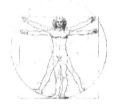

## 과잉의료는 왜 발생하는가?

앞에서 제도권 현대의학의 문제점으로 사이비 종교성을 들었다. 아무리 좋은 학문·지식체계도 사이비 종교성을 띠게 되면 필연적으로 남용과 부조리가 발생한다. 5장에서는 그에 대해 이야기하려 한다.

황종국 판사는 『의사가 못 고치는 환자는 어떻게 하나?』 1권과 2권에서 "대부분의 제도권 현대의학 행위는 불필요하다"고 극단적(?)[62]으로 단정한다. (나로서는 아직 거기까지는 용기가 안 난다. 앞에서도 여러 차례 이야기했지만, 나 스스로 제도권 현대의학의 도움을 많이 받아왔기 때문이다. 하지만 이런 분들의 일관된 논리와 막강한 증거들을 살펴보면, 제도권 현대의료를 맹신해서는 안 되겠구나 하는 생각도 들고 막연한 걱정들이 생겨나는 건 사실이다.)

"많은 경우 병이 아닌데도 의술을 시행한다. 많은 경우 효과가 별로 없고 필요도 없는, 사실은 해(害)가 되는 행위이다. 그것을 의료 담당자들이 알고 있음에도 시행되고 있으며, 고가의 보수를 받는다"는 것이 제도권 현대의학

---

62) 내가 보기에 그렇다는 것이다. 전혀 극단적이 아닐 수도 있고, 내가 뭘 몰라서 극단적이라고 볼 수도 있다.

'과잉의료설'의 핵심이다.

내가 지금까지 경험한 '과잉의료설' 주장자들은 불필요한 의료행위가 전체의 3분의 1을 차지한다고 이야기한다. 심지어 90퍼센트에 이른다고 보는 사람도 있다.

내가 한 나라의 보건행정 전권을 행사한다면 의료비를 얼마나 감소시킬 수 있을지 고민한 적이 있다. 직접비용 가운데 30퍼센트 정도는 즉시 가능할 것 같았다. 심지어 "의사들의 보수는 그대로 유지한다"는 가정 하에서 계산한 것이다.

나는 의사들의 적정 보수에 대해 사회적 합의만 갖춘다면 한 국가의 의료

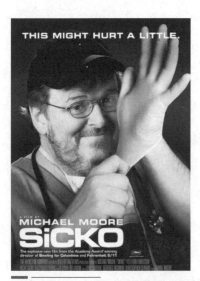

마이클 무어 감독이 미국 민간 의료보험조직의 폐해를 폭로하고 비판한 영화 「식코」. 수익 논리에 사로잡힌 미국 의료보험제도 관련 기관들이 돈 없고 병력 있는 환자를 의료제도의 사각지대에 방치해 결국 죽음으로 내몰고 있다는 내용을 담고 있다.

비용을 크게 줄일 수 있다고 생각한다. 예를 들어, 의과대학 등록금을 국가가 지원하고 의사들을 공무원 신분으로 만들 경우 사회 전체의 의료비용을 70퍼센트는 줄일 수 있을 것이다. 극빈국 북한이나 쿠바가 (질을 무시하고 양으로만 본) 단순한 통계상 세계 최고의 의료복지 수준을 달성하고 있는데, 그 비결이 바로 여기에 있다. 심지어 미국에서 쿠바로 떠나는 의료여행을 주제로 사회비평 다큐영화가 나온 적도 있다.

미국 의사들의 모임 연합체가 만든

웹사이트 www.choosingwisely.org에서 보도한 내용을 보면, 그들 역시 '의사의 현 보수체계를 건드리지 않고 줄일 수 있는 불필요한 과잉의료가 30퍼센트' 정도라는 나의 주장과 비슷한 견해를 내보이고 있다.

『의사들이 해주지 않는 이야기』를 쓴 린 맥타가트에 의하면, 제도권 현대의학에서 실시하는 대부분의 검사가 필요 없거나 부정확해 결과를 믿을 수 없거나 검사 과정이 위험한 범주에 들어간다.

www.choosingwisely.org에도 약 130개 항목이 불필요한 검사 목록으로 올라가 있다. 맥타가트 역시 수십 개의 검사를 그 리스트에 올리고 있는데, 내가 아는 대부분의 검사가 포함되어 있다. 참고로 현재 제도권 의학계에서 사용되는 검사는 약 2,500개이다.

나는 솔직히 이 문제에 대해 개인적인 입장을 표명하기가 겁이 난다. 그러나 불필요하거나 위험한 검사(와 치료) 목록이 앞으로도 계속 거론되고 반박되고 재검증되면서 적정선의 균형이 이루어져 가는 과정에 있다고 믿고 싶다.

왜 그렇게 불필요하거나 심지어 해가 되는 검사를 하게 될까? 가만히 생각해 보면, 지금의 의료제도에서는 그렇게 될 수밖에 없는 것 같다.

제도권 의학계에서는 검사를 많이 받을수록 좋다는 분위기가 팽배해 있다. 또한 많은 검사를 받게 하는 것이 실력 있는 의사라는 묘한 경쟁심도 존재한다. 인턴이나 레지던트 시절 필요한 검사를 하나라도 누락했다가는 지도교수의 질책을 받는 교육 시스템도 이런 현상을 초래하는 한 가지 원인이다. 뿐만 아니라 의료 관련 소송을 당할 경우, 필요한 검사를 누락한 의사가 책임을 추궁당하는 일도 과잉검사의 중요한 원인일 것이다.

각종 검사와 더불어 의료행위 전반의 치료비용을 환자가 직접 부담하지 않고 제3자[63]가 지급하는 의료보험제도도 과잉의료 환경에 일조하고 있다. 의사와 환자 사이에 그 자리에 있지 않은 보험회사나 납세자를 대상으로 담합할 동기(모럴 해저드)가 부여되고, 그 동기가 현실화되면 과잉치료[64] 가능성이 생겨나는 것이다.

따라서 보험회사에서는 특정 치료나 검사가 과연 필요했는지를 회의적인 관점에서 검증하고, 많은 경우 진료비 지급을 거부한다. 물론 보험회사가 이윤을 극대화하기 위해 꼭 필요한 진료나 검사까지 불필요하다고 주장한 뒤 상대의 반응을 기다리기도 한다. 이 과정에서 힘 없는 환자를 위해 영웅적으로 싸우는 의로운 변호사들을 주제로 한 영화도 많이 만들어진다.[65]

## 과잉의료, 어떻게 막을 수 있나?

소비자 입장에서는 보험회사에서 흔쾌히 비용을 지불하는 경우 불필요한 과잉검사 및 치료 가능성이 적다고 보면 될 것이다. 반대로, 보험이 적용되지 않는 의료나 검사에 관해서는 한 번쯤 재고해 보는 것이 좋다고 생각한다. (그러나 이런 요령이 실제로 얼마나 도움될지는 모르겠다. 한국에서 암환자의 MRI 검사가 대표적인 예인데, 보험 적용이 안 되지만 의사의 권유시 '과잉검사'라고 거부할 수 있는 환자가 몇이나 될까? 암 치료 산업에서 MRI 검사료는 주요 수입원으로 확실히 자리매김했다.)

---

63) 궁극적으로는 납세자 자신에게 그 부담이 돌아오겠지만 말이다.

64) 환자 개인에 대한 과잉치료와 사회 전반적인 과잉치료를 모두 말한다.

65) 그와 반대로 선량한 환자를 꼬드겨 의사나 보험회사를 상대로 소송할 것을 권유하고, 거액의 배상액을 받아 나누는 악덕 변호사들을 앰뷸런스 체이서(Ambulance Chaser)라고 한다. 한 사람을 놓고 전혀 다른 영화가 만들어질 수 있다.

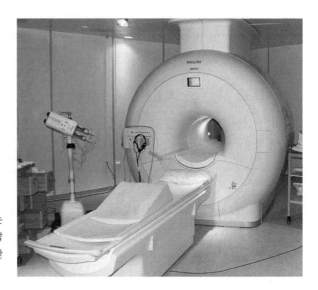

하이테크 냄새가 물씬 나는
MRI 설비. 그래야 비싸게 팔
린다. 기능과 성능만 강조한
기계는 잘 안 팔린다.

얼마 전 나는 어느 대학병원에서 종합검진을 받았다. 호텔 같은 초호화 시
설에 스튜어디스 같은 옷을 입은 예쁜 간호사들의 친절한 서비스가 인상적
이었다. 이런저런 검사를 어찌나 많이 했는지 도대체 몇 가지나 했는지도 모
르겠다. 수백만 원을 비용으로 지불했는데, 몇 개월 후 다시 정기검진을 받
아야 하는 것 외에는 별다른 이상이 없었다. 크게 잘못된 곳이 없다니 다행
스런 일이긴 했다. 하지만 그 많은 검사 중 뭐가 필요 없고 뭐가 진짜 필요했
는지는 알 길이 없다. 그곳에서 아는 사람을 만났는데, 3개월 전에 검사를 받
았다고 한다. 아마도 3개월마다 검사하는 모양이었다.

암의 조기 발견이 중요하다는 건 잘 알고 있다. 내 주위에는 암을 일찍 발
견한 덕분에 완쾌했다는 사람들이 제법 많다. 정기적인 검사의 장점이 분명
히 존재하는 것이다.

여러 책들을 통해 불필요한 검사가 많다는 사실을 알고 있고 나도 그렇게

주장하지만, 막상 내 경우가 되면 하나씩 따져가며 선택적으로 거부할 용기가 있는지 의문이다. 따라서 어떤 검사의 필요 여부를 환자 개인에게 맡기기보다 비용을 지불하는 보험회사 같은 기관에서 다루는 것이 좋다고 생각한다. 어떤 객관적인 지수를 개발하면 어떨까?

예를 들어, 위양성과 위음성, 검사 과정의 위험성, 검사 인원의 숙련도, 검사 기기의 노후 여부 등을 여러 병원이나 의료기관을 비교해 구체적인 숫자로 공개하면 좋겠다. 그래서 각 검사실마다 표로 만들어 걸어두고 환자가 들어갈지 말지를 결정하도록 하면 되지 않을까? 웬만한 공공 화장실만 가도 청소하는 이의 사진과 각 부분의 점검표가 걸려 있지 않은가? 우리나라 최고의 의료기관 검사실에 그런 표가 걸려 있다고 해서 이상할 것은 없다.

한국의 경우 각종 종합병원에서 실시하는 건강검진의 안전성과 비용 비교 등이 간헐적으로나마 언론에 공개되고 있다. (외국에는 그런 사례가 거의 없다.) 하지만 공개된 내용을 근거로 무엇이 시정되었는지는 아무도 모른다. 나는 그런 것들이 공개되고, 그에 따라 개선책을 강구하고, 서로 비교해 더 나은 방법을 찾는 풍조가 생겨났으면 좋겠다. 그렇게만 되면 현재 몇몇 지방자치단체와 종합병원에서 계획 중인 의료관광 사업이 소득원으로 정착될 가능성이 매우 높다고 생각한다. 세계에서 유일하게 모든 검사의 필요성과 위험성을 투명하게 공개하는 나라, 세계에서 유일하게 불필요하고 위험한 검사 대신 안전한 선진의료 서비스를 받을 수 있는 나라……, 그것만으로도 의료관광 상품으로서의 매력은 충분하다.

한 가지 짚고 넘어가야 할 부분은 위양성에 관해 사람들이 너무 관대한 태도를 취한다는 것이다. 위양성 높은 검사방법을 정확도 높은 검사로 오해하는 풍토마저 있다.[66] 위양성과 위음성의 최적 조합과 최소화에 대해 이해하려면 수리경제학자의 도움을 받는 것이 좋다. 수리경제학은 그것을 '1종 오류Type 1 error', '2종 오류Type 2 error'로 나누어 둘을 어떻게 조화시킬지, 어떻게 최소화할지를 전문적으로 다루는 학문이다.

한편, 'QALYQuality-adjusted life year'라는 개념이 있다. 어떤 환자가 완전히 건강한 상태로 1년을 더 살게 해주는 것을 '1QALY'로 본다. 어떤 치료가 환자 한 사람을 완전히 건강한 상태로 6개월을 더 살게 해준다면 그 치료의 QALY는 0.5이다. 절반 정도 건강한 상태로 1년을 더 살게 해주면 QALY는 역시 0.5이다. 상당히 주관적일 수밖에 없으나, 수백만 명, 수천만 명을 대상으로 사용하면서 계속 계량화시키면 꽤 쓸모 있고 유익한 지수로 바뀔 것이다.[67]

미국의 경우 10만 달러를 1QALY로 치는 보험회사들이 있다고 들었다. 어떤 치료에 10만 달러가 들지만 환자가 1년 동안 건강한 상태로 살 수 있다면 사회적 가치가 있는 치료법으로 보는 것이다. 영국은 약 5만 달러를 1QALY로 친다.

말기암 환자의 경우 비싼 비용을 들여 생명을 기계적으로 연장시키는 것

---

66) "병이 있는 줄 알았는데 없으니 좋잖아" 하고 넘어가는 것이다. "비가 온다고 예보했는데 날씨가 좋으니 좋잖아" 하고 넘어가는 것과 똑같다.

67) 나폴레옹 전쟁 당시 적국에서조차 존경받은 유명한 프랑스 의사 도미니크 장 라레이(Dominique Jean Larrey)가 만든 트리아지(Triage, 프랑스어로 '선별'을 의미한다.) 제도도, QALY보다 투박하긴 하지만 원칙적인 사고구조가 비슷하다. '가만히 두어도 나을 사람, 치료해도 희망이 없는 사람, 치료하면 그 치료 행위가 큰 도움이 될 사람'으로 나눈다.

은 QALY 지수가 낮으므로 보험회사에서 비용 지급을 거부하는 방향으로 논의된다. 10만 달러를 들여 무의식 상태로 3~4주 동안 산소호흡기에 의지해 '동물적 생명'을 연장하는 치료법은 거부된다.

언뜻 보면 그럴싸하다. 그러나 곧 철학적인 문제가 발생한다. "생명의 값어치를 얼마로 계산해야 하는가"이다.

생명의 값어치를 어찌 돈으로 계산하느냐며 '펄쩍' 뛰는 고귀한 분들이 많겠으나, 이미 흔하게 이루어지고 있다. 예를 들어, 상해사고 보상금을 책정할 때 그 사람이 죽거나 다치지 않고 열심히 일했을 때 얼마를 벌지 계산하는 '호프만' 방식을 채택해 생명의 경제적 가치를 계산하는 관행이 보편적으로 시행되고 있다.[68]

미국 교통부는 대략 600만 달러로 생명의 가치를 계산한다. 「600만 달러의 사나이」라는 드라마 제목도 거기에서 연유한 것으로 알려져 있으나 확인은 못했다. 미국 소비자보호청의 경우 생명을 약 500만 달러로 책정하고 있다.

그런데 재미있는 사실이 있다.

이와 이 사이를 청소해 주는 치실은 QALY가 1.5에서 6이다. 1.5년에서 6년 정도의 건강한 수명을 연장해 준다는 것이다. 내가 조사한 바에 의하면, 치실의 QALY를 능가하는 치료나 검사가 별로 없다. 오랜 세월의 의학 공부, 엄청난 연구비를 투자한 제약회사, 거액을 들여 건설한 종합병원, 수술실, 응급차 등 그 어느 것도 실제로 수명을 연장하고 삶의 질을 향상시키는 데 치실

---

68)  생명의 가치를 경제적으로 환산하는 문제에 대해 프린스턴 대학 피터 싱어(Peter Singer) 교수의 「뉴욕타임스(2009. 7. 19.)」 칼럼을 참고하면 유익하다.

만큼도 공헌하지 못하는 것
이다.[69]

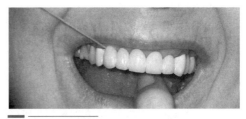
비용대비 효과 만점인 치실.

나는 치실을 사용하는 등
의 좋은 습관이 얼마나 중요
한지를 강조하는 의미로 이
이야기를 사용했을 뿐이다. 의술 전체를 경시하는 것은 절대로 아니다. 단
지 비용대비 효능을 비교해 보면, 크게 도움은 되지만 많은 비용이 들지 않
는 의술과 도움은 별로 안 되면서 비용만 많이 드는 의술이 있음을 강조해
서 이야기하고 싶다.

하버드 대학 교수로 있다가 케네디 행정부의 국방장관이 된 맥나마라
McNamara는 포드 자동차 사장으로 재직할 당시 모든 자동차에 안전벨트 설치
운동을 벌였다. 그렇게 하자 전세계 의료비용이 수천억 달러 절감되었다고
한다.[70]

의학적 전문지식이 없는 소비자들이 과잉의료를 피할 수 있는 또 한 가지
방법은, 의사가 본인 또는 가족에게는 시행하지 않는 의료를 의심해 보는 것
이다. 수많은 환자에게 권하는 검사나 치료를 정작 본인이나 자기 가족에게

---

69)  당뇨병의 경우 진단을 받으면 일단 잔여수명이 절반으로 줄어든다고 한다. 생존시 삶의 질 또한 절반 정
도로 줄어든다고 봐야 한다. 그렇다면 당뇨병의 치료와 예방에 '완벽한' 도움을 주는 상품이나 의술의 가치는
QALY로 보면 평균적으로 약 50 정도가 될 것이다. 따라서 미국에서 당뇨 치료법은 약 500만 달러의 사회적 가
치가 있는 셈이다. 그렇게 계산하면 세계 당뇨병 시장이 가지는 잠재적 가치의 상한선은 500만 곱하기 약 2억
해서 1,000조 달러 정도가 될 것이다. 물론 미국보다 QALY를 적게 산정하는 나라가 대부분이기에 실제로 계산
하면 많이 줄어들겠지만, 최소 200조 달러는 될 것이다. 1,000조든 200조든 천문학적인 숫자임에는 틀림없다.
내가 우리 회사의 잠재적 가치를 어필할 때 분위기를 가볍게 하기 위해 써먹는 썰렁한 황당 계산법이다.

70)  나는 그것보다 훨씬 크다고 생각한다.

는 시행하지 않는 것으로 알려져 있다. 중환자실 치료 중 상당수에 대해서도 의사 자신에게는 선택적으로 적용하도록 유언을 남기는 경우가 많다고 한다. 주사기 또한 의사 본인에게는 사용 빈도가 훨씬 낮다고 알려져 있다.[71] '케모 Chemotherapy'라고 흔히 부르는 화학적 항암치료 중 방사선 치료, 구제술(Salvage Surgery, 처음 치료가 실패한 후 암을 제거하는 수술) 등도 환자들에게는 권하지만 정작 자기 자신이나 가족들에게는 적용하지 않는 경우가 많다고 한다.

어쨌든 제도권 현대의학에서 과잉의료로 인한 사고, 약물 과다복용 및 오용으로 인한 약화藥禍가 많다는 건 커다란 골칫거리이다.[72] QALY 지수로 따지면 확실히 마이너스 영역에 속한다. 그것도 아주 크다.

## 의료사고, 얼마나 자주 발생하나?

병원 감염 사례 역시 무척 많다고 한다. 병원에 갔다가 오히려 병균에 감염되는 것이다. 최근 내 주위에는 간단한 수술을 위해 입원했다가 감기가 옮아 폐렴으로 발전해 사망한 경우가 두 번이나 있었다. 환자의 체력이 약해져서가 아니라 다른 곳에는 없는 막강한 감기 바이러스가 병원에 돌아다니는 건 아닌가 의심이 들기도 한다. 어떤 항생제도 효과가 없는 슈퍼버그도 대부분 병원에서 감염되는 것으로 알려져 있다.

약물 과다복용과 오용으로 인한 약화 또한 무척 많다. 모든 사망의 10퍼센

---

71)   이에 관해서는 「월스트리트 저널(2012. 2. 25.」 Life and Culture 섹션의 "Doctors Die Differently"에서 상당히 심도 있게 논하고 있다. 참고하시길 권한다.

72)   황종국, 『의사가 못 고치는 환자는 어떻게 하나?』 2권, 41~54쪽 ; 멘델존, 『나는 현대의학을 믿지 않는다』, 51~52쪽 참고.

트는 약화로 알려져 있다. 총기로 인한 사망의 세 배에 이른다. 은폐하고 은폐해도 그 정도니 실제로는 훨씬 많을 것이다. 약화 가운데, 사용 가능하나 부작용으로 사망하는 것이 아니라 명백히 사용하면 안 되는 것을 사용해 사망하는 경우가 8퍼센트에 이른다고 한다.[73] 아예 약을 먹지 않으면 10퍼센트 정도 사망을 피할 수 있고, 조금 가려 먹으면 그 숫자를 훨씬 높일 수 있다는 이야기다.

이런 내용을 이렇게 저렴한 가격에 알려드리는 것을 여러분은 감사히 여겨야 한다. 최소 방탄복 세 벌을 공짜로 제공하는 것과 동일한 서비스를 이 책 한 권으로 하고 있으니 말이다.

상당히 많은 의료사고가 은폐되고 있다는 사실 역시 널리 알려진 부분이다. 의사 입장에서는 재판까지 가기보다 피해를 주장하는 환자나 가족과 적당히 타협하려 한다. 나는 주변에 의사 친구들이 많다. 한국과 미국에서 최고 실력을 인정받는 의사들이다. 그런데 그들조차 가끔 치료에 불만을 가진 환자들 때문에 골머리를 앓는다고 하소연한다.

물론 환자 가운데는 비양심적인 사람들도 많다. 그러나 진성眞性 의료사고도 빈번하게 발생하고 있는 건 틀림없는 사실이다. 환자들의 항의와 갈등 때문에 폐업하는 경우가 상당하다고 들었다.

은폐가 많은 이유는 환자 입장에서도 마찬가지다. 개인으로서는 적당한 돈을 받고 마무리하는 것이 문제 제기보다 이성적인 선택일 때가 많다. 따라서 많은 의료사고와 약화 사례가 은폐된다. 의사나 제약회사에 원인이 있음

---

73) 「조선일보(2003. 9. 12.)」, H8 ; 황종국, 『의사가 못 고치는 환자는 어떻게 하나?』 2권, 72쪽 참고.

을 입증하고 손해 크기를 증명하는 책임은 환자에게 있다. 그러니 환자 개인으로서는 적당한 돈을 받고 사건을 은폐하는 데 동의할 수밖에 없다.[74] 사건이 외부에 알려지는 경우는 합의금에 의견 차이가 있을 때이다.

의료사고 전문 변호사들이 얼마나 많은가? 의사들의 지출 가운데 의료사고 대비용 보험료가 많은 비중을 차지하고, 엄청난 액수가 의료사고 무마용으로 사용된다. 그로 인해 의료비용이 올라가고 미국 같은 부자나라 전체의 재정을 흔들리게 할 정도라니 의료사고가 얼마나 자주 발생하는지 짐작할 수 있을 것이다. (참고로, 미국에서 의료사고로 의사에게 받을 수 있는 최대액수를 제한하는 법을 도입한다고 한다. 나는 그것이 실질적으로 도움이 안 되리라 생각한다. 천문학적 배상을 받는 예가 많지 않기 때문이다.)

나는 만연한 의료사고와 약화에 대한 책임을 철저히 추궁하면 제도권 의료계와 거대 제약회사 모두를 파산시킬 가능성이 높다고 생각한다. 앞에서도 이야기했지만, 제도권 현대의학은 지금까지 결론을 너무 자주 바꿔왔기 때문이다.

많은 전립선암 검사와 그로 인해 필요 없는 수술을 받음으로써 평생 동안 기저귀를 차고 지내야 하는 수백만 환자들이 집단으로 소송할 경우 살아남을 병원이 몇 개나 될까? 필요 없다고 밝혀진 편도선 수술은 또 어떤가?

제멜바이스는 산부인과 의사들에게 손을 깨끗이 해야 한다고 주장했다가 따돌림을 당하고, 결국 정신병원에서 비참한 최후를 맞이했다. 하지만 얼마

---

74) 내 주위에 재판으로 간 경우가 두 건 있었는데, 환자 측이 모두 패소했다. 담당 변호사 말로는 환자 측이 대부분 진다고 했다. 또한 의사들이 소송 전에 타협을 시도하는 것은 재판 결과보다는 과정상의 명예 훼손이 두려워서라고 한다.

지나지 않아 그것은 상식이 되었다. 의사가 손을 씻지 않아 사망한 산모의 가족들이 의사들을 대상으로 집단소송을 한다면? 앞에서 예로 든 '결론이 바뀐 제도권 현대의료의 모든 의술과 약'이 집단소송의 잠재적 대상이다.

우리 회사는 천연재료를 사용해 당뇨제품을 만들고 있는데, 우리와 경쟁적인 위치의 양약들은 대부분 '개발 발표-수백억 달러의 주가 상승-약화 발생-주가 상승분과 비교하면 미미하기 짝이 없는 액수로 환자들과 타협하기'의 사이클을 보여준다.

인터넷 검색창에 거대 제약회사에서 생산하는 특정 당뇨약의 부작용side effect과 합의settlement, 소송lawsuit 또는 litigation을 치면 '개발 발표-엄청난 주가 상승-약화 발생-미미한 배상'의 전형적인 주기를 보여주는 합성 화학약이 얼마나 많은지 알 수 있다.

얼마 전 당뇨병 치료제 '레줄린'이 간기능을 정지시켜 사망에 이르게 함으로써 대규모 송사가 발생했다. 물론 그것을 개발한 회사는 이미 떼돈을 벌었고,[75] 문제가 생기자 주가 상승분에 비하면 참으로 미미한 액수를 배상했다. 그러더니 인수합병을 통해 슬그머니 사라져 버렸다. 이 일은 상당히 유명해 일반인들도 많이 알지만, 업계에만 알려진 사례가 수십 개에 이른다. 주식으로 수백억 달러를 벌어 배상금으로 수억 달러를 지불하면 엄청나게 남는 장사 아닌가?

윤리적으로 가장 큰 문제는 개발 당시 그런 부작용을 알고 있었다는 것이다. 돈만 뿌리면 학계가 그러한 약들의 혁명적 효능을 학문적·과학적으로

---

75) 경영자는 스톡옵션을 이용해 엄청난 부를 축적한 후 자리에서 물러났다. 향후 회사가 절대로 책임을 추궁할 수 없다는 약속을 문서로 작성해 놓고서 말이다. 미국에는 그런 경영자들을 위한 전문 법률회사가 여러 곳 있다.

Representing Victims of
Rezulin Side Effects

레줄린을 사용해 피해 입은 환자들을 모집하는 소송 대리회사의 광고.

순식간에 증명해 준다는 것이 또 하나의 씁쓸한 현실이다.

어느 학자가 고지식하게 공익고발을 했다고 하자. 제약회사에 연구비를 의지해야 하는 학교와 동료 교수들의 배척은 상상을 초월한다. "너는 얼마나 깨끗한지 모르겠으나, 너 때문에 우리 모두가 피해를 입는다. 네 놈의 뒤도 우리가 한 번 까볼까?" 개인이 이런 분위기를 이겨내기는 참으로 어렵다.[76]

앞에서 나는 우리 회사에서 만든 천연 당뇨약을 나와 어머니 앞에서 던져버린 어느 의사에 대해 이야기했다. 지금 생각해도 화가 난다. 어머니는 결국 간기능 정지로 돌아가셨다. 그것이 바로 어머니가 사용하던 양약들의 대표적 부작용 아니던가?

나는 화학 합성으로 당뇨병약을 만드는 모든 회사들이 언젠가는 약화로 인한 재판을 피할 수 없으리라 생각한다. 물론 충분히 타협할 여력이 되고, 계속 다른 제품을 만들어 주가 상승을 꾀할 능력이 있는 회사들이다.

문제는 이런 약들에 엄청난 부작용이 있다는 걸 개발 당시 알았으며, 약화가 발생하면 이름을 바꾸거나, 성분을 조금 바꾸거나, 인수합병을 통해 새로운 회사에서 신약이 개발된 것처럼 꾸며 '개발 발표-주가 상승-약화 발생-배상'의 사이클을 시작한다는 것이다.

나는 소비자 운동가들과 정부가 이에 대해 대중의 주의를 강력히 환기시켜 주기를 바란다. 사법부 또한 그와 관련된 판결을 신속히 내리고 좀더 가

---

76) 이런 학자들을 돕는 사회운동이 꼭 필요하다.

혹한 배상을 선고함으로써 철퇴를 가해 주시길 바란다.

이미 위험성이 밝혀졌지만 이름을 바꾸고, 본질적으로 동일하지만 살짝만 변형시켜 마치 새 제품처럼 판매되는 위험한 약들이 정말로 많다.

독일의 유명 제약회사

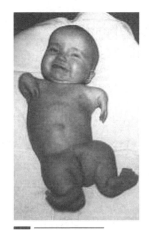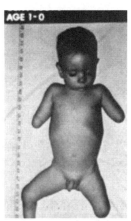

탈리도마이드의 부작용으로 사지가 위축된 채 태어난 아이들. 독일 제약사 그루넨탈은 입덧 완화제로 판매된 탈리도마이드 피해자들에게 50년 만인 2012년에야 공식적으로 사과했다.

가 만든 '탈리도마이드Thalidomide'라는 진정·수면제 및 입덧약은 임산부들에게 사지 없는 아이를 출산시키는 부작용을 초래했다. 그리하여 잠시 판매가 중지됐으나, 요즘 들어 다른 이름으로 재판매되고 있다. 한센병 환자의 염증과 항암 치료 목적으로 허가되었다고 한다.

재미있는 형태의 과잉의료로 '있는 병을 치료하는 것'이 아니라 '없는 병을 만들어 치료하는 것'이 있다. 우울증, 고콜레스테롤증, 역류성 식도염, ADHD, 관절염, 만성피로, 불면증으로 진단되는 많은 경우가 그렇다. 가끔 일어나는 자연스러운 생리현상들을 병으로 진단하고 효과나 안전성이 검증되지 않은 습관성 약품을 남발하는 것이다.

심지어 정상적인 임신과 (영양 과다 및 운동 부족으로 당연히 생길 수밖에 없는) 정상적인 비만을 병으로 규정해 약물을 투여하려 한다. 또 부모가 원하는 만큼 아이들이 집중하지 않으면 ADHD를 걱정토록 해 엄청난 부작용이 있는

약물을 투여하게 한다. 정말이지 어떨 때는 해도 너무한다는 생각이 든다.[77]

제도권 현대의학의 치료법은 하나의 병을 다른 병으로 바꾸는 것에 지나지 않는 경우가 많다. 예를 들어, 몇몇 유방암 치료는 얼마 후 백혈병으로 이어지는 경우가 많다. 치료가 아니라 질병 A를 질병 B로 바꾸는 치환置換이라고 해야 할지도 모르겠다. 많은 당뇨약은 고혈압을 초래하고, 고혈압약은 당뇨병을 초래한다. 따라서 그러한 프로세스에 말려들면 머지않아 위중한 당뇨병 환자, 고혈압 환자가 되어 버린다. 이처럼 질병 B의 치료는 A를 유발하고, 질병 A의 치료는 B를 유발하는 악순환이 발생한다. 해당 약이 또다른 질병을 발생시킴으로써 병이 깊어지고 평생토록 엄청난 약을 복용하게 만드는 것이다.[78]

『질병의 종말』을 쓴 미국 최고의 암전문의 데이비드 아구스 박사도 암 치료 전반에 회의적인 반응을 보이고 있다. (이 분의 경우 겸양과 겸손으로 자신을 지나치게 비하하고, 그것을 통해 스스로 감동하는 경향이 다소 있는 듯하다.)

최근 거대 제약회사인 글락소 스미스클라인의 최고경영자는 자사에서 생산되는 90퍼센트의 제품이 효과가 거의 없거나 부작용이 훨씬 크다고 탄식했다. (이 경우는 겸손이 아닌 듯하다.) 의사들 파업시 환자 사망률이 약 30퍼센트 줄어든다는 식의 이야기는 이제 식상할 정도이다. 전문지에 실릴 논문을 쓰기 위해, 환자들을 효과나 안전성이 입증되지 않은 치료법의 임상실험 대상으로 삼는 경우도 많다. 심지어 위약을 투여받아 소중한 치료기회를 놓치기

---

77)　내 어린 시절을 돌이켜 보면, 요즘 의료계에서 "공부를 싫어하는 정도가 보통의 약물치료로는 어려우니 아예 뇌이식 수술을 하자"고 했을지도 모른다.

78)　천연물질을 사용해 이 악순환의 고리를 끊는 것이 우리 회사에서 개발한 고혈압 치료의 성공비결이다. 대사증후군 질환들은 대부분 인슐린 저항성을 고리로 전개된다. 그래서 우리는 인슐린 저항성을 떨어뜨리는 방법을 썼다. 뒤에서 자세히 언급하겠지만, 동양의학은 특정 질병을 다른 병으로 바꾸는 게 아니라 그 질병이 소멸되기를 기다리는 측면이 있다.

도 한다. 그러한 상황을 방지하기 위한 제도적 장치가 있지만, 제대로 작동되지 않고 있음은 누구나 아는 일이다.

많은 임부에게 군이 필요치 않은 제왕절개가 행해지고 있음은 이미 상식에 속한다. 그 비율이 40퍼센트를 넘어선다고 한다.[79] 미국에서는 비만 환자가 의사를 몇 번 찾아가면 반드시 위 절제 수술을 권한다. 비만이 제도권 현대의학의 약물 부작용으로 발생하는 경우가 많다는 사실이 아이러니하다.

새로운 치료법은 무조건 과거의 치료법보다 좋다, 비싼 치료는 무조건 싼 치료법보다 좋다는 잘못된 믿음도 과잉치료의 원인이 되고 있다. 하긴 치료가 만족스럽지 못하니 새 치료법에 관심을 가지는 게 당연할 수도 있겠다.

우리가 알고 있는 수만 가지 질병 중 어떻게든 손을 써볼 수 있는 경우는 몇 가지 안 된다. 조금만 겸손해지자. 그러면 좀더 지혜로워질 수 있다.

'몸살림 운동'이라는 민간 건강운동이 한국에서 유행한 적이 있었다. 환자가 들어오면 다짜고짜 와당탕 넘어뜨리면서 관절염 등을 치료한다. 가격은 무료이다. 나는 거기에서 큰 도움을 받은 이들을 많이 알고 있다. 이런 치료법이 더 없을까? 나는 그런 이유 때문에도 민간요법들을 수집했다.

## 과잉의료를 막는 방법에도 과잉이 있다?

마지막으로 현금 바우처Voucher 제도에 대한 의견을 밝히고 이 장을 마무리하겠다.

바우처 제도란 현재의 보험제도에서는 환자와 의사가 과잉의료로 흘러갈 가능성이 높으므로, 보험으로 해결되는 특정 치료를 받게 하는 대신 환자에

---

79) 아이의 사주나 출산 후 몸매 관리에 좋다는 믿음 때문인 경우가 많다.

게 돈을 주고 치료 여부를 선택하게 하는 것이다.

예를 들어보자. 현행 제도에서 5억 원 정도 의료비가 발생하는 말기암 치료법이 있는데, 그것을 사용해 3개월 정도 생명을 연장할 수 있다고 가정하자. 그것도 고통스럽게 동물적 생명만 기계적으로 연장하는 경우, 환자에게 "차라리 4억 원을 드릴 테니 치료를 포기하시겠습니까?"라고 물음으로써 선택하게 하는 것이다. 그렇게 하면 사회적으로 1억 원이 절약된다.

나는 이 제도가 의료비를 크게 줄일 수 있으리라 믿지만, 시행에는 선뜻 동의하지 못하겠다. "당신 아이의 백혈병을 치료하려면 앞으로 100만 달러가 듭니다. 치료를 포기하면 90만 달러를 드리겠습니다"라고 할 때 어떤 참혹한 일이 발생할지 누구도 장담하기 어렵다.

또한 "치료를 포기하시면 90만 달러를 드리겠습니다"라고 할 때 대부분의 노인들은 치료를 포기하고 자녀를 위해 그 돈을 사용할 것이다.

나는 '과잉의료'에 관해 할 이야기가 매우 많다. 그리고 나름의 해결법도 가지고 있다. 내가 경제학자이기 때문이다. 그러나 이 정도에서 이야기를 중단하는 몇 가지 이유가 있다. 과잉의료에 관한 논쟁, QALY, 트리아제, 바우처 제도 등이 남용될 소지가 크기 때문이다. 이는 곧 사회적 약자들을 대상으로 참혹한 의학적 착취가 발생할 수 있다는 것이다. 과잉의료를 잘못 막았다가는 고려장 내지 불법 장기매매와 직결될 수도 있다.[80]

모든 의료행위에 필요한 지수를 개발하고 수치화하고 수요와 공급이 가격 메커니즘을 통해 만나도록 '시장'을 형성하면 사회적 약자들에 대한 기본적 의료가 곧장 거부되게 마련이다. 말이 좀 복잡해졌는데, 간단히 이야기하면

---

80)  로리 앤드루스의 『인체 시장』 참고.

"돈과 백이 없는 사람은 의료 혜택을 못 받게 된다"는 것이다.

최근 오바마 정권이 의료보험을 개혁하기 전에는 부자나라 미국에서도 약 5천만 명의 사회적 약자들이 의료 사각지대에 놓여 있었다. 의료의 지수화·시장화를 통한 과잉의료 방지가 한 걸음만 더 나아가면, 중국 사형수들의 장기 적출[81]이나 악덕 채권 추심업자들이 자행한다는 채무자의 '신체 포기 각서' 같은 일들이 사회적으로 보편화될 가능성과 연결된다.

'안락사'나 '죽음이란 과연 무엇인가'에 대한 논쟁들도 마찬가지다. 고상한 철학적 대상이 아니라, 죽음의 개념을 최대한 확대시켜야 싱싱한 장기 공급이 늘어나기 때문에 벌어지는 논쟁이라는 걸 아는 이가 몇이나 될까?

환자 편하라고 안락사를 권하는 경우는 거의 없다. 신선한 장기의 조기 적출을 위해서가 대부분이다. 참혹하고 불편한 이야기지만, 사람 살아가는 일이 원래 그렇다. 안락사를 일찍 시켜야 더 건강하고 싱싱한 장기를 적출해 많은 돈을 벌 수 있는 것이다. 여기서 좀더 나아가면 더욱 참혹한 일이 벌어진다. 이야기는 여기서 접자. 계속했다가는 오늘 밤 악몽을 꾸실 것이다.

과잉의료는 분명히 존재한다. 그것을 쉽게 막는 방법도 있다. 그러나 그렇게 하다가는 사회적·도덕적으로 엄청난 부작용이 발생할 수 있다. 이 문제는 좀더 큰 관점으로 차분히 논의되어야 한다.

내가 의료 민영화를 원칙적으로 반대한다는 건 이 책을 읽는 분들이 이미 눈치채셨을 것 같다.

---

81) 중국에서는 사형 비용을 사형수 가족에게 부담시킨다. 따라서 무연고자는 장기 적출을 통해 비용을 충당한다고 한다. 사형 시기는 장기 구입자가 언제 나타나는지에 따라 결정된다. 유전적으로 다른 사람과 잘 맞지 않는 특이체질 사형수는 비교적 오랫동안 생명을 유지할 수 있겠다.

# 참고도서

**과잉의료**Too Much Medicine
Dennis Gottfried, Paragon House, 2009.

의사가 실제로 본 과잉의료 이야기가 쉽고 평이하게 쓰여져 있다. 전문의들이 지나치게 많을 경우 왜 국민 건강을 해치는지, 소비자들은 어떻게 해야 되는지, 심장병 환자·전립선 환자·대장암 환자·유방암 환자들이 어떻게 하면 과잉의료를 피할 수 있는지 의사 입장에서 설명해 준다.

**미국의 약물 남용**Overdosed America
John Abramson, Harper Collins Publishers, 2004.

거대 다국적 제약회사들이 어떻게 정부를 압박·회유해 환자들에게 필요 없는 약을 먹게 하고 바가지를 씌우는지 폭로한 최초의 책 가운데 하나이다.

**병원에 가지 말아야 할 81가지 이유**
허현회 지음, 맛있는 책, 2012.

법학을 공부하고 기자 생활을 한 저자가 자신의 경험담을 중심으로 과잉의료와 의료 사고를 다룬 책이다. 지나치게 비판적이지 않나 하는 생각도 든다.

## 과잉진단사회 Over-Diagnosed
Gilbert Welch, Beacon Press, 2011.

병이 없는 멀쩡한 사람도 병이 있는 것처럼 만드는 풍조를 개탄하는 책이다. 위양성 높은 검사와 진단이 지나치게 많음을 경고하고 있다. 의사들에게 특히 일독을 권한다. 일반인 입장에서 이 책을 읽고 나면, 어떤 병원에서 중병을 진단받았을 경우 반드시 다른 곳에서 추가로 검사해 봐야겠다는 생각이 든다. 내 지인도 폐암 진단을 받았으나 나중에 오진으로 밝혀졌다. 그래서 기쁜 나머지 친구들과 술을 많이 마셨는데, 다음날 주검으로 발견되었다.

## 약을 끊어야 병이 낫는다
아보 도오루 지음, 조영렬 옮김, 부광, 2004.

일본의 유명한 양의가 쓴 책으로, 약 없이 간단하게 중한 병을 치료하는 기법을 소개한다. 이 책을 읽으면 절대로 진통제를 먹지 말아야겠다는 결심을 하게 된다. 저자는 진통제에서 만병이 시작된다고 주장한다. 파킨슨병이나 녹내장에 대해서도 자연요법을 권하며 자신의 경험을 이야기한다. 일본에서 상당히 논란을 불러일으킨 책이다.

## 병원에 가서 죽임을 당하지 않으려면
「문예춘추」, 2001년 4월호 특집.

일본의 권위 있는 잡지가 과잉의료에 관한 특집을 실었는데, 그로 인해 일본 전체가 충격에 휩싸였다. 종합병원을 집중 성토하는 개원의들의 의견이 많이 반영되어 있다. 당시 일본에서 절대로 도입하면 안 된다고 논쟁했던 부분을 최근 한국에서 받아들여 걱정스럽다. 고소득층을 위한 종합병원 제도도 비판받는다. 의사들과 이야기할 때 어떻게 해야 제대로 치료받을 수 있는지 자세히 알려준다.

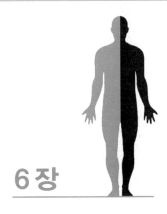

# 6장

제도권 현대의학의 위기와
거대 제약회사의 몰락

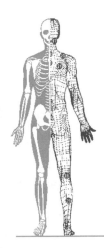

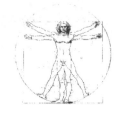

## 거대 제약회사의 몰락

의료계에 조금이라도 관심을 가진 사람이라면, 현재 제도권과 비제도권을 통틀어 전세계 의료계에서 벌어지고 있는 가장 큰 사건으로 다국적 제약회사들의 사양화 추세를 꼽는 데 이의를 제기하지 않을 것이다.[82]

최근 거대 제약회사들은 해마다 10~30퍼센트에 이르는 감원을 진행하고 있다. 머크의 경우, 2010년 15퍼센트를 감원했으며 8개 연구소를 폐쇄했다.[83] 이는 엄청난 속도의 몰락을 의미한다. 매년 30퍼센트 축소는 2년 후 절반이 된다는 소리다. 그리고 4년 후는 반의 반이다. 얼마 후에는 '거대'라는 수식어를 빼야 할지도 모른다.

과학성의 독점, 아니 종교성마저 추구했던 거대한 불침항모, 인간이 생명을 가지는 한 부와 영향력을 영원히 누릴 것 같던 다국적 제약회사에 대체

---

82)  이 장에서 이야기되는 여러 이슈들에 관해서는 잭키 로의 『제약회사는 어떻게 거대한 공룡이 되었는가』를 참고하시기 바란다. 제약회사들을 지나치게 적대적으로 다룬다는 느낌이 있기는 하지만 말이다.

83)  「월스트리트 저널(2010. 7. 8.)」 참고.

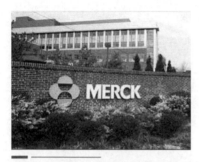

머크 본사 건물. 스트렙토마이신을 비롯해 항생제를 본격적으로 상품화함으로써 다국적 제약회사가 되었다. 홍역 백신과 볼거리 백신을 최초로 개발하는 등 제약업계의 마이크로소프트라고 할 수 있다.

어떤 일이 벌어지고 있는지 살펴보자.

일단 거대 제약회사들의 현주소는 어떤가? 몰락 중이지만 아직은 여전히 무시할 수 없는 규모이다.

2000년대 초의 「포춘Fortune」 선정 500대 기업을 보면, 10대 제약회사의 이익이 359억 달러로 나머지 기업의 모든 이익을 합친 액수와 비슷하다. 지구상의 모든 사람이 평생 모은 돈을 그들에게 약값으로 갖다 바친다고 해도 과언이 아닐 정도이다.

실제로 그동안 선진국 사람들의 평생 저축에 해당되는 주택모기지 비용보다 많은 돈을 거대 제약회사들이 지배하는 의료산업에 바쳐왔다.[84] 의료뿐만 아니라 모든 과학을 독점하고 있다는 환상이 생겨날 만큼 그들은 매년 막대한 연구기금을 지출한다. 지구에서 행해지는 모든 생명과 의학과 건강에 관한 대부분의 연구비용이 직간접적으로, 사전·사후적으로 거대 제약회사에서 나온다.

다른 곳에서 지원된 연구비용도 결국은 그 성과를 구입함으로써, 혹은 구입을 기대하고 지출함으로써, 결국 거대 제약회사에서 지불하는 셈이라고

---

84) 모기지 비용으로 저축된 자산은 결국 훗날 병원비-약값, 장례식, 묘지비용으로 나가게 된다. 장례비용의 경우 장의사의 수입처럼 보이지만, 장의사 역시 병원비-약값으로 평생 모은 돈을 지불한다. 선진국이나 후진국이나 많은 개인 파산이 자신과 가족의 의료비 때문에 발생한다. 「심청전」부터 시작해 우리가 많이 듣는 멜로 드라마의 소재로 얼마나 많이 등장하나? 건강하게 살다가 자연사하거나 손쓸 겨를도 없이 사고사 당하는 경우를 제외하고는 결국 제약회사에 직간접적으로 엄청난 돈을 바치게 되어 있다.

봐도 무방한 상황이다.

아무리 뛰어난 과학자라도, 학문적으로 아무리 확실한 연구 결과가 있더라도, 거대 제약회사의 심기를 거스르는 언행은 하기 어렵다. 그들의 이익에 반하는 연구 결과가 발표된 다음 달이면 그러한 주장을 반박하는 수십 개 프로젝트가 진행될 것이기 때문이다. 몇몇 익명의 동료 과학자들에게 "원래 그런 친구입니다. 좀 별나죠"라는 인터뷰를 하게 하고, 그 부분만 대대적으로 보도함으로써 쉽게 상황을 정리해 버린다.

거대 제약회사들의 심기를 건드리면 학계에서도 즉시 매장된다. 직접적으로 연구비를 지원받지 않더라도, 거대 제약회사에 전적으로 생존을 의지하는 연구기관과 대학이 많기 때문에 그들의 따돌림을 당해낼 재간이 없다. 거대 제약회사의 블랙리스트에 올라간 과학자를 지지하거나 교류하고 있다고 오해받을까 봐 자기 점검을 철저히 하는 것이다.

한편, 거대 제약회사의 심기를 건드린 학자를 공격하는 것만큼 학문적 안전을 보장해 주는 것도 없다. 세게 공격할수록 전문지 게재가 보장된다. 그 전문지 역시 제약회사가 소유하거나, 그곳의 막강한 광고주거나, 많은 정기 구독자를 확보해 주고 있기 때문이다.

한 번에 수억 달러가 드는 체계적 임상실험은 오직 거대 제약회사만 가능했다. 어떠한 개인과 회사도 그 정도의 비용과 위험을 감당하기는 어려웠다. 따라서 거대 제약회사가 아니면 체계적 임상실험을 거치지 않은 엉터리·돌팔이 제품을 생산할 수밖에 없다는 공식이 사람들 마음에 자동적으로 성립되곤 했다.

엄격하고 복잡한 정부의 신약 인허가 과정도 관계 부처와 오랫동안 친분을 쌓은 거대 제약회사가 아니면 뚫고 들어가기 어렵다.[85] 서류 자체가 난해하고, 요구조건 또한 까다롭기 짝이 없다. 특정 제약회사들만 가능하고 나머지 회사는 어렵도록 만들었기 때문이다.[86] 따라서 새로 진입하기도 어렵고, 혹시 들어가서도 경쟁구도를 형성하기는 불가능에 가깝다. 이미 시장에서 자리잡은 거대 제약회사들의 독과점 카르텔을 깨뜨리기 어려운 묘한 구조인 것이다.

새로운 기술을 보유한 잠재적 경쟁자가 생겨나면 약탈적 인수Predatory Acquisition를 감행한다. 회사를 인수해 기술을 사장시켜 버리는 것이다. 쓰지도 않을 기술에 큰돈을 들이는 셈이지만, 판매되고 있는 제품의 잠재적 경쟁 상대를 없애는 것이 훨씬 경제적이기 때문이다.

우리 회사만 하더라도 개업 초기에 세계 최대 제약회사가 매각의사를 타진해 왔다. 당시로서는 엄청난 액수를 제시했는데, 알고 보니 약탈적 인수에 해당하는 경우였다. 매년 수십억 달러씩 소득을 올리는 그들 제품이 우리 제품 때문에 영향을 받을까 봐 미리 차단하려는 수법임을 나중에야 깨달았다.

사용자-소비자, 즉 환자가 자신에게 무엇이 필요하고 무엇을 사고 싶은지 결정해 돈을 지불하는 것이 아니라 의사가 그것을 결정하고 정부가 돈을 지

---

85)  거대 제약회사 간부와 관계 부처 공무원들은 학연으로 얽힌 경우가 대부분이다. 공무원으로 재직할 때는 같이 여행을 가거나 골프를 치는 등 친밀한 관계를 유지하고, 퇴직 후에는 거대 제약회사의 낙하산 인사로 임용되는 경우가 빈번하다. 심지어 거대 제약회사 간부가 관계 부처의 장으로 취임하기도 한다.

86)  내가 자주 하는 우스갯소리인데, 제약회사 오너의 주민등록번호를 알아내 주민등록번호 뒷자리가 100XX87인 사람에 한하는 식으로 기준을 만든 측면이 있다. 위인설관(爲人設官)이 아니라 특정 제약회사를 위한 신청기준인 셈이다. 우리 회사도 인허가 신청시 제약회사 간부 출신 컨설턴트들의 신세를 톡톡히 졌다. 다행히도 좋은 분들을 만났기에 가능한 일이었다.

불한다. 이런 구조에서는 의사와 정부만 영향권에 두면 소비자에게 과잉구매를 유도할 수 있다. 크게 의미 없는 건강상의 개선이나 병세의 호전을 위해 무한소비를 시킬 수 있는 것이다. 경제학 용어로 표현하면, 수요의 가격 탄력성이 거의 제로이다. 이는 얼마 전까지 횡행하던 장례식장의 폭리와 비슷하다. 가격과 품질을 비교해 더 좋은 가격, 더 좋은 품질의 상품이나 서비스를 선택할 자유나 여유가 없는 사람에게 무한 바가지를 씌울 수 있다.

제약회사가 과학성을 독점하고 있다는 환상을 대중들에게 심은 후에는 병과 치료에 대한 여러 가지 오해를 고의로 조장하는 수법을 썼다. 있지도 않은 병을 만들어내고 과잉치료를 유도하는 제도와 관행이 의료계에 자리 잡도록 끊임없이 노력했다. 그리고 그러한 시도는 불행히도 많은 경우 성공했다.

## 거대 제약회사가 몰락한 이유

죽기 전에 결국 빈 손으로 조물주 앞에 서도록 돕고(?), 세상에 존재하는 대부분의 돈을 쓸어 담던 거대 제약회사들의 힘이 왜 갑자기 빠지게 되었을까?

그것은 '자연'이라는 무한히 강한 대상을 향하여 '교만'이라는 바벨탑을 쌓았기 때문이다. '자연'은 약해 보이기도 하고 언뜻 정복 가능해 보이기도 한다. 그러나 언젠가는 반드시 반격한다. 일단 반격을 시작하면 자연이 이기게 되어 있다. 그리고 반격이 늦어질수록 강도는 더 세진다. 그것이 자연의 철칙이다.

언제부턴가 제약회사들이 만들어낸 약들 대부분에 내성이 생기기 시작했다. 아무리 연구비를 퍼부어도 쓸 만한 신약은 나오지 않았다.

그럴 듯한 신약이 사라진 것은 1970년대 들어서부터였다. 그 뒤로는 기존 제품의 미미한 개선에 그치거나, 환자가 적은 희귀병 관련 제품들만 몇 가지 출시되었을 뿐이다. 환자들이 많은 큰병에 대한 획기적인 신약은 좀처럼 나오지 않고 있다.[87] 혹시 나오더라도 예외 없이 안전성에 중대한 결함이 발견되었다.

제약회사들은 '연구-신약 발견-판매 극대화'라는 자신들의 게임에 더 이상 희망이 없다는 사실을 깨달았다. 그리하여 앞에서 이야기한 것처럼, '연구 발표-주가 상승-부작용으로 인한 약화 발생-배상-다른 이름으로 다시 발표-주가 상승'이라는 금융 게임-머니 게임-법률 게임에 치중하게 되었다. '인수합병 열풍'이라는 것도 알고 보면, 축적된 자본은 많지만 신약 개발이라는 본업에는 자신 없어진 제약회사가 불러일으킨 것이다. 시장에 내놓을 만한 결과물이 나오기 어려움을 이미 알고 있었던 것이다.

게다가 그들에게 효자 노릇을 하던 제품들의 특허기한 만료가 다가오고 있었다. 특허기간이 지나면 인도 등지에서 유사제품이 쏟아져 나온다. 거대 제약회사들도 경쟁사들의 효자 상품과 유사한 제품을 내놓기 시작했다. 심지어 우리나라 최대 재벌인 삼성 그룹이 핵심 장래업종으로 바이오 시밀러 (Bio-Similar, 특허가 만료된 바이오 의약품의 복제약) 분야를 선정하기도 했다. 거대 제약회사 입장에서 보면 매년 수십억 달러씩 벌어들이던 효자 제품들이 순식간에 사라지는 것이다.

---

87)   거대 제약회사의 전성기 시절을 보낸 핵심 경영인들과 허심탄회한 대화를 나눈 적이 있다. 그들은 예외 없이 "그때는 운이 좋았다"고 말했다.

머리 좋은 변호사들이 법적 기교를 부리고, 장학생으로 공들여 키워온 상하원 의원들이 보은 차원[88]에서 앞뒤 안 가리고 몸을 던져 끝나가는 특허기간을 2~3년씩 연장시켰다. 그리고 조금이라도 개선된 제품이 나오면 또 다시 특허를 내주곤 했다. 그렇지만 이미 기울어진 흐름을 거스를 수는 없었다.

내가 보기에는, 신규 경쟁자들의 시장 진입을 막기 위해 높이 쌓은 법적·제도적 장벽이 결국 그들의 발목을 잡은 것 같다.[89] 적어도 이런 정도의 임상실험을 하고 이런 정도의 결과가 나와야 제품화할 수 있다는 기준, 정부와 의사협회와 약사협회와 소비자의 무지를 동원해 철옹성처럼 쌓아온 방어벽들은 그들의 연구진들조차 넘지 못할 정도가 되어 버렸다.

앞에서 현대 양의학의 결론이 너무 자주 바뀌는 문제를 이야기했다. 거대 제약회사가 확실히 검증되지도 않은 연구 결과를 발표하면, 언론이 대대적으로 보도하며 '추가 연구가 필요하다. 몇 년 뒤 상용화될 것'이라고 알량한 쉴드를 친다.

---

88) 국익 차원이라는 이야기가 반드시 나온다. 또 국민 건강을 위해서라는 말도 늘 빠지지 않았다. 그에 관한 상하원 의원들의 연설문은 참으로 감동(?)적이다.

89) 아이러니한 것은, 그들 제품이 높은 진입장벽을 넘을 수 있었던 이유가 실력이 아닌 운이었음을 간과했다는 점이다. 주사위를 굴려 6면만 5번 이상 나오는 클럽을 만들어, 그 정도로 재수가 좋지 못한 사람들을 못 들어오게 한 것까지는 좋았다. 하지만 시간이 흐르자 그들 역시 자격이 미달되는 상황이 된 것이다. 나는 거대 제약회사와 맞장뜨는 일이 전혀 두렵지 않다. 그들의 주머니 속에 새로운 카드가 없다는 걸 잘 알기 때문이다. 오히려 우리 회사의 대사증후군 관련 차세대 제품, 차차세대 제품이 훨씬 매력적이다. 나는 시장의 미래가 거대 제약회사가 아닌 우리 같은 회사에 있다고 생각한다. 물론 아직은 그들에 비해 약한 면이 많다. 그들은 가능하지만 우리는 넘기 어려운 제도적·법적 제약들이 여기저기 있다. 그러나 그들이 살아남기 위해 그 장벽을 낮출 것으로 전망한다. 우리 회사와 거대 제약회사가 공평하게 맞장뜰 수 있는 분위기가 조성되고 있는 것이다. 우리 회사가 얼마 전 취득한 인허가들은 1990년대까지만 해도 꿈도 못 꾸던 것이다. 나는 대사증후군 관련해 거대 제약회사들의 블록버스터들을 제압할 비밀병기를 몇 가지 가지고 있다.

나 같은 백면서생이야 그런 일에 대해 한탄하는 것 말고는 특별히 할 수 있는 일이 없다. 그런 풍토를 개탄하는 건 거대 제약회사의 최고위 간부들도 마찬가지다. 그들은 그처럼 허접한 연구에 매년 수십억 달러씩 피 같은 돈을 허비해 왔다. 나처럼 입으로만 한탄하는 사람과 매년 수십억 달러씩 생돈을 들인 사람들의 분노는 차원이 다르다.

"연구를 좀더 진행해야 한다. 몇 년 뒤에는 상용화할 수 있다"는 이야기를 반복적으로 들어온 제약회사의 최고경영진들은 연구자들을 향해 "도대체 얼마나? 도대체 몇 년 뒤에? 몇 년 뒤면 결과물이 나온다고 했던 몇 년 전 연구는 어떻게 되었지?"라고 묻기 시작했다.

이런 질문은 연구자들로서는 죽으라는 이야기나 마찬가지다. 그들은 우물쭈물하며 "과학이라는 것이…… 인내를 가지고……, 전문잡지에 게재될 수 있으므로……, 특허가 나오니……, 기업이 기초연구에 장기적인 투자를 해야……, 인간 위주의 경영을 하는 비전 있는 경영자는……" 등의 트릭성 대답과 해명으로 몇 년 더 버틴다. 그러나 그런 질문을 받는 연구진들의 종말은 멀지 않았다. 특정 프로젝트를 중단하는 정도가 아니라 연구소 자체를 폐쇄해 버리는 식의 과감한 조치가 많은 거대 제약회사에서 단행되고 있기 때문이다.


## 엄청난 연구개발비의 비밀

내부자들만 아는 업계 비밀을 한 가지 더 이야기하려 한다. 신약을 개발하는 데 평균 8억 달러가 들고 20년이 걸린다고? 물론 그런 경우도 있겠지만, 일반적으로는 그렇지 않다. 대부분 그 정도로 많은 자금이 필요하지 않고 그렇게 오래 걸리지도 않는다.

처음 제약업과 신약 개발에 뛰어들었을 때 나는 그런 이야기를 듣고 겁을 먹었다. 게다가 성공확률 1퍼센트라니…… 아예 시작하지 말라는 의미 아닌가? 근처에 얼쩡거리지도 말라는 소리였다.

그러나 우리 회사의 경우 그렇게 많은 돈과 오랜 기간이 필요치 않았다. 몇 분의 일 수준이었다. 어떤 제품의 개발에 직접적인 관련이 없는, 지금까지 실패한 모든 연구비용을 포함시키니 그런 결과가 나오는 것이다. 다 그렇지는 않지만 많은 경우 그렇게 한다. 성공한 두통약 개발비에 실패한 무좀약·회충약·변비약 연구비 및 출장비, 골프비·호텔비·파티비 등 학계 로비 비용까지 포함시키니 장부상 많이 든 것처럼 보이는 것이다.[90]

게다가 다른 회사를 인수하는 경우, 그 회사의 과거 연구비를 모두 자사 연구비로 산정해 절세하곤 한다. 연구비만 잔뜩 쓰고 결과를 내지 못해 어려워진 회사를 싼 가격에 매입해 그곳의 과거 연구비를 자사 비용으로 처리하는 것이다.

그래서 거대 제약회사들이 "신약 개발비가 이렇게 많이 든다"고 발표하는 것을 보면, '여기저기서 영수증을 잘 구해왔구나' 하고 생각하게 된다. 물론 이윤이 발생해야 영수증들이 의미가 있지만 말이다.

우리 회사는 아직 그렇게 큰 이윤이 발생하고 있지 않다. 그래서 많은 비

---

90) "물론 다 그런 건 아니겠지만, 많은 경우 그렇게 한다……." 이 책 속의 모든 문장 뒤에 이 말이 붙어 있는 것으로 이해해 주기 바란다. 이 책을 읽고 기분 나쁘시더라도 소송을 걸거나 하지는 않았으면 좋겠다. 다 그런 건 아니고, 많은 경우 그렇다고 분명히 밝히고 있지 않은가? 좋다. '지극히 예외적인 경우'라고 바꾸어도 괜찮다. 이 책의 모든 문장에 '지극히 예외적인 경우'라는 수식어가 숨어 있다고 밝히는 선에서 타협하도록 하자.

용에 대한 영수증을 구해 상계하면서까지 절세할 필요는 없다. 그러나 연 수십억 달러, 수백억 달러의 이윤이 발생하면 연구개발비를 부풀리거나 망해가는 회사를 인수하는 식으로 절세 전략을 써야 할지도 모른다.

신약 개발에 엄청난 비용이 들어가기보다는, 신약을 개발하고 독점권을 형성하면 많은 이윤이 발생하므로 그 정도의 연구개발비에 대한 영수증을 구해(없으면 만들어서라도) 절세 전략을 짜야 한다는 의미로 받아들이면 무난할 것이다.

하지만 이윤이 줄어들면 경영진은 연구자들에게 더 이상 인내심을 발휘하지 않는다. 아니 그들의 대답과 해명에 오히려 분노한다. 특히 "인류의 건강을 위해……" 같은 말들은 경영진의 인내심과 분노 폭발 임계점을 더욱 가깝게 만들 뿐이다.

요즘 거대 제약회사의 분위기는 연구진의 해명을 아예 들으려고 하지 않는다. 그런데 뜻밖에도 연구소를 폐쇄하는 등의 과감한 조치를 취하는 사람들이 주로 연구소 출신 CEO이다. 연구를 계속 하더라도 이윤을 낼 가능성이 없다는 걸 이미 알고 있기 때문이다. 문외한인 나도 아는데, 전문가인 그들이 모를 리 없다. 그러한 제약회사에서 연구소의 가치는 "우리도 어떤 연구를 하고 있다"는 사실로 주가를 유지하는 것뿐이다. 연구 결과가 아니라 연구를 진행하고 있다는 사실, 바로 그것이 중요한 것이다.

올림픽인가? 참가에 의미를 두다니 말이다.


## 황우석 사건
잠깐 황우석 박사의 줄기세포 실험결과 위조사건을 이야기해 보자. 그것

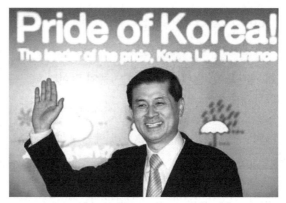

당시 참여정부의 핵심인사들뿐만 아니라 공무원, 정치인, 경제인들도 황우석 박사 띄우기에 혈안이 되었다. 언론은 말할 것도 없었다. 아무리 생각해도 그까짓 수의과 교수보다 못하지 않다고 생각하던 의과대 교수들이 기분 좋았을 리 없다. 두고두고 기억될 한국 역사의 어두운 이면이다.

이 사기라는 걸 모른 전문가는 없었다고 생각한다. 약간의 통계학 지식만 있는 나 같은 문외한도, 자유도 문제로 그 분야 전반의 통계추론 방식에 깊은 회의를 갖고 있었다. 따라서 나도 그것이 사기란 사실을 알고 있었다. 그런데 그 분야의 전문가들이 모르고 있었다? 지나가던 소가 웃는다.

워낙 뜨거운 주제였기에 그 분야를 연구한다고 하면 자동적으로 상당한 연구비가 동원되고 관련 회사의 주가가 오르기에, 주변에서 음으로 양으로 그러한 사기사건에 협조했을 것이다. 그런데 문제는 황우석 박사가 너무 튀었다. 혼자서 지나치게 스타가 되었다. 그러니 다른 사람들이 빈정 상했을 수밖에…….

당시 황우석 박사를 가장 심하게 공격했던 그 분야 전문가들이 후에 어떻게 되었는지는 여러분이 직접 확인해 보시길 바란다. 사건이 터지자 과학과 양심의 이름으로 황우석 박사를 어찌나 매도하던지 나는 그 사람들이 전체적으로 두려워지기까지 했다.

## 신약 개발은 왜 점점 어려워지나?

이제 좀더 본질적인 이야기 속으로 들어가 보자. 그렇게 연구하는데 대체 왜 결과물이 안 나오느냐 하는 문제 말이다.

1960년대는 매년 신물질 허가(신약 개발로 이해하면 된다.)가 70개 정도 나왔다. 1990년대에는 40개, 2004년에는 4개였다. 그 뒤로는 거의 없다. 최근에는 아스피린 이름을 아스파란으로 바꾸는 식(실제로 그렇다는 것이 아니라 비유다.)의 '완전히 100퍼센트 동일하지는 않은',[91] 크게 중요하지 않은 부분을 조금 바꾸었지만 실제로는 거의 같은 것들이 나왔을 뿐, 혁신적인 의미의 신물질은 출시되지 않았다.[92] 그래서 요즘은 신제품이 나와도 의사들마저 처방을 주저하게 되었다.

기존의 항생제에 내성을 가진 슈퍼병균들이 출현하고 있지만, 새로운 개발은 시도조차 하지 않는다. 노력해 봐도 실패할 것을 알고 있는 것이다. 항생제는 2000년 로슈에서 출시된 뒤로 신제품이 나오지 않고 있다. (내성병균의 출현 속도가 빨라져 새로운 항생제의 시장생명력이 짧아진 것도 한 가지 이유다.)

1960년대에 비하면 몇십 배의 연구인원이 몇백 배의 연구비를 퍼붓고 있고, 과학 역시 엄청난 진보를 이루었다. 그로 인해 학자들 사이에 교류도 잦아졌다. 그런데 도대체 왜 그럴 듯한 결과물이 나오지 않는 걸까?

---

91)  병에 든 알약도 완벽하게 성분이 동일하지는 않다. 독자들께서 들으면 깜짝 놀랄 일이지만, 캡슐 속 용량과 성분도 엄격한 의미에서는 천차만별이다.

92)  시장에 존재하는 약품들과 비교실험을 해서 개선된 측면이 전혀 없는 경우가 대부분이다. 거대 제약회사들은 이런 사실이 알려지는 것을 무척 두려워한다. 그래서 비교연구를 못하도록, 하더라도 발표를 못하도록, 그리고 정부기관이 비교연구를 요구하지 못하도록 여러 입법조치를 취해 놓았다. 허탈한 웃음이 나올 수밖에 없다.

이 세상의 모든 노력과 시도는 '한계효용 체감'이라는 철칙을 적용받게 마련이다. 인간이 개발할 수 있는 신약도 애초 상한선이 정해져 있었던 건 아닌가, 그것을 인류가 이미 소진한 건 아닌가 하는 생각마저 든다. 특히 화학 합성으로 신약을 개발하는 일은 앞으로 더욱 어려워질 것이라는 게 나의 견해이다.

간단한 분자구조의 신합성물에 관해서는 이미 조합 가능한 대부분의 경우를 테스트했다. 따라서 간단한 분자구조를 가진 신화학 합성물로 약을 개발하기는 원천적으로 어렵다고 생각한다. 낮게 매달린 과일(Low Hanging Fruits, 쉽게 성취할 수 있는 목표)들을 모두 따먹어 버린 상황인 것이다.

그렇다면 상당히 복잡한 구조에 더 커진 분자 사이즈를 가진 신화학 합성물의 발견으로 가야 하는데, 생산과정의 합격품 생산율Yield Rate이 떨어져 수지타산을 맞추기 어렵다. 혹시 생산된다 하더라도 복용 후 분해되는 과정에서 당연히 생체이용률Bio-Availability이 떨어질 것이고, 그렇지 않더라도 인체에 더 많은 부작용을 초래할 수밖에 없다. (이 문제에 대해 세계적인 화학자들과 토론했는데, 모두들 황당해하면서 나의 무식함에서 비롯된 용감성에 탄성을 질렀다. 하지만 나는 그러한 주장을 굽히지 않고 있다. 예를 들어, 조그만 면봉으로 귀를 후볐는데 탈이 날 경

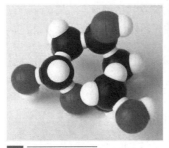
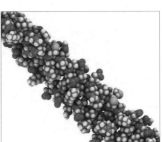

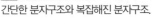
간단한 분자구조와 복잡해진 분자구조.

우 말뚝이나 전봇대로 후비면 더 큰 탈이 날 것이라는 게 단순무식하고 명쾌한 내 논리이다. 이 문제에 대해 좀더 연구해 전문가들의 냉소를 체계적으로 반박할 계획이다.)

또 한 가지 중요한 이유는, 전염병처럼 병의 기전(병이 생기는 경로)이 단순한 경우에 필요한 약과 내인성內因性 질환처럼 기전이 복잡한 경우에 필요한 약을 만드는 것은 근본적·철학적으로 차이가 있다. 기전이 복잡한 병은 처음에는 약효가 발생하더라도 금방 내성이 생긴다고 한다. 그 업계에서 오래 일한 도사급 경험자들의 금싸라기 같은 지혜의 말씀이다.

A라는 현상을 몸에서 만들어 내기 위해 한 가지 기전이 존재하는 병은 그 기전만 끊으면 낫는다. 재발이고 뭐고 없다. 그 기전이 다시 발생하기 전에는 재발되지 않으며, 그러지 않도록 예방하면 된다. 그러나 여러 개의 기전이 있을 경우 하나의 기전을 끊으면 다음 기전이 작동된다. 즉, 약에 내성이 생기는 것이다. 비만, 고혈압, 당뇨 등의 내인성 병은 기전이 수백 가지라고 할 수 있다. 그런 병들은 생명현상과 직접적인 연관이 있기 때문이다. 생명현상의 근본과 관련 있는 생리현상이 몸 속에서 고장나면 다른 것이 대신하도록 만들어져 있다. 따라서 기전 한두 개를 끊어봤자 다른 회로가 곧 원래의 기전을 우회하면서 약에 내성이 생긴다. 거대 제약회사에서 만든 약들이 다 그렇다.

글리벡은 특정 종양의 성장을 억제하는 좋은 약이다. 그런데 종양의 성장이 억제되면 다른 경로를 통해 다시 종양이 만들어진다. 글리벡의 경우 5명 중 1명에게서 3년 내 내성이 생긴다. 하지만 3년은 무척이나 소중한 기간이다. 그래서 글리벡은 좋은 약이다.

나는 한국의 몇몇 제약회사 오너 회장들과 교류하고 있다. 우리나라 제약회사들의 관행(현실)은 외국에서 개발된 약들을 라이선스 형식으로 생산하거나 불법적으로 복제하는 것이었다. 독자적으로 개발한 약을 판매하는 경우는 매우 예외적이다. 그러니 신약을 개발한 거대 제약회사와의 관계에서 을의 위치에 있을 수밖에 없고, 대부분의 을이 가진 원대한 꿈은 "우리도 신약을 개발하고야 말겠다"로 귀결된다.

솔직히 웬만한 제약회사치고 신약 개발을 경영목표로 삼지 않는 곳이 있을까? 인류의 건강 증진에 공헌하겠다는 말과 함께 말이다.

나는 예전부터 그들에게 화학 합성을 통한 신약 개발에 절대로 뛰어들지 말라고 강력히 권했다. 거대 제약회사들도 손든 마당에, 게다가 그런 시대가 지났는데 왜 막차를 타느냐고 경고했다. 몇 분은 애초 그럴 생각이 없었는지 내 말을 들어서인지 모르겠지만, 신약 개발에 뛰어들지 않았다. 그리고 그로 인해 많은 경비를 절약할 수 있었다(고 나는 주장한다.).

신약 개발이 점점 어려워지는 또 한 가지 중요한 이유는, 거대 제약회사들이 '특별한 치료법이 없는 병Unmet Therapeutic Need'에 연구를 집중했기 때문으로 보인다. 그렇게 하면 '패스트 트랙Fast Track'이라고 해서 인허가 과정의 상당 부분을 면제해 주었던 것이다. 나는 그런 관행이 장기적으로 자신을 옭아매었다고 생각한다.

'특별한 치료법이 없는 병'은 애초에 치료가 어렵기 때문에 별다른 치료법이 없는 것이다. 그런데 거기에 역량을 집중한다는 것은, 어떤 병을 치료하느냐 마느냐가 아니라 인허가가 쉬우냐 어려우냐에 더 관심을 가졌다는 의미이다.

인생의 어떤 문제든 그런 사고방식으로 접근하면 어려움이 닥치게 마련이다. 무엇을 공부하고 싶은지에 따라 학교를 결정하는 게 아니라 합격하기 쉬운 학교에 간다든지, 사랑하는 여자가 아니라 결혼하기 쉬운 여자와 결혼하는 식이다.

왜 그 학교에 합격하기 쉬웠을까? 왜 그 여자와 결혼하기 쉬웠을까? 한 번쯤은 생각해 봤어야 한다고 느끼는 순간이 결국 오게 마련이다. 그와 마찬가지로 '특별한 치료법이 없는 병'이란 명칭이 왜 붙었는지 철학적·상식적으로 생각해 봤어야 한다.

나는 지금부터라도 제약회사들이 '특별한 치료법이 없는 병'이 아니라 많은 치료법이 있는 병들에 대해, 비록 인허가 과정이 엄격하고 오래 걸리더라도 다시 시작해야 된다고 생각한다. 정정당당하게 말이다. 인생에서는 정면승부 외에는 승산 있는 전장이 없다. 회피할 경우 대부분의 문제가 결국 두 배 세 배의 비용을 지불하게 만든다.

노년 인구가 늘어나면서 질병 시장의 구조 자체가 변했다. 내가 보기에 노년 인구가 구매할 의료와 약은 합성 화학쪽 방법론으로는 크게 성공 가능성이 없는 듯하다. 건강한 사람이 걸리는 기전이 단순한 병들에 효과적이었던 합성 화학약들은, 나이든 사람이 걸리는 기전이 복잡한 병들에는 효과가 없거나 곧 내성이 생기는 필연적인 이유 때문이다.

## 거대 제약회사에 불리한 사회·정치적 환경

거대 제약회사들의 최근 경영난은 위에서 말한 이론적·과학적 이유보다 오히려 정치적·사회적 이유가 더 크다고 생각한다. 케빈 트뤼도 같은 민중 영웅들이 나타나 거대 제약회사들의 존재가치를 근본적으로 공격하며, 그로 인한 환자들의 재각성이 빠르게 이루어지고 있다. 특히 2005년 이후 거대 제약회사들을 공격하는 책들이 세계 여러 나라에서 쏟아지고 있다.

앞에서 이야기한 것처럼, 거대 제약회사들을 비난하고 그들을 비호하는 미국 정부를 비판한 케빈 트뤼도는 '집에서도 하기 쉽다'는 표현을 책의 광고에 썼다는 이유로 '허위 과장광고죄'를 판결받고 4천만 달러의 벌금형에 처해졌다. 그것을 납부하지 못해 감옥에 들어갈 뻔하던 그는 가까스로 스위스로 탈출(?)했다.

기가 막히는 일이다. 누가 보더라도 거대 제약회사들과 그들을 비호하는 정부의 언론 탄압이 분명하다. 하지만 그와 비슷한 영웅들이 여러 나라에 등장하고, 관련 서적도 엄청나게 출간되기 시작했다. 이제 사람들은 '거대 제약회사=거악'이라는 생각을 보편적으로 하게 되었다. 거대 제약회사'만' 과학적이고 그 밖의 것들은 모두 '돌팔이, 사기, 악'이라는 생각이 팽배했던 시절을 생각하면 정말 시대가 많이 변했음을 절감하게 된다.

한편, 지방 정권의 비호를 받아 '흰 가운을 입었으니 과학적'이라고 속이던 일은 인터넷 출현으로 더 이상 발붙이지 못하게 되었다. 인터넷은 환자들에게 큰 자각을 불러일으켰다. 요즘에는 병원에 가기 전 인터넷으로 광범위한 검색을 하지 않는 이가 없을 정도이다.

거대 제약회사들이 유지하던 과학의 독점성(의 환상)은 이미 확실하게 붕괴된 것 같다. 종교성의 붕괴 역시 시간 문제다. 그들이 진정한 '사제'가 아니었음을 대중들이 깨닫게 되면, 동서고금을 막론하고 해직·파면·감봉 등 일반적인 고용관계 해지시의 처분을 훨씬 상회하는 강한 보복과 처벌이 뒤따르곤 했다. 화형은 보통 엉터리임이 밝혀진 전직 사제들에게 주어지던 불명예 퇴직 패키지였다.

요즘 들어 거대 제약회사들이 바로 그런 대우를 받기 시작했다. 가짜임이 드러난 사제는 비참해질 수밖에 없다. 정치적으로도 수세에 몰리는 분위기가 세계적으로 번지고 있다. 한국의 경우, 이명박 정부 같은 극우보수 정권에서도 제약회사 제품에 대한 보험 수가를 왕창 내렸다. '제약회사=보수적 정치성'이라는 수십 년 된 정경공학적 철칙이 허물어진 것이다. 시대가 많이 변하긴 했다.

솔직히 제약회사들이 필요하지 않는 약, 효과 없는 약, 독성 있는 약들로 이만큼 성장한 것도 큰 기적과 요행이라고 생각한다. 하지만 이제는 더 이상 통용되지 않는 사회가 되었다. 인터넷의 발달로 사람들의 인식에 커다란 변화가 일어난 것이다.

이제는 약의 부작용에 대한 경각심도 매우 높아졌다. 대부분의 거대 제약회사가 생산하는 수많은 제품들이 집단소송의 대상이 되었다. 요즘처럼 대량해고가 빈번하게 일어나면 거대 제약회사의 내부자 고발이 많아지게 마련이다. 따라서 재판에서도 더욱 불리해진다.[93]

예전에는 비제도권 의료라며 깔보고 무시했던 제품들과 의료도 정밀한 과학성으로 무장해 다시 도전장을 내밀기 시작했다. "과학성? 우리도 있어. 과

---

93) 영국·미국에 해당되는 이야기인데, 과거 법원 분위기는 거대 제약회사들에게 참으로 훈훈했다. 소송이 생기면 오히려 제약회사에 유리한 판결을 내려 미래의 소송까지 유리하게 만들곤 했다. 하지만 요즘에는 관련 소송이 워낙 많아졌고, 제약회사에 승소할 경우 민중영웅이 되는 분위기가 변호사, 검사들 사이에서 일반화되었다. 이처럼 법원 분위기도 많이 바뀌고 있다. 불침항모라며 영원히 번영할 것이라던 담배 회사들이 결국 몇 개의 대규모 소송에 패함으로써 역사의 뒤안길로 사라지고 있듯이, 거대 제약회사들도 몇 년 내에 그렇게 될 것이다. 그 다음으로 사라질 곳은 거대 식품회사와 거대 비료·농약회사들일 것이다. 이미 그들에게 불리한 과학적 증거가 쌓여가고 있음을 나는 잘 알고 있다. 결국 모든 것이 시간 문제다.

학성으로 맞장떠 보자고" 하는 회사들 말이다.

우리 회사의 당뇨제품만 하더라도 초창기 10년 정도는 비제도권·비과학적 제품이라는 낙인을 찍어 판매를 방해했다. 그러나 임상실험 결과가 누적되어 제도권 약품보다 더 많은 횟수의 엄격한 검사가 이루어졌으며, 수백 명의 의사들이 사용하고 있다. 또한 여러 나라 당뇨협회에서 극찬을 받았고, 그 어렵다는 인허가도 몇 개 나라에서 받았으니 이미 제도권에 들어갔다고할 수 있겠다.

거대 제약회사 제품이 아닌데 이런 단계까지 온 것이 참으로 기적에 가깝다고들 이야기하지만, 나는 그렇게 생각하지 않는다. 문외한인 내가 경영하는 회사에서 그런 일을 할 수 있다면, 능력이 뛰어난 경영자가 꾸려가는 회사는 훨씬 쉽게 목표를 이룰 것이다.

이미 거대 제약회사의 화학 합성약에 맞서 안전성과 약효를 담보하고 과학성이라는 링 위에서 정면으로 승부를 겨루려는 천연제품 생산회사들이 줄을 서고 있다. 바로 그렇기 때문에 거대 제약회사들이 우리 같은 회사들을 더 크기 전에 인수하려는 것이다.


## 빈번한 M&A의 배경

거대 제약회사의 M&A(인수합병) 전략에 관해 잠깐 이야기하고 이 장을 마치겠다. 원래 제약회사들 사이에서 인수합병은 빈번하게 발생한다. 우리나라 「약업신문」을 보면 제약회사 간 인수합병 기사가 거의 빠지지 않는다. 국제적인 제약회사들 또한 마찬가지다.[94] 왜 그럴까?

---

94) 『제약회사는 어떻게 거대한 공룡이 되었는가』 62쪽 주변을 참고하면 유익하다.

거기에는 여러 가지 이유가 있다. 전자산업과 굴뚝산업은 연구개발과 성과를 어느 정도 예측할 수 있다. 또한 자금을 투입하면 어떤 방향으로 어떤 결과가 나오는 것이 어느 정도 보장되어 있다. 어떤 시점에 어떤 기술이 개발될 것임을 수십 년 전에 예측할 수도 있다. 심지어 수십 년 뒤에 사용될 기술을 이미 개발해 놓았다고 큰소리칠 수도 있다.[95] 바로 그래서 우리나라처럼 오너가 전권을 행사하는 조직에 적합하다는 우스갯소리를 하기도 한다. 대개 "이번 하반기까지 ~를 개발해 놓으라"는 오너의 한마디에 그런 일이 벌어진다.

그런데 제약업은 그렇지 않다. 제약업의 돌파구는 대부분 계획된 노력의 결과가 아니라 의외의 사고를 통해 발생한다. 혈압약을 개발하는 과정에서 비아그라가 툭 튀어나온다던지, 저혈압약을 연구하다 발모제가 개발되는 식이다.

그래서 발모제가 개발되면 해당 판매조직을 갖추기보다 발모제 판매에 강한 제약회사를 인수해 버리는 것이 좋다. 이처럼 방향을 예측하기가 어렵기 때문에 제약회사의 경우 인수합병이 가장 중요한 성장방법이 된다.

앞에서 이야기한 것처럼, 손해가 누적된 회사를 인수해 이윤 발생에 대한 절세를 꾀하는 것도 제약업계 간 인수합병의 한 가지 원인이다.

한편 제약업계의 빈번한 인수합병에 대해 사이즈를 키워 자본시장을 현혹시키려는 술책, 즉 대마불사 전략이라고 혹평하는 분석가들도 있다. 자가성장 가능성이 원천적으로 고갈되었음에도 여전히 활발하게 성장 중이라는 허상과 조작된 시그널을 자본시장에 던지려 한다는 것이다.

2000년대에는 실제로 그런 유형의 인수합병이 많았다. 이윤이 없어도 매출

---

95)  나는 1991~1994년 일본 토요타 자동차 그룹의 방계회사 부사장을 역임했는데, 당시 토요타의 전자방면 연구책임자로부터 앞으로 50년 동안 쓸 기술을 이미 개발해 가지고 있다는 이야기를 들었다.

이 크면 주식 가격이 올랐기 때문이다. 덩치를 키우면 돈이 남든 남지 않든 주가가 올라갔고, 주가가 상승하면 경영진들이 스톡옵션[96]을 행사할 수 있었다.

인수합병에 들인 돈과 그로 인해 벌어들인 돈을 비교해 보면 제약업계의 인수합병은 거의 실패했다고 봐도 무방하다. 그 분야 전문가인 와튼 스쿨 경제학 교수 패트리샤 댄존Patricia Danzon에 의하면, 최근의 인수합병이 대부분 실패작이며 100원 써서 75원 나오는 게 그나마 성공한 경우라고 한다. 아무 짓도 하지 않았으면 25원이 굳는다는 이야기다. 인수합병을 주선한 투자은행들만 돈을 버는 셈이다.

좋으면 왜 팔려고 하겠는가? 부실한 회사를 매수하면 당연히 실패 가능성이 높아지지 않겠는가?

내가 보기에는 인수합병 과정에 관련자들의 부정행위가 상당히 만연해 있는 듯하다. 예를 들면, 제약회사 간부들이 거액의 뒷돈을 받는 것이다. 우리 회사를 인수합병하려는 제안에도 그런 오퍼가 따라왔다. 거대 다국적 제약회사의 오퍼를 가져온 간부가 조세 피난처의 개인구좌에 상당액의 리베이트 송금을 조건으로 내세웠다. 그런 일은 우리뿐만 아니라 매우 빈번하게 발생하고 있을 것이다. 제약회사 간부들에게 뒷돈을 주고 인수당하는 회사 입장은 어떻겠는가?[97]

최근에 거대 제약회사들은 블록버스터급 몇 개보다는 작지만 여러 개를 가지는 쪽으로 생존전략을 바꾼 듯하다. 나는 그 방향이 옳다고 생각한다.

---

96)  주가가 올라가면 보너스를 받는 것으로 이해하면 된다.

97)  나는 모든 과정을 문서로 만들어 두었다. 내 발언에 문제가 있다고 생각하는 해당 제약회사 간부는 정식으로 소송을 걸어주기 바란다.

## 제약회사는 어떻게 거대한 공룡이 되었는가Big Pharma
잭키 로 지음, 김홍옥 옮김, 궁리, 2008.

내가 제약·건강식품회사를 경영해 오는 데 가장 도움을 준 책 가운데 한 권이다. '전 세계 보건의료 체계의 일그러진 초상화'라는 부제가 붙어 있다. 어떤 회사가 어떤 제품을 만들어 얼마를 벌었는지 폭로하는 책이니, 그렇게 많은 돈을 벌어보고 싶은 나 같은 사람에게는 필독서가 아닐 수 없었다. 지난 수십 년 동안 높이 평가받은 약들의 발견과 성공 배경, 그와 관련된 추한 뒷이야기가 폭로된다.

나는 이 책을 읽고 다국적 제약회사들과의 경쟁에 자신감을 얻었다. 신진대사 증후 군을 장기적인 타깃으로 삼은 것도 이 책 때문이다.

## 제약회사의 운용체계Pharmocracy
William Faloon, Praktikos Books, 2011.

이 책은 제약회사들이 입법과 행정규제를 통해 독과점을 형성하고 국가 재정을 파탄 시킬 정도로 이윤을 착취하는 과정과 방법을 폭로하고 있다. 미국 FDA가 어떻게 제 약회사들에게 조정되고 농락당하는지에 중심을 두고 있다. 경쟁자들을 제거하거나 아예 진입하지 못하도록 막는 과정을 적나라하게 보여준다.

미국 제도를 그대로 받아들인 한국과 일본의 식약청 제도를 다시 한 번 생각해 보는 계 기가 되었으면 좋겠다. 나는 이 책에서 다국적 제약회사와 FDA가 담합해 제거한 회사들 이 오히려 좋은 투자대상이라고 생각한다. 미국 FDA 개혁운동의 시발점이 된 책이다.

154

## 5년 후의 의약품 업계 5年後の醫藥品業界
遠騰 隆, ばる出板, 1997.

이 책은 일본 제약업계 내부를 폭로하고 있다. 특히 재미있는 부분은 '효과 없는 약을 파는 법'이다.

나는 일본 제약업계 인사들과 오랜 친분이 있다. 오사카 골목에서 수백 년 동안 한약을 만들던 집안이 지금은 세계적인 제약회사가 되어 있기도 하다. 한국도 종로5가 근처의 약국에서 시작한 여러 제약회사들이 현재 활발하게 활동하고 있다.

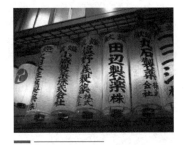

도쇼마치의 자그마한 신사에 여러 제약회사 등을 걸어 놓는다. 우리가 아는 일본의 대규모 제약회사는 모두 여기에 있다고 봐도 무방하다.

일본 제약회사들은 오사카 골목길에 여전히 본사 사무실 또는 박물관을 두고 있다. '약의 마을'이라고 할 수 있는 이곳을 도쇼마치道修町라고 한다. 기회가 되면 꼭 한 번 가보시기를 바란다.

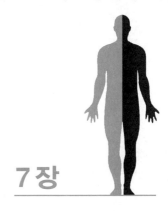

# 7장

# 한의 및 대체의학·민간요법의 몇 가지 문제

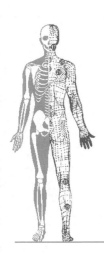

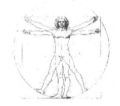

## 일관성과 과학성의 결여

지금까지 제도권 현대의학의 문제에 대해 이야기했다. 그들은 대중에게 과학성을 독점하고 있다는 허상을 심어주고, 종교성을 쟁취하려 했다. 또 과잉의료와 의료사고가 빈번하며, 결론이 자주 바뀐다. 특히 그들이 내세우는 과학성에 제일 큰 문제가 있다.

하지만 막강한 정치·경제·사회 권력층을 형성해 경쟁자를 초기에 깔아뭉개고 정부와 의료제도를 이용, 환자들에 대한 착취 구조를 영속화하는 데 일정 부분 성공했다. 정치인으로 따지면 영구 집권에 어느 정도 성공했다는 말이다.

이제는 한의漢醫와 비제도권 대체의학·민간요법에 대해 이야기해 보려 한다. 그 분야의 문제는 무엇일까? 간단하다. 과학성과 논리적 일관성 부족이 제일 큰 문제이다.

한의와 비제도권 대체의학·민간요법(이 장에서는 이것들을 모두 합쳐 대체의학이라고 표현하겠다. 오해가 발생하거나 필요할 경우 그때그때 용어를 바꿀 것이다.)의 과학성 문제는 어찌 보면 심각하지 않을 수도 있겠다. 심각하고 아니고를 따질 과학성 자체가 존재하지 않기 때문이다.

대체의학은 서양의학을 공격하는 것으로 자신들의 과학성 수립을 대체하려는 듯하다. 그러나 양의학의 과학성에 한계에 있다고 해서 대체의학에 자동적으로 과학성이 부여되는 것은 아니다. 또한 "양의학에 부작용이 많고 여러 치료와 약물이 안전하지 못하다고 해서, 대체의학에 부작용이 없고 안전하다"는 명제가 성립되는 것은 아니다.[98]

양의학의 과학성과 안전성에 문제가 있다고 공격하면 이쪽에서 대안으로 제시하는 대체재, 즉 대체의학은 과학성과 안전성에 문제가 없거나 정도가 덜한 걸까? 양의학이 가진 문제를 지적하기만 해도 대체의학의 과학성 여부에 관심을 두거나 의문을 가질 필요가 없다고 믿는 희한한 사람들이 있다. 그것도 매우 많다. 전신全身, 기氣, 전체론적·전인적, 오행, 천연 등의 단어들을 무작위로 섞고 대량으로 퍼부으면 그 어떤 구체적인 질문에도 대답할 필요가 없다는 황당하고 한심한 작태가 범람하고 있다. 양의학의 문제점을 지적·비판했으면 대체재는 그보다 나아야 한다. 그런데 내가 보기엔 더 심각하다.

---

98) 'A라는 문제를 비판한다'고 해서 'A라는 문제가 비판자에게는 없다'는 등식은 어디에서도 성립하지 않는다. 많은 경우 오히려 더 심하다. 앞에서도 이야기했지만, 모든 돌팔이의 약장수 연설은 다른 돌팔이를 비판하는 데서 시작한다. 모든 사기꾼의 장광설은 다른 사기꾼들에게 저주를 퍼붓는 것으로 시작한다. 공산주의 국가의 여러 문제를 비판한다고 해서 그것을 비판하는 사람에게 그러한 문제가 없는 것은 아니다. 그렇게 반공을 주장하던 사람들이 '파시스트' 국가들처럼 오히려 문제 많은 경우가 많다. 우리나라에도 사회적 부조리를 지적하면 무조건 "종북 좌빨은 북한으로 보내야 한다"는 말로 모든 노력과 시도를 뭉개 버리는 무뇌 집단이 있다. 부조리에서 이익을 얻는 특권층에게 뭐라도 얻어먹으며 그런 헛소리를 하면 이해할 텐데, 그렇지도 않은 것 같다. 혹시 앞으로 떨어질 무언가를 기다리며 계속 그런 말을 반복하는 것일까? 지켜보는 입장에서는 인간적인 슬픔마저 느껴진다.

분명히 제도권 양의학에는 문제점과 한계가 있다. 그렇다고 해서 대체의학의 우수성과 문제 없음이 저절로 증명되는 것은 아니다. 북한을 욕한다고 남한에 부조리가 없는 것은 아니지 않은가? 북한 문제는 북한 문제고, 우리나라의 부조리는 그것대로 존재하는 것이다. 대체의학은 서세동점의 시기부터 20세기 후반까지 일정한 승부를 겨루는 과정에서 양의학에 완패했다. 승자가 결점이 있다고 해서 패자였던 이가 자동으로 승자가 되지는 않는다. 새로운 싸움에서 진정으로 이겨야 한다.

대체의학 관계자들께 간곡히 부탁드린다. 제도권 현대의학에 대한 무조건적인 비판을 중지해 주시길 바란다.

양의학은 분명한 공헌과 업적이 있고 확실한 가치를 증명한 유효영역이 존재한다. (유효영역 외의 공간에서도 왕노릇하겠다고 설치다가 나 같은 사람에게 욕을 먹기도 하지만 말이다.) 양의학의 가치가 증명된 특정공간 외의 모든 부분을 대체의학 영역으로 보는 건 논리적으로 어거지다. 그러한 의도 자체가 악랄한 협잡이요 사기다. 양의가 모든 암을 고치지는 못한다. 그렇다고 해서 대체의학이 모든 암을 고칠 수 있는가?

양의가 현재의 의학으로는 고치기 어렵다고 말하면, 막막해진 환자들은 남은 돈을 싸들고 출처 불명의 대체의학에 손을 내민다. 물론 그곳도 (양의처럼) 하얀 가운을 입고 진료실에 묘한 전자기기가 잔뜩 놓여 있다. 과학적인 것처럼 보이기 위해서이다. 양의 코스프레를 하는 것이다. 시장 상황에 따라 출처 불명의 개량 한복을 무대 의상으로 입기도 한다.

하지만 환자 입장에서는 많은 경우 파출소 피하려다 경찰서를 만나게 되는 격이다. 제도권 현대의학에 문제가 많고 한계가 있다고 해서 대체의학으로 발길을 잘못 돌렸다가는 아예 목숨을 잃을 수 있다.

서양의학은 의료사고의 유형과 통계에 대한 자료가 일정하게 축적되어 있다. 따라서 조금만 신경쓰면 어느 정도 예방이 가능하고, 꼭 보상받겠다는 결기만 있으면 보상도 받을 수 있다. 그러나 기, 전체론적·전인적, 천연 등 안개화법을 잔뜩 늘어놓는 대체의학쪽 사람들에게 무엇을 어떻게 보상받을 수 있겠는가? 그렇기 때문에 제대로 된 대체의학 이용법을 이 책에서 논의해 보려는 것이다.

안전하고 효과 있고 싼가? 이것으로 승부를 겨루어야 한다. 기든 오행이든 다 좋다. 그러나 '① 안전하고 ② 효과 있고 ③ 싼가'의 세 가지보다 중요하지는 않다. 이처럼 상식적이고 간단한 기준이 의료 문제에만 들어오면 왜 그렇게 어려워질까? 위 세가지 조건에 간편한가, 맛있는가, 친절한가, 보험이 적용되는가 등을 추가할 수 있다.

## 대체의학의 과잉의료와 위험성

많은 한의, 대체의학, 민간요법 종사자들은 서양의학의 과잉의료와 위험성을 공격한다. 하지만 자신들의 과잉의료와 위험성에 관해서는 기록 자체를 남기지 않는다. 따라서 그 심각성은 가늠조차 어려운 상황이다.

서양의학의 과잉의료와 위험성은 그나마 기록이 있어 어느 정도 예방 가능하고 심각성 또한 추단해 볼 수 있다. 또 부득이하게 사고가 터졌을 때 어느 정도 보상을 받을 수 있다. 어떤 의미에서는 이를 기록한 거대 제약회사들이 결과적으로 자기 발등을 찍은 격이지만, 소비자 입장에서는 엄청난 공헌인 셈이다.

예를 들어, 거대 제약회사와 제도권 현대의학이 지난 50년 동안 축적해 온 약물 부작용에 대한 기록은 엄청나다. 약화가 자주 발생한 이유도 있겠지만, 체계적으로 기록되고 연구되고 있음은 주지의 사실이다.

철마다 먹으면 좋다는 보약, 그 약재들 속에 맹독성을 지닌 중금속이 얼마나 들어 있는지 확인한 한의사가 있을까? 아마 0.001퍼센트도 안 될 것이다.

내가 경영하는 회사는 캐나다에서 약초를 가장 많이 사용한다. 세계 각국에서 여러 종류의 약초를 수입하는데, 중금속 여부를 확인하지 않으면 큰일난다. 중국의 경우 최근 산업화되면서 강 상류의 공단에서 방출된 독극물이 하류에서 재배되는 약초를 오염시키는 일이 비일비재하다. 특히 오가피가 그렇다. 하지만 대부분의 한의사들은 그것을 의심하지 않고 사용한다.

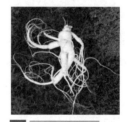
여성의 몸을 연상시키는 인삼.

얼마 전 참여환경연대의 폭로(「식품환경신문」 2009. 10. 1.)에 의하면, 우리나라 인삼에서도 잔류농약, 잔류비료, 환경호르몬이 허용치의 890배 이상 검출되었다고 한다. 인삼의 잔류농약, 중금속에 대해서는 특히 조심해야 한다. 왜냐하면 성형약리설Signature Theory[99] 때문이다.

인삼은 사람처럼 생긴 몸통에 가느다란 줄기들이 자라나 있다. 그래서 인체 전반에 효과가 있으리라는 믿음을 옛날부터 갖게 되었다. 그리고 실제로 사용해 봤더니 효과가 있었다. 이것이 인삼에 관한 성형약리설의 핵심이다.

---

99) 자연에는 인체의 어떤 부위와 닮은 동식물이 있는데, 특정 부위에 질병이 생기면 비슷한 모양의 동식물이 치료 열쇠를 제공해 준다는 이론. 나가사와 모토오가 쓴 「한방의 제문제」를 참고하시기 바란다. 표징설, Signaturenlehre 등이 모두 같은 말이다

그런데 인삼은 병충해가 들끓는 농작물이다. 그래서 농약과 비료를 많이 사용한다. 그것도 6년 동안이나 말이다. 물론 사용된 농약과 비료는 대부분 씻겨나가거나 인삼 자체의 신진대사를 통해 밖으로 배출된다. 하지만 일부 남아있는 것들이 문제다.

성형약리설에 따르면, 인삼에 남아있는 농약 성분과 중금속들은 인체에도 그대로 잔류할 가능성이 높다. 인체 역시 농약과 중금속을 몸 밖으로 배출시키는 능력이 있지만, 모든 성분을 완벽하게 처리하지는 못한다. 인삼에 남아있는 농약과 중금속은 인간으로서도 배출력이 약한 것들이다. 그것을 6년이나 축적해 먹는다고 생각해 보시라. 생각만으로도 끔찍한 일이다.

물론 우리나라의 경우 검사 시스템이 인삼업 전반에 잘 작동하고 있다. 따라서 우리 인삼은 효능이 탁월할 뿐만 아니라 안전성까지 세계 최고일 것이다.

하지만 출처가 불분명한 인삼은 절대로 사용하지 말아야 한다. 그리고 대추나 용안龍眼 등과 같이 사용하면 좋다. 삼계탕은 인삼의 중금속이나 농약 성분을 배출시키는 훌륭한 방법이라고 생각한다.[100]

한약에 스테로이드를 첨가해 효과가 좋은 것처럼 꾸민다는 소문도 있

---

100) 지극히 예외적인 경우를 제외하고 대변을 먹으면 안 되는 이유도 비슷하다. 대변은 미국 군대에서 생화학무기로 분류될 정도로 독성이 강하다. 필요한 것은 몸에 흡수되고 남아 있으면 안 되는 것들의 결과물이기 때문이다. 소시적에 공무원으로 일한 적이 있는데, 인도 총리를 모시고 한국 여기저기를 보여 드렸다. 바로 그 분이 소변 건강법을 실천한다고 했다. 대변과 소변은 독성의 강도가 비교할 수 없을 정도로 크다. 소변에 들어 있는 미량의 독이 신체에 적당한 자극을 줌으로써 건강에 도움이 된다는 믿음이 인도식 건강법(아유르베다, 아유르(생명)+베다(지식))의 기본정신이다. 독일에서 시작한 동종요법(Homeopathy)도 비슷한 논리구조를 갖고 있다. 미량의 독으로 자극을 주면 몸이 반응해 건강에 도움이 된다는 것이다. 현대의학의 예방접종도 어떤 의미에서는 동종요법의 한 가지로 볼 수 있다. 참고로 한약재 야명사(夜明砂)는 박쥐 대변으로 만든 것이다. 한방에서 '사(砂)'는 주로 모래가 아니라 대변을 의미한다.

다.[101] 갑상선 호르몬 기능을 항진시키는 마황을 넣어 살 빼는 약을 지어주는 한의원도 많다. 살을 급격하게 빼는 방법은 간단하다. 약간의 독성이 있는 재료와 이뇨제, 마황을 넣는 것이다. 몸에서는 독을 빼고 싶어하는데 이뇨제까지 넣었으니, 소변으로 수분이 대량 빠져나가면서 갑상선 호르몬 항진으로 몸이 하루 종일 쉬지 못하게 된다. 그러면 당연히 살이 빠진다. 아니 체중이 준다. 얼마나 몸에 나쁜지는 새삼 설명할 필요조차 없을 것이다.

예전에 한동네 살던 여성이 살 빼는 한약을 먹고 신장기능이 마비되는 바람에 신장 이식수술을 두 차례나 받은 걸 본 적이 있다. 안타까운 것은 크게 비만도 아니었다는 점이다. 아마도 이뇨 성분이 강한 약초를 '왕창' 썼을 것이다. 다른 한의원에서 2주에 10킬로그램을 빠지게 하면, 이쪽은 일주일에 그런 결과를 내야 살아남을 수 있기 때문이다.

대체의학은 '살 빼고, 잘 쉬고, 골고루 먹고, 술 끊고, 탐욕 부리지 않고, 인간관계 원만하게 하고, 담배 끊고, 정 힘들면 가끔 아스피린 한두 알 먹고……'를 확실하게 이길 수 있는 무언가를 만들어 자기 가치를 주장해야 한다. 200원짜리 아스피린으로 해결될 일에 200만 원짜리 보약을 권하는 것은

---

101) 스테로이드를 쉽게 구하기도 어렵거니와, 그럴 정도로 양심 불량한 한의사가 많지는 않다. 감초 같은 약초에 포함된 미량의 식물성 스테로이드가 와전되었거나, 양의들이 소비자들을 겁주려고 과장했을 가능성도 있다. 그러나 스테로이드를 과하게 사용한 탕제와 제품이 적발되는 경우는 분명히 있다. 그럴 때 대한한의사협회는 "일부 언론이 기사 제목 등에서 마치 한약에 문제가 있는 것처럼 보도한 것에 유감을 표하며, 즉각적인 정정을 요청한다. 한의사의 처방에 따라 조제된 의약품만이 한약이며, 불법 무면허자나 일반인이 식품 원료로 만든 것은 한약이 아니다. 언론 보도시 한약에 대한 용어 사용에 각별한 주의를 부탁한다"고 반응하곤 한다. 하지만 면허를 가진 한의사들이 스테로이드가 잔뜩 들어간 제품들을 만들어 파는 일이 왕왕 발생하는 것은 사실이다. 약재상이 구하기도 어렵고 비싼 스테로이드제를 한의사 몰래 약재에 넣는 상황은 상식적으로 성립하기 어렵다. 동서의학 통합 부분에서 언급하겠지만, 스테로이드를 한약과 같이 쓰면 부작용이 없고 효과도 더 좋다고 한다. 몰래 사용하다 적발되고 부정하는 것보다는, 아예 동서의학 협진 차원에서 당당히 밝히고 쓰는 게 어떨까?

마케팅이지 제대로 된 의술이 아니다. 이처럼 과잉의료는 제도권 현대의학의 전유물이 결코 아니다.

한때 한의대 입학성적이 의대보다 높은 적이 있었다. 한의사 수입이 양의사보다 좋은 세태를 재빨리 반영한 현상이었다. 한의사들은 재료값이 많이 들기 때문에 등 두드리고 청진기만 있으면 되는 양의보다 남는 게 없다고 이야기한다. 하지만 많은 약사들이 한약을 짓겠노라 나선 경험으로 미루어 세무조사 없이도 어느 정도는 추측 가능한 부분이 있다.

① 병이 없어도 보약을 먹도록 권한다. 병이 있어야 먹는 양약을 파는 것보다 당연히 수익이 좋을 수밖에 없다. 아무리 치료보다 예방이 중요하다 해도 보약은 많은 경우 과잉의료일 수밖에 없다.

보편적 영양결핍 시대에는 영양을 보충해 주는 상식적인 행동이 매우 효과적인 의료행위였을 것이다. 나는 민간요법의 상당부분이 보편적 영양결핍 시대의 영양보충 행위였다고 생각한다. 이러한 생각이 맞다면, 요즘 같은 보편적 영양과잉 시대에 민간요법의 설자리는 그만큼 줄어들 것이다.

② 같은 증상에 대해 동종업계 종사자들의 진단과 처방이 다르다. 이것이 대체의학의 가장 큰 약점일 것이다. 물론 그런 현상은 제도권 현대의학에도 있다. 그러나 대체의학만큼 심각하지는 않다.

이런 비판에 대해 대체의학은 "과학이라기보다는 예술이다. 한 악보를 보고도 두 음악가의 연주가 다르지 않나?", "치료자 개개인의 영감과 우주관이 반영된다", "수증隨證·변증辨證"등의 아름다운 해석과 고차원적인 반박이 가능하겠다.

그러나 과학성의 기본조건, 즉 "객관적으로 서술된 조건이 같으면 누가 실

166

험하든 같은 결과가 나와야 한다"는 조건을 대체의학은 만족시키지 못하고 있다. 개인적 예술성과 우주관과 철학관이 치료에 반영되는 것은 나쁜 일이 아니다. 하지만 '실험 결과의 복제성'이라는 측면에서 과학성이 모자란다.

같은 증세에 대한 완전히 다른 치료를 두고 누가 옳고 그른지를 판별하기는 어렵다. 그냥 다르다. 비교할 수도 없다. 환자로서는 어떤 분야의 여러 의료인이 공통적으로 진단하고 공통적으로 처방해 줄 때 더 믿음을 갖게 된다. 그런데 만나는 의료인마다 진단과 처방이 다르다면 불안할 수밖에 없지 않겠는가?

이에 대해 대체의학 관계자들은 "과학성보다는 문학성, 예술성……"이라고 설명한다. 인간 중심적, 전체적·조화적·전인적 균형이라고 표현한다. 하지만 내가 보기엔 말장난에 불과하다.

문학성 전혀 없어도, 예술성 전혀 없어도, 인간 중심적 전혀 아니더라도 고통이 줄어들고, 안전하고, 효과 있고, 값싸면 된다는 것이 내 주장이다. 환자가 의사를 찾아오는 이유는 문학 이론이나 철학 강의를 듣기 위해서가 아니다. 예술성과 철학성을 '감상'하러 온 것이 아니라 '치료'를 받으러 온 것이다. 애매한 커뮤니케이션에 의존해서는 안 된다. 도와주지 못할 상황이면 즉시 환자를 돌려보내야 한다.[102]

음양오행 이론을 이해하기는 쉽지 않다. 자신들도 제대로 이해하지 못하는

---

102) 이에 대해 상당한 설득력을 가진 반론도 있다. 의사를 찾아오는 많은 환자들이 치료가 목적이 아니라는 것이다. 심리적 위안을 받으러 오는 사람도 많고, 의사를 찾아가는 것이 높은 신분의 상징이던 시절도 있었다. 양의들도 10퍼센트의 환자에게는 무조건 우울증약을 처방하는 것이 관행인데, 심리적 위안을 얻으러 온 환자에게 원하지 않는 치료를 하는 것도 우스운 일이기는 하다.

용어나 콘셉트는 원용하면 안 된다. 직관적인 '설명'으로는 가치 있을 수 있다. 양기가 빠졌다, 기가 막혀 있다, 음기가 왕성하다 등은 매우 직관적인 설명이다. 그런데 그것을 기초로 치료행위를 결정하기에는 과학적·실험적 일관성이 부족하다. 거기에 목숨을 맡겨도 되는지 환자들은 불안할 수밖에 없다.

서구 지식인들의 동양문화에 대한 관심과 현학적 과시욕, 동양에서 기본적인 교양과 인격 도야의 철학적 수련법으로 음양오행 이론은 매우 높은 가치를 지닌다. 단丹, 기 수련원, 동양철학원, 새삶 운동 등 전인적인 생활방식 개선과 교양 증진, 인식 전환 등의 가치에 충분히 수긍이 간다. 교양으로써는 훌륭하고 좋은 철학이다.

그러나 병에 걸렸을 때 찾아가는 의술로는 문제가 있다. 의술이라면 효과가 있고, 안전하고, 합리적인 가격에 '검증'을 거쳤어야 한다. 『동의수세보원』을 쓴 이제마는 동양의학이 선비의 수양 덕목임을 강조한다. 그래서 전문적으로 직업화하는 것을 경멸했다.[103] 그런데 우리에게 필요한 것은 바로 전문적으로 직업화된 의술이다. 선비에게 배움을 얻는 것이 아니라 의사를 만나 치료받고 싶은 것이다.

관료들의 전유물이었던 동양의학은 그래서 굉장히 관념적이고 복잡한 체계를 갖고 있다. 심지어는 유의일체儒醫一體라고도 한다.[104] 복잡하다. 다 좋다. 그러나 그것은 고상한 선비님들의 철학적 문제일 뿐이다. 우리처럼 몸이 아픈 보통 사람을 상대할 때는 안전하냐, 효과 있냐, 값이 싸냐가 중요하다.

---

103) 조선시대의 한의는 중인계급이어서 그랬던 것일까? 의술을 배워 굳이 신분 하강을 초래할 필요가 있겠느냐는 말이다.

104) 유명한 유학자들은 의외로 건강과 장수문제에 관한 한 도교에 많이 의존했다. 예를 들어, 퇴계 이황은 『활인심방(活人心方)』이라는 도교 서적을 직접 필사하기도 했다.

나중에 자세히 소개하겠지만, 나와 생각이 같은 동양의학 유파가 상당히 많다. 예를 들면, 일본의 요시마스 토도(吉益東洞, 1702-1773) 같은 명의도 음양오행, 오운육기五運六氣 등은 망설이라며 심지어 맥도 짚지 않았다고 한다. 이 분은 상당히 극단적인 언행으로 유명한 분이라 사표로 삼고 싶지는 않다. 요즘의 노이즈 마케팅 전략을 구사했다고 할 수 있겠다. 임상에서의 자신감을 이런 방식으로 표출해 자신의 이미지를 구축하려 했을 것이다.[105]

대체의학 종사자들은 같은 협회에 속해 있더라도 합의를 이루기가 매우 어렵다. 따라서 광범위한 체계적 임상실험이 원천적으로 불가능하다.

체질론 역시 한의사마다 판단이 다르다. 4상, 8상, 16상, 360상까지 있다. 같은 환자에 대해 4상 의학도 판단이 다른데, 360상이라니……. 뿐만 아니라 같은 환자의 동일한 증세에 대한 변증 역시 한의사마다 다르다.

한의사들이 체질에 대해 쓴 책을 보면, 섯부른 판단은 위험하니 반드시 전문가에게 찾아가 감별받으라고 권한다. 그렇게 해서 찾아간 전문가들마다 결론이 다르다면 어찌 신뢰할 수 있겠는가?

같은 업종에 종사하는 사람들끼리 같은 언어로 같은 기반에서 소통함으로써 지식 검증과 축적이 이루어지는 게 아니라, 이따금 출현하는 천재 명의들이 쓴 책의 주석과 해석에 치중한다.

### 신비주의로의 도피

동양의학은 초능력적·주술적 느낌마저 든다. 그로 인한 플라시보 효과를 기막히게 이용하는 의료 천재들도 가끔 나타난다. 앞에서도 말한 것처럼, 천재의

---

105) 산전광윤·대전문언, 『도설 동양의학』 참고.

출현은 절대로 나쁜 일이 아니다. 단지 그들의 책(별로 정확하지도 않은)[106]을 암기하고 해석하는 일에 매달리는 것은 과학적 지식 축적과 진보에 오히려 좋지 않은 환경을 조성한다. 제도권 현대의학에도 타고난 감을 가진 천재가 자주 등장한다. 그러나 그런 사람을 통해 지식이 축적되지는 않는다.

분명히 오류가 있으나 제대로 시정되지 않고 있다. 예를 들어, 『동의보감』에 임신한 태아의 성별을 바꾸는 법이 나오는데, 주술적인 의미 외에는 일고의 가치도 없는 처방이다. 그런 잘못된 처방이 다른 처방들과 동일한 위치를 차지하고 있으니, 다른 처방마저 의심의 눈초리를 보내게 된다. 전반적으로 실험을 거쳐 축적된 지식이 아니라는 인상을 받게 되는 것이다. 아직 실험해 보지 않았지만 이런 이야기가 있다는 정도와 검증된 치료법을 구분해 놓았다면 훨씬 믿음이 갔을 것이다.[107]

기존 이론과 맞지 않은 증거가 확인되면 이론을 바꿔 새로운 지식체계를 만들어야 하는데 그렇지 못하다. 새로운 지식과 정보를 흡수할 만한 틀이 없으니 신비주의라는 도피처를 찾아가는 것이다.

예전에는 서양의학에도 그런 측면이 강했다. 예를 들어, 하비Harvey가 혈액 순환계를 발견하기 전의 서양의학은 갈렌Galen과 히포크라테스Hippocrates의 4

---

106) 나는 의서를 많이 모아온 편이다. 과거 출현했던 동양의학의 천재들은 의서의 전반부를 철학적 심오함으로 채우는 경향이 있다. 유교의 대표적 경전인 『역경(易經)』의 해석 능력을 과시하는 데 많은 분량을 사용한다. 그리고 어떤 경우 어떤 처방을 내리는지 등 영양가 있는 정보는 후손이나 가까운 제자들에게 구전으로 전해준 사례가 많다. 따라서 동양의학 천재들의 저술을 연구할 때는 시간 배분에 조심해야 한다. 한국 기업인들이 직원을 가족처럼 대하고 성실과 노력, 사회 봉사 등의 원칙을 지켜온 것이 성공 비결이라고 말하는 경우가 많다. 자서전 대필업계에는 좋은 정보일지 모르겠지만, 경영학과에서 그 말을 좇아 기업을 분석하는 일이 부질없는 것과 마찬가지 이치이다.

107) 『동의보감』 서문에는 이시진의 『본초강목』이 제대로 실험도 해보지 않고 마구 써놓은 책이라는 느낌의 비판이 담겨 있다.

액液설이 토대였다. 이는 지금의 동양의학과 매우 흡사하다. 모자란 것은 채워주고 보補해 주며, 너무 많은 것은 빼泄주는 것이다.

그러나 혈액순환계 발견 이후 격렬한 토론이 벌어졌다. 그리고 해부학의 발견으로 갈렌과 히포크라테스의 지식체계는 잊혀져갔다. 기존 지식이 눈에 드러난 증거와 맞지 않다고 판단했기 때문이다.

그런데 동양에서는 증거와 이론이 맞지 않을 경우, 이론을 바꾸는 것이 아니라 '신비화'로 대응하는 경우가 많았다. 간이나 폐에 관한 이론이 안 맞으면 해부학적인 간이나 폐가 아니라 그 기능을 철학적으로 해석했다.

대체 동물이나 인간의 몸 속에 있는 장기는 무엇이란 말인가? 비철학적 장기가 따로 있고, 철학적 장기가 따로 있다는 건가? 동양의학에서도 해부를 통해 손으로 만지고 눈으로 볼 수 있는 것들을 간이나 폐라고 하지 않았나?

원래는 12경락도 피가 흐르는 혈관이라고 생각했다. 그러나 그렇게는 설명하기 어려운 증거가 쌓이자 '경락 속 기의 흐름' 등으로 신비화했다. 그전만 해도 의서에 해부도가 많았고, 장기의 모양과 위치 또한 그려져 있었다.

나는 동양의학 종사자들 가운데 비장脾臟을 췌장膵臟, Pancreas이라 말하지 않고 토기土氣가 어떻다는 식으로 표현하는 사람을 매우 비겁하게 여긴다. 그러한 이유는 「내경도」를 참고하시기 바란다. 뿐만 아니라 『황제내경』에서도 비장의 모양을 자세히 서술하고 있다. 추상적·철학적 역할이 아니라, 만지고 모양을 그릴 수도 있는 장기로 파악하고 있다. 『유경도익類經圖翼』[108] 같은 전통적인 중국의 해부학 서적에도 분명히 그렇게 나와 있다.

---

108)  명나라 장개빈의 의서. 너무 추상적이어서 읽어도 이해하기가 어려웠다. 이 책에 나온 그림에도 장기가 구체적이고 해부학적으로 언급되며 추상적·기능적으로 정의되지 않는다.

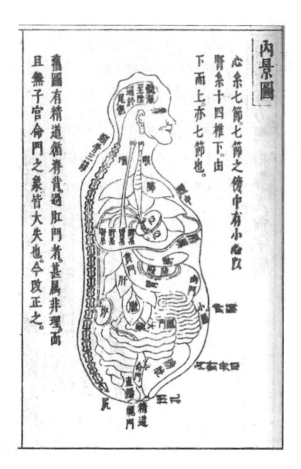

내경도. 원래는 도교 계통의 내공 수련을 위한 참고용 그림 전반을 의미한다. 중국 전통의학에서는 『황제내경黃帝內經』의 철학을 제대로 반영했다고 받아들여진다. 사람 몸 속의 경치라는 뜻을 가지고 있는데, 그래서 마을 모양을 그려놓기도 했다.

내경도. 원래는 도교 계통의 내공 수련을 위한 참고용 그림 전반을 의미한다. 중국 전통의학에서는 『황제내경黃帝內經』의 철학을 제대로 반영했다고 받아들여진다. 사람 몸 속의 경치라는 뜻을 가지고 있는데, 그래서 마을 모양을 그려놓기도 했다.

　나는 바로 이 점, 즉 비장이 췌장이냐 아니냐는 문제에서 많은 동양의학 의료인들과 이론적 결별을 하게 되었다. 틀린 걸 발견하면 버리거나 고쳐나가야 한다고 믿기 때문이다.

　나는 오랫동안 검도를 해왔다. 하지만 젊었을 때도 잘하지 못했고, 나이가 든 요즘도 여전히 젊은 사람들에게 밀린다. 그러면 깨끗이 패배를 인정하는 대신 검의 도道와 승부의 품격, 검에 드러난 인간성 같은 말장난으로 후배들

172

을 누르려고 한다. 선배들에게 그렇게 배웠기 때문이다. 심지어 검선일체劍禪一體[109]라는 말도 지어냈다. 그러니 내 검도 실력이 늘어날 리 없고, 검도가 올림픽 종목으로 채택되지도 않는 것이다.

물론 사람의 몸에서 일어나는 현상에는 신비스러운 측면이 있다. 말로 설명하기 어려운 면도 있고, 오묘한 부분도 있다. 그러나 물리적·해부적 설명이 가능한 측면도 분명히 존재한다. 역사적으로 비교적 명확한 입장을 취해오다 현대의학이 출현하고 과거의 이론이 잘못되었다는 증거가 나오자 신비화로 도망간 셈이다.

동양의학의 발달사를 보면, 한나라 때 의술과 무속이 구별되기 시작했다. 그런데 19세기 이후 다시 무속화되려는 것 같다.

대체의학이 새로운 증거를 흡수해 과거 이론을 버리고 새로운 이론을 정립하는 승화 작업을 못하는 것은, 본질적인 문제라기보다는 이 분야의 제대로 된 천재가 출현하지 않아서인 듯하다.

일본의 검술 천재 미야모토 무사시는 "검술보다 화승총이 무력에서 몇 수 앞선다!"면서 화승총을 사용해 상대를 제압하는 신식 무술을 깊이 연구했다. 만약에 모짜르트가 살아 있었다면 하프시코드나 피아노를 고집하지 않고 컴퓨터와 신시사이저를 이용해 작곡했을 것이다.

---

109) 무엇이든 '~일체'라고 말하는 사람들을 경계하시기 바란다. '~와 ~는 사실 하나', '유불선도 알고 보면 하나'라는 식으로 말하는 사람들 말이다. 신비화, 사이비 종교화, 애매화라는 사기 프로세스의 시발은 상식적으로 보기에 분명히 다른 '~와 ~가 사실은 하나'라는 표현을 사용하는 데서 시작한다. 무언가를 깨달은 듯한 인상을 상대에게 주려는 것이다.

## 대체의학의 발전 방향

과거 이시진이나 허준 같은 천재가 대체의학계에 다시 출현한다면, 동서양 의술을 통합한 제품과 치료법을 많이 만들어냈을 것이다. 또한 '음양오행설'과 '12경락'도 현실적 증거에 맞게 고쳤을 것이다.

나는 어떤 의미에서 활명수가 그런 제품이라고 생각한다. 조선 말기 양의학이 들어오자, 의학적 감이 좋은 의녀가 양방과 궁궐의 비방을 합쳐 그처럼 훌륭한 제품을 만들어낸 것이다. 그런 의녀야말로 내가 생각하는 천재이다.

향토명의·골목명의·민간의술의 대가는 많다. 그러나 그들의 의술이 객관화되어 전수되는 일은 극히 드물다. 취향이나 성향 자체가 무언가를 체계적으로 기록하고 보존하는 분들이 아니며, 감 중심의 지식인 경우가 많다.

말과 글로 표현하고 기록하기가 어렵다는 건 이해한다. 그런데 그런 분들의 지식을 객관적으로 전수하기 어려운 이유가 취향이나 감성 위주이기 때문만은 아니다. 황종국 판사의 책에도 나오는 내용인데, 민간의술과 대체의학의 대가로 소문날 경우 동네 한의사와 약사, 의사들로부터 고발이 접수되므로 실력이 뛰어날수록 자신을 감춘다고 한다. 또한 기록으로 남겨지면 재판에서 불리한 증거가 될 수도 있는 일이다.

심지어 질 나쁜 환자들이 치료 후 좋은 결과를 감사하게 여기는 것이 아니라 돈을 뜯어내려 협박하는 일까지 있다고 한다. 황종국 판사는 그들을 인간 말종이라고 단정지었다.

우리 회사도 2005년 미국의 전국망 텔레비전 방송에 몇 차례 소개되면서 유명세를 탔다. 당연히 문의가 몰려들었다. 나는 직원들에게 제품의 장점을 이야기하며 판매를 촉진하려 하지 말고 "주치의에게 문의하세요", "임상 결과가 웹사이트에 올려져 있으니 그걸 참고하세요", "저희는 허가받은 사항 외에는 어떤 치료 효과도 주장하지 않습니다" 등의 세 문장만 반복하도록 지시했다. 법적으로 문제가 생길 수도 있기 때문이었다.

그래서인지 고소고발이나 소비자 불만 신고가 한 건도 없었다. 화를 내는 경우는 있었지만, 그런 식으로 응대하니 더 믿음이 간다는 분들도 많았다.[110]

현실적으로 대체의학을 이용해 치료가 검증된 질병과 증세의 수는 미미하다. 그러나 대부분의 병이 치료된다고 주장해 왔다. 특정 병을 놓고 공평하게 비교해 보면, 양방보다 우수하다고 증명된 대체의학 사례는 매우 적다. 그리고 특정 질병에서 양방을 성공적으로 보완한 경우도 많지 않다.

여기에는 다소 심각한 철학적 문제가 있다. 한의학을 이용한 진료와 치료에 서양의학적 병명을 사용하는 일이다. 이는 우습기 짝이 없는 상황이다.

예를 들어, 당뇨병·고혈압 등은 동양의학에 없는 병명이다. 이를 치료하겠다고 나선 한의사들은 서양의학이 그러한 병명으로 거대한 의료시장을 만들어내자 슬쩍 숟가락을 얹은 셈이다.

환자가 서양식 병명을 말하면 그것을 무시하고, 팔강八綱과 변증辨證으로 동양의학에 의한 동양의학 관념 내의 진단을 하고 동양의학적 방안을 제시해 그 결과를 서양의학적 처방과 당당하게 겨루는 근성 있는 한의사를 나는 거

---

110) 재미있는 에피소드를 한 가지 소개하겠다. 우리가 그처럼 소극적으로 나가자, 베트남 출신 사기꾼 몇 명이 TV에 소개된 우리 회사를 자기네 회사라고 주장했다. 심지어 내 사진을 도용해 웹사이트에 내걸고, 내 이름마저 살짝 바꾼 상태로 말이다. (Youngsoo Kim을 Yungsu Kim으로 바꾸었다.) 롤렉스(Rolex)가 잘 팔리니 롤레스(Roles) 시계를 만들어 파는 것과 비슷하다. 그들은 빈 캡슐을 병에 넣어 판매했는데, 3개월 동안 3,000만 달러의 매출을 올렸다. 하지만 그것을 공평하게 나누지 않자 내부자가 신고했고, 두목급은 체포되었다. 감옥에 안 간 졸개들이 요즘도 상당한 매출을 올리고 있다고 한다.

의 만나보지 못했다. 그러니 병을 실제로 치료한 결과가 드물 수밖에 없다.

일본 스모 선수들과 우리 씨름 선수들이 시합을 한다고 하자. 스모식 규칙으로 하면 일본이 10 대 0으로 이기고, 씨름식 규칙으로 하면 우리가 10 대 0으로 이기게 되어 있다.

그와 마찬가지다. 서양의학으로 정의된 병을 치료하는데 서양의학과 어떻게 경쟁한다는 말인가? 한방에서 양방의 병명을 사용하는 일은 금지해야 한다. 환자들이 그렇게 부르니 한의사조차 그렇게 사용하는 건 잘못된 사고방식이다. 그것은 오직 참고사항일 뿐이다.

동양의학적 사고방식과 논리로 진단하고 변증하고 처방해야 한다. 어설프게 서양의학을 흉내냈다가는 환자는 환자대로 고생하고 한의사는 한의사대로 망신당할 뿐이다. 그렇게 한의학에 자신이 없으면 폐업하고 의대에 다시 진학하든지 해야 한다.

동양의학적 사고방식과 논리로 진단하고 변증하고 처방할 경우 재미난 기적이 발생하기도 한다. 서양의학적 논리와 진단과 처방으로는 해결할 수 없는 문제들이 완전히 새로운 논리와 관점, 처방으로 풀리는 경우가 종종 있다.

그런 관점에서 나는 일본의 오츠카 게이세츠大塚敬節를 천재라고 생각한다. 개항기 서양의학을 접한 동양의학자의 고민과 철학적 사색이 그처럼 깊은 경우를 본 적이 없다. 그의 저서는 모두 읽어야 된다고 나는 주장한다.[111]

그가 쓴 '수증隨證 치료와 병명 치료'라는 글에 귀비탕을 사용해 백혈병을 치료한 예가 나온다. "내가 귀비탕을 사용한 것은, 백혈병이라는 질병에 대

---

111)  그 유명한 오츠카 제약과는 직접적인 관련성이 없는 것으로 알려졌다. 나는 그 분이 설립한 것으로 잘못 생각했다.

해서가 아니었다. 이 부인에게는 귀비탕을 사용하지 않으면 안 되는 증상이 있었기 때문에, 백혈병이든 아니든 관계없이 귀비탕을 사용한 것이다"라고 그는 말한다. 동양의학 또는 대체의학, 민중의학에 종사하는 분들은 그 말을 귀담아들어야 할 것이다.

암을 서양의학적으로 이해하면 난치요 불치가 된다. 그러나 동양의학적 팔강으로 증세를 판단하고 변증해 탕약을 처방하면 효과적인 경우가 종종 생겨난다.

교회에 가면 암 환자도 감기 환자도 "하나님과의 관계를 우선 재정립하라"는 처방을 받는다. 죄를 회개하고, 감사하는 마음으로 기도하면 의외로 많은 병이 낫는다. 완전히 새로운 해석으로 새로운 처방을 내렸기 때문이다. "죄의 문제를 해결 못한 거지. 그게 암도 되고 맹장염도 되는 거야" 하며 암을 무시하고 완전히 다른 우주관과 철학, 다른 사고방식으로 그 사람의 인생과 건강을 재구축하는 것이다.

신유의 기도를 할 때 환자가 이런저런 이야기를 하면, "그건 당신 의사 이야기일 뿐이고"라는 말을 가끔 한다. 무시하겠다는 소리다. 그런데 그러다 보면 병이 낫는 경우가 의외로 많다. 암을 무시해 버렸으니 암이 나았는지 안 나았는지 관심도 갖지 않는다. '내 생명 하나님께 맡겼는데 살 만큼 살리시겠지. 또 죽으면 천국에 가면 되지'라는 마음을 가지면 오히려 회복되는 경우가 많다는 것이다. 내가 보기엔 20~30퍼센트 이상인 것 같다. 그게 어딘가? 암, 불치, 생존확률, 보험료 등을 깡그리 무시하고 완전히 새로운 세계관을 적용한 것이다.

불교 역시 "몸도 공空이고 이 세상도 공空인데, 어찌 병病만 공空이 아닐 수 있겠는가?"의 사고방식으로 의사들의 진단을 무시하는 방법을 쓴다. 처음 그 이야기를 들었을 때는 웃고 넘겼는데, 효과가 매우 좋다는 사실을 나중에 알게 되었다.

한방도 마찬가지다. 양방의 세계관과 진단, 사고방식을 버리고, 온전히 자신만의 우주관으로 환자의 상태를 새롭게 해석해야 한다. 그러면 난치병 해결의 많은 문이 열릴 것이다.

중증 말기 암환자에 대해 ① 대변을 편하게 보도록 하고, ② 땀이 편하게 나오도록 하고, ③ 소변이 편하게 나오도록 하고, ④ 잠을 편하게 자도록 하고, ⑤ 식욕을 돋구는 한방 치료를 하니 몸이 회복되었다는 사례가 많다. 양방의 진단을 완전히 무시하고 기본적인 생리현상을 편하게 했더니 큰병이 나은 것이다.[112]

내가 직접 이야기 들은 예로는 다음과 같은 것들이 있다.

● 폐암 환자에게 소변을 편히 나오도록 하는 한방 치료를 하면 특효가 있다고 이야기하는 한의사가 많다.

● 식도암 환자는 묽은 침이 많이 나오는데, 묽은 침이 나올 때 처방하는 오수유탕을 주면 낫는 수가 종종 있다.

● 식도암 환자에게 먹고 싶어하는 것을 가능한 만큼 조금씩 먹이면 효과가 좋다. 이때 보신탕이 자주 등장한다.

---

112) '팔강약침'이라는 침법을 사용하는 안용모 교수님을 소개하고 싶다. 연대 의대 임상병리과 전문의인데, 침 대신 주사기를 사용해 혈에 약초 추출물을 주입한다. 2011년 나도 크게 신세를 졌다. 치료받으면서 그 분의 천재성에 감탄했던 기억이 난다.

## 도설 동양의학

산전광윤·대전문언 지음, 오담 옮김, 논장, 2010.

입시로 단련된 우리나라나 일본 사람만이 쓸 수 있는 유형의 책이다. 내가 아는 한,
동양의학을 가장 명확하게 정리한 책이다.

## 양방이 죽어도 못 따라오는 한방 비결

「신동아」, 2001년 1월호 별책부록.

우리나라 한의사들이 생각하는 중요한 한의서 9권을 소개하고 있다. 양생술과 도인
술, 즉 이미 병이 난 경우의 치료보다는 예방과 건강을 지키는 비결을 주로 소개한다.
복잡하고 철학적이고 관념적인 담론을 피해 실제 생활에 필요한 내용만 압축적으로
이야기한다. 나는 이런 제목으로 독자들의 관심을 끄는 것이 불만스럽다. 좋은 한방
비결이라고 하면 되지 양방과 비교할 게 뭔가? 그러나 읽기 쉽고, 내가 시행 중인 건
강법도 꽤 많이 소개되어 있다.

## 과학으로 진단한 한방입문

쿠보 토도쿠·다카하시 요시오 지음, 김희웅 옮김, 강재만 외 감수, 국일미디어, 1997.

'병리해설은 양방! 처방법은 한방!'이란 캐치프레이즈로 쓴 책이다. 양의학적 병명을
나열하고 거기에 맞는 한방 처방을 열거한다. 약 75가지 정도의 기본 약재가 소개되

는데, 시간이 없을 때 참고하면 좋을 듯하다. 나는 양의학적 병명을 사용해 병리 해설을 한 뒤 한방 처방을 더하는 논리 구조에는 반대한다.

## 황제내경 양생도전黃帝內經 養生圖典
周春才 · 韓亞洲, Dolphin Books, 1997.

---

나는 이 책을 통해 본격적으로 동양의학 여행을 시작했다. 만화 형식이며 영어와 중국어로 설명이 이루어진다. 만화라고 우습게 봐서는 안 된다. 심오한 내용을 완전히 깨치고서야 그릴 수 있는 내용이기 때문이다.

대만으로 유학을 다녀와 어느 정도 중국어를 이해하지만 어려운 의학용어는 자신이 없었는데, 이 책을 반복해 읽으면서 고대 의학 관련 중국어를 일정 부분 깨우칠 수 있었다. 중국 고전을 공부할 때 만화 형식의 영어로 내용을 대충 파악한 뒤 원전을 공격하는 것이 기초가 약한 나의 학습법이다.

『역경도전易經圖典』도 내친 김에 권하고 싶다. 역시 주춘재가 그림을 그렸다. 그 어렵다는 『역경』을 매우 쉽게(?) 설명하고 있다. 영어가 없는 대신 알기 쉬운 백화문(白話文, 오늘날의 현대 중국어)으로 쓰여져 있다.


## 황제내경黃帝內徑

---

1991년 중국의 스타 TV에서 만든 10개짜리 DVD를 반복해서 봤는데, 나에게 많은 도움이 되었다. 또한 「의사를 찾기 전에 자신을 먼저 돌아보라求醫不如求己」라는 프로그램도 건강에 관한 중국인들의 전통적인 사고방식을 이해하는 데 도움을 주었다.

중국인들은 의사에게 가거나 약을 사용하지 않고 음식과 호흡법, 간단한 운동 등으로 건강을 유지하려는 마음이 다른 나라보다 강한 것 같다.[113] 그에 비해 일본인들은 약을 좋아하는 듯하다.

그 후 인민위생출판사의 중의약학고급총서 『황제내경』을 읽었다. 하지만 수박 겉핥기 식으로 이해할 수밖에 없었다. 그나마 앞에서 소개한 만화와 DVD로 예습 겸 준비를 해서 어느 정도 내용이 파악되었다. 당뇨병과 고혈압 관련 부분을 자세히 읽었다. 장중경張仲景의 『상한론傷寒論』과 『금궤요략金櫃要略』도 읽었다. 당뇨병 등 대사증후군 관련 부분을 집중적으로 읽었다.


## 국역증보 동의보감
허준 지음, 동의보감국역위원회 역편, 남산당, 2003.

------

이 책을 여러 번 읽었다. 마음이 흐뭇했던 것은 약사회(양약) 회장님의 추천사가 있었다는 점이다. 『향약집성방』도 그렇고 우리나라 의서를 특히 좋아하는데, 그 이유 중 하나가 서문이 매우 잘 쓰여졌기 때문이다. 문체가 장엄하고 문장력이 탄탄하다. 임금에게 충성하고 백성을 구하겠다는 의지를 우아한 문장으로 조리있게 피력하는데, 이상하게도 다른 나라 의서에는 그런 서문이 없다.[114]

또한 『동의보감』을 보면 도가 사상에 기초해 책을 쓰겠노라 처음부터 확실하게 밝힌

------

113)  그래서 법륜공(法輪功)이 대유행했다고 중국 정부는 진단한다. 중국에서 성공한 종교집단은 대부분 집에서 돈 안 들이고 하는 간단한 건강법을 필수적으로 가르친다는 것이 재미난 특징이다. 사실 종교와 의료는 떼려야 뗄 수 없는 관계이다. 기독교 교회 성장사에도 반드시 신유의 기도가 유행한 시점이 있다.

114)  예를 들어, 이시진의 『본초강목』 서문은 왕세정이라는 당대 최고의 학자가 썼다는데 무슨 말인지 알기가 어렵다. 자기가 읽은(다른 사람은 절대로 읽지 않은 것이 확실한) 이상한 책의 주인공들을 누구나 알아야 되는 상식처럼 인용해 지식을 자랑하는 것처럼 느껴진다. 다른 사람의 저서에 서문을 써주면서 자기 책을 소개하는 만행을 저지르기도 한다. 학문은 뛰어났을지 모르나 인격적으로 높은 점수를 주기는 어려운 측면이 있다. 그에 비해 우리나라 『향약집성방』 서문은 눈물이 나올 정도로 감동적이다.

다. 통쾌한 것은 『본초강목』이 조잡하고 논의에 허점이 많음을 드러내 지적한 점이다. 실전에 사용해 보지도 않고 자료만 모은 것이 무슨 소용 있느냐는 식으로 대놓고 비판한다. 허준은 책에서 자신이 중국의 북의北醫나 남의南醫급에 해당하는 동의東醫임을 천명한다.

## 이야기 본초강목
이풍원 지음, 팬더북, 1995.

이 책은 제목처럼 『본초강목』에 대해 이야기식으로 설명하고 있지 않다. 중국의 약초 관련 민간설화를 모은 것인데, 무척 재미있다. 이 책을 재미있는 옛날 이야기로 읽을 수도 있겠다.

## 한의학 특강
박찬국 지음, 한뜻 출판사, 1995.

내가 읽은 우리나라 최고의 한의학 입문서이다. 이 책을 여러 번 읽었는데, 음양오행설을 매우 쉽게 설명하고 있다.[115] 직접 연구하고 완전히 깨우친 후 글을 쓰는 의료인으로 여겨진다.

개인적으로 크게 도움받은 몇 가지를 소개하면 다음과 같다.

● 당장 힘을 쓰려면 소고기, 오래 힘을 쓰려면 돼지고기가 좋다.

● 형체가 검어지면서 커지는 것은 음이고, 형체가 붉어지면서 작아지는 것은 양이다.

● 급하면 사람을 잠깐 살릴 수 있는 서양의학이 있으니 그것을 믿고 조심하지 않음

---

115) "음양은 사물의 정태(靜態)를 파악하고, 오행은 사물의 동태(動態)를 파악하는 것이다. 음양오행설은 객관적 관찰에서 나온 것이 아니라 주관을 가진 내가 물질 속으로 들어가 우주와 상대하는 것이다. 음양은 대립적이며, 오행은 통합적이고 조화를 추구한다." 나는 이보다 정확하게 음양오행설을 정리한 책을 본 적이 없다.

으로써 오히려 현대사회에 병이 더 많다.

● 하초·중초·상초는 뿌리·줄기·잎 같은 관계다.[116]

● 대변 이상은 양기 부족에서 오는 것이므로 한증寒症이 많고, 소변 이상은 음기 부족에서 오는 것이므로 열증熱症이 많다. 소변 불통의 경우에는 폐를 강화해 치료한다. 음기 부족은 현대의학 용어로 체질이 산성화된 것이다.

● 병이 변하고 그것에 따라 의학이 변한 것이지, 의학이 발전한 것은 아니다.

● 병의 원인을 무시하고 생리작용을 편하게 하면 병이 낫는 수가 많다.[117]

● 원인을 없애 병을 깨뜨리려 하지 말고, 병의 궤도를 바꿔주어야 한다.

● 당뇨와 고혈압의 관계, 대사성 질환의 근본 원인은 쾌락 위주의 생활이다.

● 아이들이 아침에 못 일어나는 것은 간밤에 양기를 잘 갈무리하지 못해서이다.

● 주인은 인체이고 의술이나 약은 인체를 모시는 것이다.


## 한방의 과학
호소야 에이키치 지음, 김은하 옮김, 전파과학사, 1994.

---

동양의학 탐사과정 초창기에 많은 도움을 준 책이다. 일본의 유명한 양의가 은퇴 즈음 본격적으로 동양의학을 공부하면서 깨달은 것을 알기 쉽게 정리했다. 일본 의학계의 리더로 손꼽히던 명성이 헛된 것이 아님을 알 수 있다.

과거에 확립된 이론일지라도 이해가 안 되면 받아들이지 않겠다는 지적 자존심에 바탕을 두고 있다. 잘 모르면서 음양이니 오행이니 체질을 논하는 허접한 책들을 보다 이 책을 읽으면 신선하다는 느낌이 든다.

내가 가장 도움을 받은 것은 '증證'에 대해서이다. 한방 관련 서적을 상당히 읽었지

---

116)  내가 지금까지 읽은 삼초(三焦) 이론 중 가장 간명하고 잘된 설명이다.

117)  내가 평소 주장하는 "한의는 한의의 논리에 충실하고 양의식 병리를 무시하라"는 이야기와 일맥상통한다.

만, 동양의학의 가장 중요한 개념인 '증'을 제대로 설명하는 경우는 드물었다.

내가 이 책에서 배운 중요한 몇 가지는 다음과 같다.

● 새로운 병을 먼저 치료하고 오래된 병은 나중에 치료한다.

● 허를 먼저 치료(보전)하고 실을 공격한다.

● 이裏를 먼저 치료하고 표表를 치료한다.

● 허실의 판정이 애매할 때는 일단 허로 본다.[118]


## 한방의 제문제
나가사와 모토오 지음, 김장호 옮김, 전파과학사, 2003.

---

나는 이 책에서 광물을 처방에 이용하는 법을 배웠다. 그리고 길경(도라지)이 '약을 싣는 배' 같은 존재라는 것도 배웠다. 약을 쓰다 보면 약효가 가라앉아 아무 일도 일어나지 않는 것처럼 느껴질 때가 있는데, 도라지를 조금 섭취하면 약효가 뜨는 듯한 기분이 생겨나는 경우가 많았다. 한방 원리에 따라 제품을 만들 때 같은 양의 약초 원료로 추출물의 양을 높여 비용을 줄이는 요령도 이 책에서 배웠다.


## 천고의 명의들
쑨리쥔 외 4인 지음, 류방승 옮김, 옥당, 2009.

---

중국 역사상 최고의 명의를 전기식으로 풀어놓은 책이다. 나는 이 책에서 힌트를 얻어 나만의 지압술을 시도하고 있다. 수차례 이야기했지만, 나는 선무당급 동양의학 지식을 가지고 있다. 그래서 감히 침을 놓거나 뜸을 뜨지는 못한다.

하지만 지압은 많이 하는 편인데, 손사막이 개발했다는 아시혈阿是穴법이다. 눌러보아

---

118)  앞에서도 이야기했지만, 한방을 음식으로 보면 영양실조에 한방의 효과가 더 빠른 것이 당연하다.

'아阿!' 하는 그곳이 바로는 혈이라는 이야기이다. 내가 제일 좋아하는 중의가 바로 손사막이다. 역대 중의의 치료법 중 그 분의 방법이 경험적으로 가장 효과적이었다. 그래서 잘 모르는 것이 나오면 무조건 『천금방』을 제일 먼저 검색해 본다.


## 인체경락 사용수첩人體經絡 使用手册
蕭言生, 東方出版社, 2009.

---

침자리를 찾는 데 이렇게 친절한 책은 없다. 특히 침자리를 찾기 어려운 어린이를 치료할 때 어떻게 해야 하는지 알 수 있다. 또 악수하면서 상대의 당뇨병을 진단하는 요령을 가르쳐준다.

가끔 허벅지로 당뇨병을 진단해 좌중의 재미를 돋굴 때가 있는데, 이 책은 나처럼 게으른 사람에게 좋은 참고서이다.


## 동양의학은 서양과학을 뒤엎을 것인가
하야시 하지메 지음, 한국철학사상연구회 기철학분과 옮김, 문사철, 2008.

---

문화사적인 책이다. 내가 이 책을 좋아하는 이유는 농담조로 깊은 이야기를 끌어가는 저자의 스타일 때문이다. 아예 서문에 '나는 농담을 원래 좋아해서'라고 밝힌다.

저자는 중국 내부의 중의에 대한 비판을 소개한다. 중국의 대문호 루쉰의 경험을 이야기하면서, 중의의 비과학성과 비논리성과 심지어 사기성을 통렬히 비판한다. 루쉰의 아버지는 중의에게 치료받았으나, 돈은 돈대로 날리고 결국 사망했다.

아이러니한 것은, 루쉰의 통렬한 비판대상이 사실은 괜찮은 중의였다는 점이다. 서양의학과의 통합에도 공을 세운 인물이었다.

## 중국 약초 약리학The Pharmaocology of Chinese Herbs
Kee Chang Huang, CRC press, 1999.

유럽과 미국의 현대의학계에서 인정받는 책이다. 이 책을 인용하면 그곳 정부에서도 과학성을 인정해 준다. 그것이 학문적으로 어떤 의미인지 잘 모르겠지만, 어쨌든 유럽과 미국에서 인정해 주는 중국 의학을 담고 있다. 그런 나라에서 인정하면 무조건 과학적이라고 믿는 사람들에게는 좋은 참고가 될 것이다.


## 동양 약초 대사전Oriental Materia Medica : A Concise Guide
Hong-Yen Hsu and Associates, KEATS, 1986.

이 책도 구미 현대의학계에서 인정해 주는 책이다. 앞부분 20쪽 정도는 어디 내놓아도 필적할 만한 기본적인 중의의 요약이다. 약의 조합법에 관해 이렇게 잘 정리된 책을 본 적이 없다. 한방 처방으로 만든 제품을 구미 정부에 인허가 신청할 때 내가 반드시 이용하는 책이다. 이쪽 방면으로 창업하고 싶은 분이라면 반드시 구매해 책상머리에 비치해 놓기 바란다.


## 중국의 약초들Chinese Herbs
Dr. Hong-Yen Hsu, KEATS, 1980.

이 책은 내용이 별로지만 구미에서는 인정받는다. 물론 인허가를 받을 때 많은 도움을 준다. 저자는 중국인이지만 일본에서 공부한 사람이다. 나는 이 사람의 책을 세 권 정도 가지고 있다.

각국의 약전Pharmacopia도 무척 도움이 되는데, 특히 중화인민공화국 약전이 유익하다. 영어로도 번역되어 있어 편리하다.

186

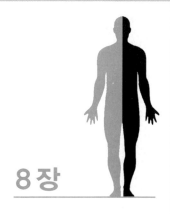

# 8장

세계관과 의료

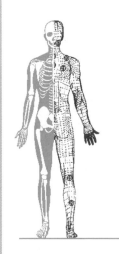

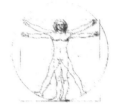

## 호모 이코노미쿠스적 세계관

앞에서 『의료, 세계관이 결정한다』라는 책을 소개했다. 저자는 의료선교를 하는데, 열심히 연구해 좋은 책까지 저술하는 분이다. 나도 인간의 모든 행동은 그 사람이 가진 세계관에 의해 결정된다고 생각한다.

하지만 의료에 대해서는 생각이 다르다. 수요자(돈을 낼 사람)의 세계관이 중요하지 공급자의 세계관이 중요한 것 같지는 않다.

앞에서도 이야기했지만, 과거 한국의 양약사 대부분이 한약제조약사 자격을 취득했다. 양약과 한약의 의료 세계관은 매우 다르다. 그런데 어떻게 갑자기 세계관을 바꿀 수 있었는지 의문이다.

이 사례만 놓고 보면 의료 서비스 제공자들이 '가장' 소중하게 여기는 것은 복잡한 철학적·관념적 의료 세계관이 아니라, '조건이 동일하다면 돈을 더 버는 것이 안 벌리거나 덜 벌리는 것보다 좋다'는 단순한 호모 이코노미쿠스Homo Economicus적 세계관인 듯하다.

그런 생각이 꼭 나쁜 건 아니다. 나도 누군가 많은 돈을 준다면, 이 책에서 주장하는 내용을 전부 부정(?)할 용의가 있으니 말이다.

호모 이코노미쿠스적 세계관이 그들에게 제일 중요하다면, '두 번째'로 여기는 의료 세계관에 대해 이야기해 보자.

## 생물학적 결정론

제도권 서양의학은 '생물학적 결정론'이라는 세계관을 가진 것으로 보인다. 이는 인체를 복잡하고 커다란 기계로 바라보는 관점이다. 그래서 '인체기계관·기계적 인체관'이라 부르기도 한다. 이런 관점은 장기를 인체의 부

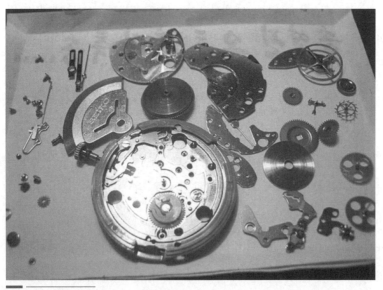

기계적 인체관은 19세기와 20세기 초를 풍미했다. 그러한 세계관에 심취한 사람들은 시계를 뜯었다 다시 조립하는 취미를 매우 자랑스럽게 생각했다. 특히 서구 문화를 확실히 받아들인 상징으로 시계 분해 조립을 취미로 가진 동양 귀족과 왕족이 많았다. 청나라 말기의 황제들과 황제의 형제들 역시 그러한 취미에 몰두했다. 지금도 북경 자금성에 가면 그때 사용한 시계들이 따로 전시되어 있다.

품으로 파악하고, 부품의 합이 전체 상태를 설명할 수 있다고 생각한다. '환원주의'라고도 하는데, 데카르트가 그런 사고방식의 근대적 창시자이다.

이러한 세계관에 의하면 질병은 기계가 고장난 상태이다. 어떤 부품에 문제가 발생한 것이다. 그래서 특정 질병이 생기면 몇몇 장기에서 간명하게 원인을 찾는다. 특정 장기에 특정 원인으로 특정 병이 발생했다고 여기는 세계관에 기초한 의료체계는 그런 병을 비교적 쉽게 해결한다. 그래서 특정 장기가 특정 병균에 감염되었으니 특정 병균을 차단하고, 감염 부위를 회복시키거나 제거하거나 바꾸는 식으로 문제를 해결해 왔다. 대형사고가 나서 특정 부위를 다쳤다고 하자. 심한 외상에 대한 제도권 서양의학의 응급처리 기술은 정말 대단하다.

이런 의료 세계관이 지향하는 궁극적 승리는 장기 이식과 유전자 치료일 수밖에 없다. 이식할 장기가 동물이나 다른 사람 것이 아니라 배아나 줄기세포를 통한 공급이면 더 좋고, 인공 장기이면 더욱 완벽한 승리가 될 것이다. 또한 인간 생명의 기본 구성단위인 유전자를 조작하는 유전자 치료는 더욱 근본적인 승리가 될 것이다.[119]

결론적으로 말하면, 특정 장기의 특정 원인으로 발생한 문제, 단순한 인과관계의 채널을 통해 발생한 문제는 제도권 서양의학으로 훌륭하게 해결할 수 있다. 앞으로도 그 방면에서 상당한 성과가 있을 것이다.

그러나 유전자 분야에서는 성과를 내기 어렵다고 생각한다. 원천적인 한

---

119) 요즘은 3-D 장기배양이 가장 인기 있다. 내가 보기엔 암 발생만 줄일 수 있다면 상당히 유망하다. 하지만 줄기세포 기술과 암 예방은 현재로서는 빛과 그림자의 관계가 아닐 수 없다. 많은 줄기세포 기술이 암 예방법과 반대된다. 그러니 암이 발생할 수밖에 없다.

계, 즉 한정된 샘플을 이용해 무한대로 복잡한 현상을 추측해야 하는 근본적 결함이 있기 때문이다.[120] 또한 법적으로도 많은 문제가 발생한다.

구미 법조계는 어떤 유전자 또는 추출된 유전물질로 특허내는 것을 잘 인정해 주지 않는 분위기로 돌아섰다. '골드 러시'인 줄 알고 달려들던 수많은 회사들이 도산했다. 솔직히 나는 당연한 결과라고 생각한다.

환원주의적 세계관에 기초한 제도권 현대의학이 힘을 발휘하는 건 딱 거기까지다. 특정 장기의 특정 원인으로 발생된 문제가 아니면 전혀 힘을 쓰지 못한다. 단순 인과관계가 아닌 복잡한 시스템적 현상은 파악 자체를 힘들어하는 것 같다.

자동차에 펑크가 났다고 하자. 그러면 타이어를 갈아 끼우거나 문제 부분을 수리한다. 이런 건 제도권 현대의학의 근간이 되는 생물학적 결정론적 세계관을 가진 사람들이 잘 해결한다. 그런데 전반적으로 연비가 떨어졌다든지, 차를 산 지 오래되어 평지는 괜찮은데 언덕길에서는 부드럽게 나아가지

---

120) 유전자 서열을 세계 최초로 밝히겠노라며 매스컴에 등장하던 '셀레라(Celera Genomics)'라는 회사는 요즘 헬렐레해졌다. 창업자 크레이그 벤터(Craig Venter)는 빌 게이츠보다 많은 돈을 벌고 모든 것을 지배하는 황제가 될 거라며 다양한 잡지 표지에 맞춤양복을 입고 등장해 일약 스타가 되었다. 하지만 요즘은 인터넷으로 한참을 검색해야 소식을 알 수 있다. (단언컨대, CEO가 맞춤양복을 입고 잡지 표지에 등장하면 그 기업의 몰락은 머지 않았다. 맞춤양복에는 묘한 저주(?)가 있다.)
한창일 때는 유전자 7,000개에 대한 특허를 출원한다고 했다. 주가도 엄청 높았다. 회사가치가 150억 달러까지 갔지만, 지금은 가격을 매기기도 어렵다. 요즘은 '맞춤의료'에 치중한다는데, 그것도 원천적으로 안 되는 사업이다. 듣기에는 좋지만, 안전성이 문제다. "사람은 거의 똑같다. 그래서 다른 사람들을 대상으로 한 임상실험을 나에게도 참고할 수 있다"는 것이 근대 의학의 안전성 확보를 위한 기본철학이다. 사람마다 다르니 내게 맞는 치료를 찾는다? 그렇다면 임상실험이 설 자리는 없다. 매번 죽거나 살거나의 목숨을 건 도박을 해야 한다. 그걸 듣기 좋게 '맞춤의료'라고 하는 것이다.
얼마간 증권시장을 현혹시킬 수는 있을 것이다. 속아 넘어가는 사람들이 답답한 것이다. 물론 투자자의 올바른 자세는 속지 않는 것이 아니라, 속은 척하며 분위기를 띄워 주가를 올리다가 정점 근처에서 다른 사람들보다 약간 빨리 탈출하는 것이다.

못한다든지, 전체적으로 소음이 난다든지, 장시간 운전하면 예전보다 피로가 쌓이는 등의 문제에는 만족도가 떨어진다.

복잡한 인과관계, 라이프 스타일 증후군, 단순한 일대일의 선적線的 인과관계가 아니라, 마치 산수화 두 점의 미학적 형태를 관조·관찰하면서 숲의 형태를 보듯이 살펴야 하는 내인성 질환들 말이다.

자동차는 그럴 경우 엔진이나 트랜스미션을 통째로 교체하는 방법 등을 고려하다가 새 차를 구매하는 게 낫겠다는 '합리적' 결론

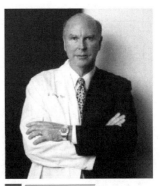

셀레라 지노믹스의 CEO 크레이그 벤터. 양면성을 상징하는 사진으로, 한 개체 속에 선과 악이 공존함을 의미한다. 사기꾼과 마술사를 의미하기도 한다. 원래 이 사진은 사업가와 과학자의 양면성을 상징하려 했는데, 결과적으로 사기꾼과 마술사를 상징하는 것이 되어 버렸다.

에 도달한다. 그런데 인간은 전쟁이나 대재앙 시기가 아니면 그런 '기계적 합리성'을 적용할 수 없다.[121]

생물학적 결정론에 기인한 제도권 현대의료의 또 다른 약점은 '예리한 칼'을 먼저 혹은 우선적으로 고려하고 '큰 붓'의 사용은 꺼려하는 데서 오는 방법론적 제약이다. 결정론적 방법을 확률론적 방법보다 선호하는 데서 오는 바로 그 제약 말이다.

예를 들어보자. "합격하려면 입학시험 성적이 좋아야 된다. 불합격은 입학

---

121) 안락사를 통한 장기 공급, 심지어 사회적 약자로부터의 동의 없는 적출을 통한 장기 공급은 기계적 세계관을 가진 제도권 현대의학에서는 전혀 문제되지 않는 의료행위이다. 안락사와 장기 적출이 가능한 사회적 약자의 정의를 가급적 넓게 규정하려 한다는 이야기는 앞에서 했다. 그들의 세계관으로는 당연한 논리적 귀결이다.

시험 성적이 좋지 않아서이다"라는 명제와 "인생의 실패는 죄성罪性 때문이다"라는 명제를 비교해 보자. 전자는 확실히 측정가능한 결과(합격증을 받았는지 아닌지)가 확실히 측정가능한 원인(입학시험 성적)으로 설명된다. 그런데 후자는 그렇지 않다. 인생의 실패를 어떻게 정확히 측정하겠는가? 죄의 많고 적음 또한 마찬가지다.

"군의 사기 저하는 문민 우선정책 때문이다", "행복의 열쇠는 역시 사랑이다" 등은 측정하기 어려운 주제가 마치 인과관계처럼 연결되어 있다. (고로, 진실이 아니라고 생각된다면 바로 이 책을 덮어야 한다.)

당구대 위에 놓인 당구공들의 움직임을 설명하는 물리학과 여자 마음을 사로잡는 법을 비교해 보자. 전자는 명확하게 정의된, 그래서 명확하게 측정할 수 있는 현상과 명확하게 정의된 설명변수가 있다. 후자는 설명해야 하는 현상 자체도 두리뭉실하고 설명변수 역시 두리뭉실하다. 대부분의 여자들이 자기 마음을 제대로 모르는 상태이기도 하다.

두리뭉실한 설명이 더 좋을 때가 있고, 명확하게 떨어지는 설명이 더 좋은 경우도 있다. 두리뭉실한 설명이 좋을 때 명확한 설명을 하는 것은 매정한 오류고, 딱 떨어진 설명이 필요할 때 두리뭉실한 설명을 하는 것은 눈치 없는 오류다.

그러나 많은 경우 우리는 혼동한다. 명확히 정의된 대상에 명확히 정의된 설명이 필요할 때 안개화법을 사용하는 태도는 듣는 사람에게 불쾌감을 준다.

지난 대선 때 안철수 후보에게 특정한 문제를 물으면 "새 정치를 해야 된다. 그것이 국민이 바라는 바이다"라고 연막탄 대답을 하곤 했다. 결국 그는 야권 지지자들의 신망을 많이 잃었다.

"은행 잔고가 왜 이렇게 줄어들었지?"라는 회장의 구체적인 질문에 "직원들의 사기 진작을 위해 회장님께서 좀더 인간적으로 소통하셔야 합니다"라고 대답하는 회계 담당자는 자리를 오래 보존하지 못할 것이다. "담당이 어제부터 출근도 하지 않고, 연락도 안 됩니다. 그래서 경찰과 은행에 연락해 일단 구좌를 동결시켜 놓았습니다"라고 대답해야 한다. 제도권 현대의학은 이렇게 똑부러진 상황에 강하다.

'여자의 마음을 사로잡는 법'을 물었을 때 "한 달에 한 번 배란기에 맞추어 7만 5천 원 이상의 선물을 한다"고 대답해 보라. 바로 "네가 그래서 희망이 없는 거야"라는 고통스러운 평가를 받게 될 것이다. 두리뭉실하게 답했어야 하는 순간이기 때문이다. "나의 순수성을 강하고 끈질기게 남자답게 어필한다"는 대답이 두리뭉실한 표현이다.[122]

인간이 고통을 느끼는 질병이나 건강 문제가 두리뭉실한 후자에 가까울 경우, 제도권 현대의학은 무척 취약하다. 어떤 세계관이든 강점과 약점이 있다. 강한 것을 살리고 약한 것을 조심하면 된다. 문제는 약한 분야에서도 독점권을 행사하려는 자세이다. 또한 자기보다 강한, 자기와는 다른 어떤 것의 존재가능성 자체를 부인하는 교만이 문제다.

인체는 무한히 복잡하다. 이런 복잡계는 분석하면 할수록 복잡해진다. 분석을 거듭할수록 분석할 것이 더 튀어나오는 현상, 그것이 복잡계 이론의 핵심이다.[123]

---

122) 최근에 화제를 모은 '괴짜경제학(Freakonomics)'이라는 팟캐스트는 우리가 두리뭉실하다고 생각했던 문제들을 묘하게 수치화해 사람들의 탄성을 자아낸다. 묘하게 수치화할 수 있다면 그렇게 하는 것이 좋다.

123) 제임스 글릭이 쓴 「카오스」 참고. 내가 젊었던 시절, 이 책을 안 읽으면 일상적인 대화에 끼지 못할 정도였다. 전공에 상관없이 인간 취급을 못 받았다.

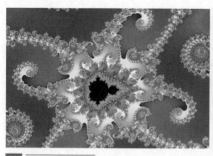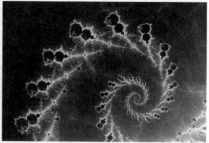

분석할수록 분석할 것이 더 많아지는 복잡계 현상의 모습들. 프랙탈이라고 한다.

　그래서 무조건 분석하는 습관을 가진 사람이 이런 문제에 걸리면 영원히 헤어나오지 못한다. 어느 순간 손을 들 수밖에 없다. 제도권 현대의학 연구자가 특정 현상을 분석하다 '그런 유전자'를 찾아야 하는 지경까지 가면 사실상 손들었다고 봐야 한다. 연구 방향을 처음부터 잘못잡은 것이다.

　고장난 시계는 모든 부품을 청소한 후 문제 부분을 교체해 조합하면 다시 사용할 수 있다. 그러나 생명체는 그것이 불가능하다. 물론 생명체에도 부품으로 볼 수 있는 장기가 있고, 각 부품의 작용에 관한 정보는 매우 중요하다. 그러나 시계 부품과 생명체의 장기는 다르다. 생명체는 무수히 작은 부품으로 구성되고, 그것들은 더 미세한 수많은 부품으로 이루어져 있기 때문이다. 그렇게 무한히 진행되는 것이 생명현상의 특징이다. 무수히 많은 미세한 부품들은 다양한 경로를 통해 유기적으로 연결되어 있다.

　그런데도 사람의 장기를 시계 부품처럼 취급하면 개념적으로 혼동이 오고, 그런 세계관에서 비롯된 의료는 반드시 부작용을 초래한다. 한 장기를 치료하면서 다른 장기를 해치는 경우가 많은 것이 제도권 현대의학의 세계관에서 필연적으로 발생하는 문제이다.

　동서의학 통합을 논할 때 다시 이야기하겠지만, 한방약과 약초 등에서 하나의 유효성분을 찾으려는 시도는 성공 가능성이 거의 없다. 혹시 그것을 찾더라도 따로 분리해 사용하는 순간 엄청난 부작용을 경험하게 될 것이다. 두리뭉실한 문제에 두리뭉실하게 설명해서 좋은 것이 동양의학과 자연의학의 강점이다. 그런데 딱 떨어지게 설명하려 할 경우, 사고의 틀 자체가 잘못되었기에 반드시 실패한다. 그래서 시도할 필요조차 없다는 것이다.

예를 들어, 인삼은 보양을 하며, 모든 약초를 순하게 하고, 좋은 약효를 강하게 한다. 이 얼마나 두리뭉실한 명제인가? 그런데 인삼의 유효성분이 모종의 '사포닌'임을 발견했다고 하자. 그래서 그 '사포닌'을 추출하거나 합성해 사용한다고 하자. 그것이 가능할까? 결국 엄청난 부작용이 발생할 수밖에 없을 것이다.

우리는 배가 고프면 밥을 먹는다. 그런데 밥의 유효성분을 밝혀 그것을 추출하거나 합성해 사용한다면 어떻게 될까? 당연히 부작용이 극심할 것이다.

나는 생약과 자연재료에서 단일활성 유효성분을 알아내는 것이 품질 관리와 규격화 측면에서 어느 정도 가치가 있다고 생각한다. 하지만 인체에 사용하기 위해 추출하거나 합성하는 것은 극히 예외적인 경우를 제외하고는 절대로 반대한다.

제도권 현대의학의 결정론적 의료 세계관에는 치명적인 철학적 약점이 또하나 있다. 바로 '통합이론'이 없다는 점이다. 모든 부품이 전체가 되는데, 전체가 된 그것이 어떻게 발동이 걸리는지는 침묵하고 있다.

시계 부품들을 다시 조립해 전체를 만들었다고 하자. 그렇다고 시계가 정상적으로 작동하는 것은 아니다. 누군가 태엽을 감고 툭 쳐주어야 한다. 자동차도 부품을 조립했다고 해서 그냥 굴러가는 게 아니다. 누군가 기름을 넣고 시동을 걸어야 한다. 바로 통합의 문제, 즉 모든 부품이 모였는데 전체가 어떻게 발동이 걸려 굴러가는가에 침묵하는 것이 결정론적 세계관의 철학적 약점이다. 그러니 제도권 현대의학의 여러 분야가 따로 놀고 서로 깔볼 수밖에 없다.

성경에서는 이에 관해 "발이 이르되, 나는 손이 아니니 몸에 붙지 아니하였다 할지라도 이로써 몸에 붙지 아니한 것이 아니요…… 만일 다 한 지체뿐이면 몸은 어디냐…… 눈이 손더러 내가 너를 쓸 데가 없다 하거나, 또한 머리가 발더러 내가 너를 쓸 데가 없다 하지 못하리라(「고린도전서」 12장)"고 말한다.

캡척의 『벽안의 의사가 본 동양의학』에 의하면 경락이론이 이런 통합이론의 한 가지 예이다. 제도권 현대의학에는 생명현상에 대한 통합이론이 없다. 심폐소생술의 일환으로 사용되는 전기충격이 예외적인데, 모든 부품이 조합되어 전체가 되었을 때 강한 전기충격을 심장에 줌으로써 박동을 재가동시킨다. 내 생각에는 그것이 제도권 서양의학에서 발견되는 유일한 통합이론적 치료법 같다.


## 인간은 동물인가?

'기계적 인체관', '환원론', '생물학적 결정론' 다음에 소개할 세계관·인체관은 '인간 동물론'이다. 동물의 몸에서 일어나는 모든 현상과 같거나 비슷한 현상이 인체에서도 일어난다는 믿음이다. 신약을 개발할 때 인체에 대한 임상실험보다 동물실험을 먼저 한다든지, 해부학을 공부할 때 동물 해부를 먼저 하는 것도 그런 믿음에 기초한 것이다.

물론 인간은 '식물'이나 '광물'이 아니라는 의미에서 분명히 '동물'이다. 하지만 꼭 그런 것도 아니라는 것이 문제다. 동물을 통해 얻는 지식은 귀중한

'참고자료'가 된다. 오랜 기간 인류와 관계를 맺어온 동물들은 유전학적으로 상당히 밀접하기 때문에 동물을 이용한 검증법은 어느 정도 일리가 있다.

하지만 인간이 동물가족의 진부분집합Proper Subset이라는 보편적 가정에는 찬성하지 않는다. '동물 안전성'은 '인체 안전성'의 필요조건이고, '인체 안전성'은 '동물 안전성'의 충분조건이라는 믿음 말이다. 즉, A라는 물질이 인체에 안전하면 동물에게도 안전할 것이라는 믿음, 인체 안전성을 검증하기 위해 동물에게 '먼저' 실험해야 한다는 믿음에 나는 동의하지 않는다.

혹자는 반론을 제기할 것이다. 인류와 유전학적으로 밀접한 관계에 있는 개나 가축류, 특히 유인원류에 대한 실험은 인체실험 전에 매우 유익한 정보를 제공할 텐데, 뭐가 잘못되었다는 건가? 하고 말이다.

개는 우리 인류와 약 2만 년을 같이 지내온 것으로 알려져 있다. 오랫동안 음식을 공유해 왔고, 때때로 인류는 개를 잡아 먹으며 생존했다. 개 역시 인간을 잡아먹기도 한다. 서로 잦은 접촉을 하고 타액이 섞이는 등 개와 인간은 유전학적 접촉과 교류를 활발히 했다. 그것도 매우 오랫동안 말이다. 그래서 개를 동물실험에 자주 이용한다. 당뇨병만 하더라도 개에게서 제일 먼저 발견되었다.

하지만 개는 초콜릿을 먹이면 거의 즉사한다. (혹시 여러 대에 걸쳐 초콜릿을 먹임으로써 소화효소가 형성되도록 하면 나중에는 먹을 수 있게 될지도 모른다.)[124] 많은

---

124)  나는 동물용 약이나 식품에도 사업적 관심이 많다. 가급적 어릴 때부터 개의 소화기에 초콜릿 분해효소를 만들어주는 예방주사나 사료를 개발하면 어떨까? 사람들은 자신의 의료비는 아낄지라도 애완동물 의료비는 아끼지 않는다. 현재 애완동물의 비만 및 관절염 시장이 급속도로 성장하고 있다. 어디 그뿐인가? 애완동물에 대한 유산 상속도 심심치 않게 이루어짐을 볼 수 있다.

물질이 인간에게는 안전하지만 개에게는 그렇지 못한 것이다. 인간에 대한 안전성은 동물에 대한 안전성의 진부분집합이 아니다. '인체 안전'은 '동물 안전'의 충분조건이 아니라 참고사항일 뿐이다. 그 반대의 경우도 마찬가지다. 그것이 내가 말하려는 포인트이다. 아무리 동물 같은 인간이 많다고 느끼더라도 '인간은 인간'이고 '동물은 동물'임을 잊어서는 안 된다.

여기서 소개하고 싶은 것이 유명한 영양학자인 김수경 박사의 의견이다. 생식운동의 선구자이자 '다음생식'의 창업자이기도 한데, 평소 내가 존경하던 분이라 몇 년 전 인터뷰를 한 적이 있었다.

그는 '33일 정도 키워 삼계탕용으로 도살하는 닭, 기껏해야 2년 많아야 3년 키워 도살하는 소'를 최대한 얻기 위해 개발된 사료와 가축 위생에 관한 지식을, 백수百壽를 바라는 인간의 음식과 의료에 그대로 적용하는 풍조를 개탄했다.

또한 "근래 성인병을 일으키는 주요 원인 중 하나가 인간의 수명 계산으로는 성인 단계에 도달하기 훨씬 전에 도살되는 가축의 '급성장'을 위해 개발된 것과 유사한 음식과 의료를 오랫동안 '무병장수'하겠다는 인간이 먹고 사용하는 데 있으며, 그렇게 키운 동물의 고기를 먹기 때문"이라고 주장했다. 나는 그 의견에 상당 부분 공감한다.

광우병은 잠복기가 길어 빨라야 세 살 이상의 소에게서 나타난다. 그전에 도살된 소는 감염되었더라도 증세가 나타나지 않는다. 하지만 그보다 훨씬 오래 사는 인간에게는 문제가 된다. 따라서 감염된 고기를 먹으면 위험할 수 있다는 게 우리가 광우병을 걱정하는 중요한 이유이다.[125]

수명이 2~3년인 동물을 사육해 긍정적인 효과(많은 고기와 젖)를 얻는 대신

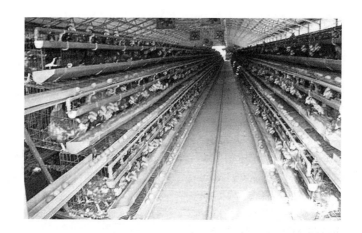

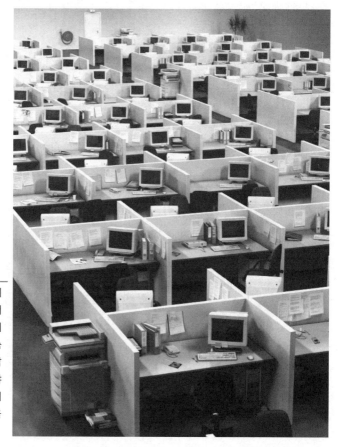

현대인은 공장처럼 시
스템화된 양계장에서
생산된 달걀과 닭고기
를 먹는다. 그리고 숨
조차 쉬기 어려운 답
답한 환경에서 일해야
한다. 그러니 건강에
문제가 생기지 않을
수 없는 것이다.

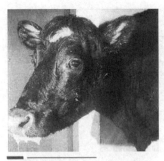
광우병에 걸린 소의 모습. 소의 여러 부위를 원료로 한 사료를 먹임으로써 대내로 근친결혼이 계속된 것처럼 열성 유전자가 튀어나오는 것이 광우병이다. 동물 사료에 사용되는 단백질 대부분이 도살된 소의 찌꺼기로 만들어지므로 제어가 쉽지 않다. 광우병은 나이든 소에게서 발생하니 그전에 식용으로 이용하는데, 사실 위험한 일이기는 하다.

부정적인 효과, 즉 성인병을 초래하는 축산과 양계용 영양학이 인간에게 대량으로, 무조건적으로 사용되면 위험할 수 있다는 건 충분히 공감되는 논리이다.

김수경 박사는 영양학이라는 분야가 가축영양학에서 시작했는데, 인간이라는 전혀 다른 대상을 위해 재해석되는 과정 없이 통째로 베끼는 직무유기를 범하고 있다며 통렬히 비판했다.

내가 그 분의 의견에 주목하는 이유는 또 한 가지 있다. 그는 사료 및 음식과 관련된 영양학 외에 CT, MRI, 초음파 검사 등 '의료기술' 역시 동물을 위해 먼저 개발되었는데, 그것을 인간에게 그대로 사용하고 있다고 주장한다.

나는 어떤 것이 '과잉의료'인지를 검증할 때 '원래 동물을 위한 의료였는지 아닌지'를 따져보면 좋겠다는 예단이 있다. 동물을 위해 개발된 의료는 동물의 장기적 건강을 위한 것이라기보다는, 인간의 단기적 경제효용을 극대화하기 위해 무리하게 개발된 기술들이다. 그래서 사용량이나 강도를 세게 시작해 검사대상인 동물이 죽지 않을 만큼 줄인 것이 적정량이 된다. 그리하여 세월이 지나면 동물에게 안전하니 인간에게도 같은 양을 무차별적으로 적용한다. 따라서 과잉의료와 그에 따른 부작용 가능성이 높다. 인간

---

125)  인간의 수명이 더 길어지면 지금은 상상도 못할 병들이 출현할 수 있다. 잠복기가 길었던 병들, 발병하는 데 많은 시간이 필요한 병들이 모습을 드러낼 것이다.

에게는 최소량에서 시작해 점차 양을 늘려야 하며, 효과적인 최소량을 사용하는 방식으로 의료행위를 해야 한다.

사실 인간이 동물과 다른 것은 '말을 한다'는 점이다. 그래서 사람을 위한 의학에서는 환자에게 상태를 물어보는 것이 매우 중요하다. 그러한 과정 없이 제3자가 판독하는 검사로 진단을 대체하는 것은 인간을 말 못하는 동물로 취급하는 것이나 마찬가지라는 비판의 소지가 있다.

음식물에서 유효성분을 추출하거나 그것을 화학적으로 합성해 직접 섭취시키고, 복잡하고 긴 소화흡수 과정 중 일부를 공장에서 처리해 음식이 빨리 소화흡수되도록 하는 것 등이 모두 가축 사육을 위해 개발된 것이다. 이제 그런 기술은 인간을 위한 음식에도 광범위하게 사용되고 있다.

급속한 단기 성장에는 방해가 되지만 장기적으로는 건강에 도움이 되는 미생물들을 음식에서 제거하는 것, 전쟁시 생화학무기로 개발된 독극물로 음식의 여러 미생물을 제거하는 것 역시 동물 사육을 위해 개발된 기술이 인간에게 적용된 사례이다.

닭이나 돼지처럼 이것저것 먹이다가 집단으로 병이 나면 대량 살처분해도 되는 사료과학과 가축의학을 인간에게 그대로 사용해도 되는 것일까?

참고로, 서양의학은 수의학獸醫學을 많이 참고하며 수의학적 지식을 사람에게 응용하는 경우가 많다. 반면, 동양의학은 사람에게 적용하는 의학을 동물에게도 시술한다. 동물을 대상으로 실험하는 전통이 동양의학에는 없었기 때문인 듯하다. 그러나 요즘에는 이러한 풍토도 많이 바뀌고 있다.

## 기독교적 의료관 VS. 동양의학적 의료관

기독교적 의료관에서 의료는 창조에 대한 참여를 의미한다. 그래서 질병과 고통에 대해 적대적이고 전투적인 입장을 견지한다.

초기 기독교의 확산은 자선 구제병원의 확산과 밀접한 관계가 있었다. 제도권 현대의학의 확장 및 보급도 대부분의 국가에서 의료 선교사들에 의해 시작되었다. 참으로 고마운 분들이며, 그들이 세운 많은 공을 인정해야 한다.

그러나 완벽하게 건강해야 정상인지 상당한 고통과 이상이 있는 상태가 오히려 정상인지에 대해 동양과 서양은 세계관에서 차이를 보인다. 완벽한 건강 상태가 아니면 모두 영적·과학적 투쟁의 대상이라는 전투적이고 정복적인 기독교의 의료 세계관은 필연적으로 과잉의료를 초래할 수밖에 없다.

병이란 무엇인가? 어느 시점에 의료적으로 개입해야 하는가?

한자로 병病을 의미하는 '병질 엄疒'은 사람이 병상에서 팔을 늘어뜨리고 기댄 모양을 의미한다. 따라서 스스로 걸을 수 있으면 병자가 아니었다.[126] 그런데 요즘은 어떠한가?

우스꽝스럽게도 '법에서 정한 것'이 병이다. 의사들이 법적으로 독점권을 행사하고 싶은 공간을 병으로 본다. 의사가 아니면 치료는커녕 아무것도 언급해서는 안 되는 것이 병이다. 제약회사에서 만든 비싼 제품이 아니면 그 어떤 것도 써서는 안 된다. 그로 인해 병이라고 생각지 않던 여러 현상을 병으로 정의하기도 한다.

---

126) 『누우면 죽고 걸으면 산다(화타 김영길 지음)』라는 책을 소개하고 싶다. 걸어만 오면 어떤 환자도 고칠 수 있다고 해 선풍적인 인기를 얻었던 분의 저작이다. 강원도 산골에 캠프를 열어 자연식을 하게 하고 오랫동안 걷게 한다. 내 주위에는 그로 인해 효과를 본 사람이 몇 명 있다. 나도 몸이 찌뿌둣하고 피곤하면 오래 걷는다. 단, 여름에는 그런 방법을 쓰면 오히려 고생한다.

의학적으로가 아니라 법적인 개념으로 병을 정의한다. 그래서 양의만이 논할 수 있고, 양의만이 치료·예방할 수 있고, 양약만 사용토록 한다. 이것이 제도권 현대의료가 카르텔을 형성하는 방법이다.

보통 "~은 매우 위험한 현상인데, 사람들에게 제대로 인식이 안 되어 있다. 따라서 법적으로 병으로 지정해야 한다. 그래야 국민 건강을 지킬 수 있다"고 이야기를 시작한다. 하지만 그 뒤에는 제약회사와 의사들의 엄청난 로비가 숨어 있다.

비만을 병으로 지정하려는 시도는 지금까지 계속 있어왔다. 만약 비만이 병으로 지정될 경우, "많이 먹으면 살쪄. 조금만 먹어" 같은 말도 의사 아닌 사람이 하면 불법의료 행위이다. 의사만 그런 말을 할 수 있다. 물을 안 마시고 갈증상태가 오래 되면 목이 탄다. 그래서 크게 고생한다. 그런데 그것을 병으로 지정하면, 목이 말라도 의사의 진단을 받아 제약회사가 만든 물을 먹어야 한다.[127]

병에는 반드시 제약회사에서 만든 '약'을 써야 한다. 그게 법이다. 안 그러면 불법으로 감옥에 가거나 벌금을 물게 된다. 제도권 현대의학의 카르텔은 그래서 병의 범위를 무한정 넓히려고 한다.

나는 다음과 같이 다소 무식하고 극단적인 생각을 한다.

고통이 없고 활동에 지장이 없으며 수명에도 크게 영향을 미치지 않는다면 병으로 규정하고 싶지 않다. 침묵의 살인자라고? 글쎄다. 어쨌든 나는 침묵하고 있는 그걸 굳이 불러내 문제 삼고 싶지 않다.

---

127) 좋은 물을 먹으면 낫거나 상태가 좋아지는 병은 부지기수이다. 하지만 현재 그런 이야기를 하면 의료법 위반이다. 강송식의 한우물 정수기 관련 회고를 참고하시길 바란다.

전립선암만 해도 그렇다. 고통도 없고 활동에도 지장 없고 수명을 크게 단축시키는 병도 아닌데, 엄청난 수술을 한다. 그로 인해 수백만 명의 성생활이 불가능해졌고 평생 기저귀를 차야 한다. PSA 수치가 높다는 이유로, 심지어 아직 암세포가 없는데도 말이다. 앞에서도 이야기했지만, PSA를 처음 발견한 의사는 훗날 의학적 이유가 아니라 경제적 이유로 그것을 발표했다고 고백했다.

간단한 음식과 운동, 생활방식의 변화, 안마나 침 등으로 예방하거나 고칠 수 있는 법적인 병은 무척이나 많다. 어떻게 보면 애초 병도 아니었다. 그냥 음식 제대로 먹고 공기 좋은 데서 자주 걸으면 없어질 고통으로, 정상적인 생활 속에서 원래의 수명만큼 살 수 있었다. 그런데 '법적으로' 병자로 만들어 독이 잔뜩 들어간 '법적인' 약을 평생 먹게 하고, 엄청난 돈을 '법적으로' 챙긴다. 그리고 "그것은 원래 병이 아니다. 더 쉽고 좋은 방법이 있다"고 주장하는 사람을 감옥에 가둬 버린다. 그건 아니지 않은가? 잘못돼도 한참 잘못되었다고 생각한다.

이는 완벽하게 행복하고 건강한 복락상태 외의 모든 현실을 죄악시하고 적대시하는 기독교의 심판적·정복적 세계관이다. 교회에 안 다니는 사람은 모두 전도(정복) 대상이 되어야 하는 공격적 세계관이다. 나도 기독교인이지만 한 번쯤 진지하게 고민해 볼 필요가 있다고 생각한다. 좀더 포용적인 자연관과 세계관을 갖는 것이 좋지 않을까? 기독교적 세계관으로 보면 모든 게 죄고 모든 게 병이다. 그런 사고방식이 때로 과잉의료를 초래하는 것이다. 어느 정도의 고통과 상당수의 질병은 천국이 아니라 아직 자연이라는 이생에 사는 인간에게 당연한 생명현상 아닐까?

이제 동양의학의 재미있는 의료관을 소개하려 한다. 동양의학에서는 많은 경우 병의 진로를 크게 건드리지 않는다. 병 또한 시작해서 크고 활동하다가 사그라지는 것으로 파악한다. 그래서 기승전결의 진로와 코스와 리듬을 무리해서 꺾으려 하지 않고 부드럽게 방향을 슬쩍 바꾼다. 그 결과 환자가 더 건강해지는 방법을 쓰려고 노력한다.

유도 고수는 상대방의 힘을 이용해 상대를 넘어뜨리는데, 동양의학 역시 병의 힘을 이용한다고 표현되기도 한다. 병의 진로를 초장부터 틀어막으려는 정복적·공격적 제도권 현대의학과는 접근방식이 크게 다르다고 볼 수 있다.

## 우리 회사 당뇨제품

우리 회사에서 만드는 당뇨약(?)에 대해 한 마디만 더하고 이 장을 마무리하겠다. 똑같은 제품인데 몇몇 국가에서는 식품, 음식, 건강식품이라 표현되고, 몇몇 국가에서는 약이라고 표현된다. "당뇨에 도움을 준다"고 말해야 하는 국가도 있고, "혈당을 정상화시킨다"고 말해야 하는 국가도 있다.

당뇨란 무엇인가? 보통 '혈당이 비정상적으로 높은 상태가 자주 발생하는 증세'를 의미한다. 그러니 혈당이 정상화되면 당뇨가 나은 것 아닌가? 그런데 어떤 나라에서는 우리 제품에 대해 "혈당을 정상화시킨다"는 표현을 쓰면 합법이고 "당뇨가 낫는다"는 표현을 쓰면 불법이라고 한다.

이런 괴기스러운 혼동 사태에 대해 관련 공무원, 전문 변호사, 업계의 동료들에게 물어봤지만, "그냥 그렇다. 지금까지 그래왔다"는 대답 외에는 시원한 설명을 들을 수 없었다. 제약회사 외에는 '당뇨병 치료'라는 표현을 쓰면 안 된다는 것이다.

　나는 당뇨병이 법적으로는 병일지 모르지만 의학적으로는 병이 아니라고 생각한다. 지나치게 열량 높은 음식을 먹고 스트레스가 많은 생활을 하면서 걷지 않으면 자연스럽게 발생하는 생리현상이다. 따라서 열량이 낮고 섬유질이 많은 음식을 섭취하며 오랫동안 걸으면 좋아지게 마련이다. 그러므로 법적으로 정해진 약을 먹기보다는 제대로 된 음식을 섭취하거나, 음식만으로 조절이 어려울 경우 나라에 따라서는 음식으로도 분류되는 우리 회사 제품을 경험해 보시기를 권하고 싶다.

**카오스**Chaos : Making a New Science
제임스 글릭 지음, 박래선 옮김, 동아시아, 2013.

구미학계에 선풍적인 인기를 불러일으킨 지식인들의 필독서였다. 이 책으로 인해 새로운 경제학, 새로운 사회학, 새로운 물리학이 출현하기도 했다.

이 책의 결론은 어떤 문제의 경우 분석할수록 더 복잡해지며, 세밀한 분석, 더 잘게 쪼개는 것에서 모든 답을 찾으려던 그때까지의 연구방법을 성찰하자는 것이다. 복잡한 것은 복잡한 대로 놓아두고 통찰적 방법을 사용해야 진리에 접근한다는 주장이다. 자연계의 많은 현상이 이에 해당됨을 보여준다. 이 책에서 자연의 신비를 깨닫고 하나님을 만나게 되었다는 사람들도 많았다.


**카오스와 복잡계의 과학**
이노우에 마사요시 지음, 강석태 옮김, 한승, 2002.

매우 간결하게 정리되어 마치 입시용 참고서 같다. 나는 그래서 일본 책을 좋아한다. "파친코의 구슬이 어떻게 움직일지 예측할 수 있는가"와 같이, 생활 주변의 예를 통해 카오스 이론에 빠져들도록 유도한다.

## 현대문명은 어디로 가고 있는가 L'apprenti Sorcier
Mark Oraison, Seuil, 1976.

---

프랑스의 의학자이자 철학자 마르크 오레종의 저서이다. 의학과 관련된 도덕적 이슈들을 상당히 심도 있게 다루었다. 무조건 새 것이 좋다고 맹신하면서 앞으로만 달려가는 제도권 의학 전반에 회의적인 시선을 던진다. 병원에서 얻는 병, 인공소생술, 안락사 등을 깊이 있게 성찰하고 있다. 할 수 있다고 해서 다 해야 하는 건 아니라는 주장에 매우 공감한다.

## 히포크라테스 선서를 넘어서 Beyond Hippocratic Oath
John Dossestor, University of Alberta Press, 2005.

---

내가 근무했던 캐나다 앨버타 대학 의대 교수인 저자가 자신의 행동이 과연 의사로서 적절했는지 고민하면서 의학 전반에 대해 철학적으로 고찰한 책이다. 예를 들면, 장기이식에 대해 사람이 해야 할 일인지, 하나님의 영역을 건드리는 일인지 고민한다.

## 신新 의학선언 Manifesto for a New Medicine
James Gordon, Addison Wesley. 1996.

---

서양의학의 한계를 느끼고 보다 상식적으로 접근해야 한다고 깨닫기 시작한 제도권 의사의 고민을 보여준다. 대체의학도 쓸 수 있다, 가급적 집에서 치료하자 같은, 지금은 상식적인 주장이 이 책이 쓰여질 당시만 해도 이단아 취급을 받았다. '진단도 의사가, 치료도 의사가'라는 사고방식에 젖은 제도권 의학계에서 '아냐, 환자가 알아서 치료하는 게 좋을지도 몰라'라고 생각하기 시작하는 과정을 일인칭으로 서술하고 있다.

**환자 권리선언**Power to the Patient
Isadore Rosenfeld, Warner Books, 2002,

제목에서 알 수 있듯이, 상당수의 병은 의사가 관여하기보다 환자가 자가 치료하는 것이 좋다고 주장한다. 그리고 의사들이 특정 치료를 하려 할 때 그것을 거부하라고 권한다. 의사들이 흔히 쓰는 속임수도 공개하며, 전문의가 인턴이나 레지던트를 다루듯이 의사를 대하라고 권한다. 의사들이 자주 하는 실수를 미리 알고 감시하는 법까지 알려준다.

환자가 이 책을 읽고 오면 의사 입장에서는 얄미울 것 같다. 요즘에는 병원에 가기 전 인터넷으로 온갖 정보를 확인하는데, 이 책의 주장이 어느 정도 보편성을 얻고 있는 듯하다.

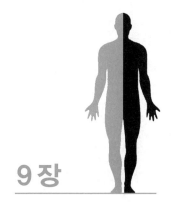

# 9장

# 동서의학의 잘못된 통합 시도들

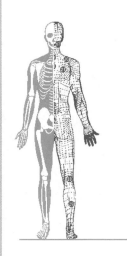

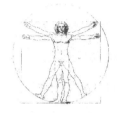

　　지금까지 제도권 서양의학과 동양의학[128]에 대해 이야기했다. 이번에는 동양의학과 서양의학을 어떻게 통합할지 생각해 보자. 소위 융합Convergence과 통합Integration의 문제를 논하려는 것이다. 그것이 이 책의 본론이자 핵심적인 주제이다. 이는 상충된 두 개의 세계관을 유기적으로 통합해야 하는 철학적 승화까지 필요한 고난이도 작업이다.

## 서양의학과 동양의학 중 무엇이 더 우수한가?

　　동양의학과 서양의학 중 어느 것이 더 우위에 있을까? 흔히들 하는 질문이다. 동양의학과 서양의학은 참 묘한 관계이다. 그 관계를 설명하려면 재미난 콘셉트를 한 가지 이야기해야 한다.

---

128)　앞으로는 대체의학, 민간의학, 제도권 한의학을 뭉뚱그려 '동양의학'이라고 표현할 것이다. 그럴더라도 논의에는 문제가 없다. 물론 서양의학에도 동종요법처럼 대체의학에 속하는 것이 있다. 그러나 중국과 일본에서 활발하게 행해지는 '중서의학의 통합' 등에서 우리에게 필요한 것을 빌려 사용하려면, 좀 엉성하지만 '동양의학' '서양의학' '동서 통합'이라는 용어를 사용하는 것이 좋을 것 같다. 그것이 내키지 않으면 제도권 서양 현대의학과 그렇지 않은 의학이라고 명명하는 것이 정확하겠다. 문제가 생기면 그때그때 정리하기로 하자.

A가 B보다 우수하고, B가 C보다 우수하면, A는 C보다 우수하다. 이런 관계를 논리학에서는 추이적Transitive이라고 한다. (A〉B이고 B〉C이면, 당연히 A〉C인 관계 말이다. 기하학의 기본 공리 중 하나이다.)

그러나 이 세상 모든 사물이 추이적이지는 않다. 예를 들어, 나는 엄정화가 김태희보다 좋다. 김태희는 이효리보다 좋다. 그렇다고 엄정화가 이효리보다 좋냐고? 그건 어림없는 이야기다. 나는 엄정화보다 이효리가 훨씬 더 좋다. 그래서 추이적 공리를 '기하학'의 공리라고 분명히 밝힌 것이다. 짜장면과 짬뽕과 메밀국수의 관계도 그렇다. 피자와 햄버거와 스파게티의 관계 역시 마찬가지다.

그런데 동양의학과 서양의학의 관계가 딱 그러하다. 전혀 추이적이지 않다. 두 의학은 역사상 여러 번 조우했다. 그리고 그때마다 치열하게 맞붙었다.

근대 산업혁명 전에는 (이슬람권을 포함한) 동양의학이 백전백승을 거두었다고 할 수 있다. 그러나 서세동점 시대 이후, 유럽 열강이 아시아를 식민지로

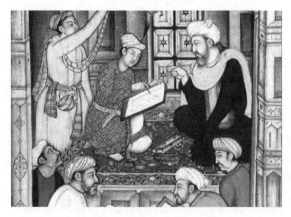

전통적으로 중국에서 가장 비싼 약은 대부분 이슬람권에서 수입한 것이었다. 치료나 실험을 할 때 실험군과 비교군으로 구분해 위약 효과를 구별하고 임상기록을 남기는 것도 이슬람 의학에서 비롯된 전통이다.

삼고부터 일정 기간은 서양의학이 백전백승했다고 생각된다. 하지만 근래 들어 성인병, 특히 내인성 질환이 만연하면서 동양의학의 승률이 점점 올라가고 있다.

앞에서도 이야기했지만, 요즘도 서양의학적 병명을 사용하는 동양의학은 비교할 필요도 없이 백전백패일 것이다. 세계관에 개념적·원천적·철학적 결함을 지닌 접근이기 때문이다. 마찬가지로 동양의학적 관점을 사용하는 서양의학 역시 동양의학과 비교하면 백전백패일 것이다.

어떤 환자를 서양의학적 관점과 병명으로 치료했는데 낫지 않아 동양의학적 관점과 병명으로 치료하자 완치되는 경우가 종종 있다. 오츠카 게이세츠가 귀비탕으로 백혈병을 치료한 것이 그러한 예이다.

서양의학으로 포기한 경우를 동양의학으로 치료했더니 효과가 좋았던 경험이 내 주위에도 많다. 캡척이 쓴 『벽안의 의사가 본 동양의학』에는 서양의학으로 위궤양 치료에 실패한 환자들에게 중국 의술을 사용한 예가 나온다. 결과는 상당히 효과적이었다.

그렇다고 해서 동양의학이 서양의학보다 우수하다고 말할 수 있을까? 그렇지는 않다. 동양의학으로 치료하지 못했는데 서양의학을 이용했더니 효과적인 사례가 훨씬 많았기 때문이다.

동양의학으로 병이 나은 경우 양의들은 플라시보 효과라고 폄하한다. 서양의학으로 병이 나으면 한의사들은 독을 먹은 뒤의 명현현상이라고 폄하한다. 모든 병을 치료할 때 30퍼센트 정

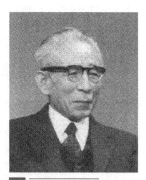

오츠카 게이세츠. 동양의학에서 근세 최고의 천재라고 할 수 있다.

도가 플라시보 효과라고 한다. 그러니 동양의학에서도 플라시보 효과가 발생할 확률이 어느 정도 있을 것이다. 이는 서양의학도 마찬가지다. 한방의 많은 고전이 동양의학적 치료가 대부분 명현현상임을 밝히고 있다. 따라서 서양의학을 그렇게 폄하할 이유는 없다.

어떤 망으로 한 번 거른 뒤 다른 망으로 모집단을 거르면 무언가가 또 걸려 나온다. 그렇다고 해서 두 번째 망이 첫 번째보다 우수하다고 할 수 있을까?

앞에서 귀비탕으로 백혈병을 치료한 경우를 이야기했다. 그런데 백혈병뿐만 아니라 귀비탕으로 치료하려는 여러 증세들을 놓고 양약과 일대일로 효과 및 안전성, 가격을 비교하면 귀비탕은 설 자리가 없어진다. 두 번째 망으로 먼저 거른 모집단을 첫 번째 망으로 걸러도 무언가가 나올 것이기 때문이다. 귀비탕으로 효과를 거두지 못한 병 가운데 양약으로 치료하면 낫는 경우도 많다는 이야기다.

동양의학이 서양의학보다 우수한가, 열등한가? 이는 사실 무식한 질문이다. 동양의학과 서양의학을 잘 섞어 내게 이익이 되도록 하면 되지 싸움을 붙일 필요는 없다. 어느 날에는 짜장면을 먹고, 어느 날에는 짬뽕을 먹고, 또 어느 날에는 짬짜면을 먹으면 되는 것이다. 하나만 골라 일편단심 매달릴 필요가 없다.

양의로 활발하게 활동하다 한계를 느껴 동양의학·대체의학·민중의학으로 전향한 경우 난치병 성공률이 매우 높다. 팔강약침법을 개발한 안용모 교수가 그런 경우이다. 내가 이 책에서 소개한 일본의 동양의학 이론가들도 대부분 그런 분들이다. 성공적으로 의료활동을 펼치던 양의 가운데 동양의학으로 전향한 분이 있다면 관심을 갖고 지켜보시기 바란다.

동양의학으로 시작해 양의로 전향한 경우는 우리나라에서 찾아보기 어렵다. 제도적 장벽이 워낙 높아서일 것이다. 경쟁이 치열한 의대 입학과 오랜 기간의 교육을 감당하기란 쉬운 일이 아니다. 대대로 한의원을 운영하던 집안의 후손이 양의가 되는 경우는 가끔 있다. 나는 그 가운데 명의 몇 분을 알고 있다.

우리나라에서는 한의로 시작했다 양의가 된 사례가 드물지만, 중국은 매우 많다. 중국에서는 양의든 중의든 학과 과정에서 반반씩 가르친 후 선택하게 한다. 따라서 중의와 양의의 직업적 장벽이 극복하지 못할 정도로 높은 건 아니다.

나중에 이야기하겠지만, 중의들은 중서中西 협진에 대부분 반대한다. 짜장이든 짬뽕이든 하나를 선택하라는 거다. 따라서 짬짜면은 요리해 줄 수 없다는 것이 그들의 입장이다. 내가 앞으로 인용할 동서의학 통합에 관한 중국 서적들 역시 중서 협진에 반대하는 입장을 취하고 있다. 어떤 탕을 써서 효과가 좋았는데, 환자가 양약을 같이 쓰는 바람에 치료의 물줄기가 흐트러졌다는 이야기가 수백 가지 나온다.

반면, 일본과 우리나라 한의사들은 양의와의 협진에 상당히 개방적이고 우호적이다. 그래서인지 일본의 경우 양약과 같이 쓰면 문제가 발생하는 한약과 좋은 한약, 반대로 한약과 같이 쓰면 문제가 발생하는 양약과 좋은 양약에 대한 정리가 상당히 체계적으로 진행되어 있다.

우리나라 한의사들은 양의에게 환자를 보내기도 하는데, 중국에서는 있을 수 없는 일이다. 그들은 '매수자 위험부담 원칙'을 고수한다. 즉, "소비자(환자)가 알아서 선택하는 거지, 내가 나서서 양의로 가라거나 양의와 협진하겠다고 나서는 건 주제넘고 웃기는 소리다. 나도 양의 과정을 거쳤고, 양의에 대해 알 만큼 아니까, 그쪽 치료가 필요하면 내가 알아서 하겠다. 그러니 너는 입 다물어라"라는 입장이다. 두 마리 토끼를 쫓다가는 다 놓친다고 생각하는 것 같기도 하다.

우리나라 한의韓醫와 일본의 한의漢醫[129]가 양의에 대해 비교적 개방적·포용적 입장을 취하는 것은, 동북아 3국의 의료제도 최근세사를 살펴보면 금방 이해할 수 있다.

일본은 명치유신 이후 양의를 제외한 모든 의료행위를 기본적으로 금지시켰다. 장님 같은 사회적 약자를 구제하는 차원(자격은 없지만 불쌍해서 인심쓴다는 차원)에서 안마와 침구를 허용했을 뿐이다.

일본에서는 옛날부터 자신들의 한방이 중국 의학의 극히 일부에 지나지 않는다는 걸 인정했다. 그래서 관련 종사자들도 주변적 지위에 어느 정도 만족했다.[130]

한국 역시 일제시대 때 양방 위주의 의료제도를 받아들였다. 미 군정 당시 보건의료의 주도권을 미국 군의관이 갖고 있었고, 1950년과 1951년 보건의료 행정법안 초안의 애초 의도는 한의의 배제였다. 그러던 것이 우여곡절을

---

129) 왜 일본에서는 '일의(日醫)'라고 하지 않고 '한의(漢醫)'라고 할까? 우리나라도 예전에는 '한의(漢醫)'라고 했다. '한의'는 후한(後漢) 시대의 장중경을 존경하는 의미에서 비롯된 단어이다. '한자(漢字)'와는 '한(漢)'자의 유래가 다르다. 재미있는 건 한나라 때 의술이 크게 발달하지 않았다는 점이다. 일본의 동양의학을 지칭할 때 '한의(漢醫)'가 아니라 '왜의(倭醫)'라고 부르는 게 맞지 않을까 싶기도 하다.

130) 하야시 하지메가 쓴 『동양의학은 서양과학을 뒤엎을 것인가』 참고. 반면, 한국의 한방은 『동의보감』과 『향약집성방』 등에서 보여주듯 중국과 대등하거나 우월하다고 여겨지던 시기가 있었다. 그러나 『동의보감』 이후 쇠락의 길을 걸은 것으로 생각된다. 게다가 일제시대에 한방 압살정책까지 있었다.

겪고 나서야 겨우 편입되었다.[131]

이처럼 한국과 일본의 한의韓醫와 한의漢醫는 수십 년 동안 의료법의 주변지대에서 아웃사이더로 지내야 했다. 의료 제도권의 시민권을 '황공하게' 허락받자 '구제'라는 단어가 공공연히 사용될 정도로 법적·사회적 지위가 미약했다.

하지만 요즘은 두 나라 모두 한방이 의료보험에 포함될 만큼 제도권에서 확실히 자리잡았다. 몇 년 동안 한의대 입학점수가 의대보다 높은 시절도 있을 정도였다.

그러나 중의는 근대사에 편입되는 과정이 우리나 일본과 달랐다. 현대 중국의 여러 제도는 공산당의 역사를 알아야 이해되는 부분이 많다. 예를 들어, 왜 중국에서는 군부대가 수백 개 기업을 거느리는지, 왜 국립대학교가 수백 개의 기업을 가지고 있는지 궁금한 적이 있을 것이다. 중국 공산당이 혁명을 진행할 때 월급, 무기, 식량 등을 중앙에서 공급한 것이 아니라 게릴라 부대가 자체적으로 전쟁이라는 혁명과업을 완수했기 때문이다. 학교 역시 마찬가지다.

중국의 현대의료제도 또한 중국 공산당의 초창기 역사를 알아야 그 근원을 이해할 수 있다. 중국 공산당은 젊은 당원들이 농촌을 중심으로 프롤레

---

131) 『한국 의료 대논쟁』을 참고하시기 바란다. 한때 약사들과 의사들이 데모하던 시절이 있었다. 점잖은 양반들이 대체 왜 데모하는지 궁금해서 이 책을 읽기 시작했는데, 각각의 입장이 자세히 소개되어 있었다. 내가 받은 인상은, 관련자들 중 상당수가 '국민 건강을 위하여'라는 주제로 오랫동안 이야기한 뒤 본론을 시작한다는 것이다. 하지만 논리적이지 않고 여기저기서 비약도 발견된다. 그러다가 결국 밥그릇 싸움이나 집단이기주의적인 주장으로 끝나는 경우가 참 많았다. 왜 자신들의 주장을 따르면 국민 건강이 증진되는지 차분하게 설득하는 경우를 본 적이 없다. '국민 건강을 위하여'를 100번쯤 반복한 뒤 "무조건 독점권을 다오. 저 사람의 독점권을 내게 나누어다오"라는 피곤한 논리구조를 피력했다. 보건행정 당국도 힘들지 않았을까? 정치권조차 "약사들은 건드리면 안 돼. 의사들도 절대로 건드리면 안 돼"라고 이야기한다고 한다. 그만큼 막강한 이익집단들인 것이다.

타리아 봉기를 유도하며 정치적으로 성장했다. 그들에게 기본적인 의료교육을 시켜 무의촌인 농촌에서 교사 겸 의사 겸 혁명조직가로 활동시킨 것이다. 그때 기본 의료교육의 주요 내용이 중의였다.

중의는 이처럼 혁명적으로 좋은 당성黨性을 배경으로 근대사에 자리잡기 시작했다. 한국이나 일본처럼 "불법적인 의료 사기를 저지르고 있지만 가여워서 구제한다"는 차원으로 제도권에 편입시킨 것이 아니라, 혁명의 개국공신으로 당당하게 자리한 것이다.

그러니 양의만 과학적이고 중의는 비과학적이라는 소리를 어떻게 할 수 있었겠는가? 뿐만 아니라 중화인민공화국 건국 초기 모택동은 아예 중의를 중시하겠노라고 천명했다. 이는 '중의를 깔보면 자동적으로 모 주석을 깔보는 행위가 됨'을 의미한다. 참고로 중국의 현대 명의들은 공산당 당복인 인민복을 주로 착용하며, 흰 가운은 좀처럼 입지 않는다.

## 활성성분을 찾으려는 시도

한약 처방이나 약초, 해초에서 약효가 있는 단일 활성성분Single Active Ingredient을 찾으려는 시도이다.

동양의학에서 많이 사용하는 약초나 해초에서 단일 활성성분을 찾아 그것을 신약으로 개발하려 노력한 역사와 과정은 브라이언 민터가 쓴 『식물과 해초에서 추출한 약: 발견과 개발』[132]에 잘 정리되어 있다. 이 책에 의하면,

---

132) Brian Minter, *Plant and Marine Derived Pharmaceuticals : Discovery and Development*, Decision Resources, 1997.

약 26만 5천 가지[133] 약초의 500만 활성성분 가운데에서 효과적이고 안전한 신약을 찾으려는 시도는 성공률이 극히 낮았다.

그러나 "500만 활성성분 중 약으로 쓸 만한 것이 설마 몇 개는 없겠는가? 실패해도 좋다. 하나만 찾으면 엄청난 돈방석에 앉으니까"라는 믿음으로 계속 시도하고 있다.[134] 실제로 많은 다국적 제약회사와 연구기관에서 지금도 진행 중이다.

미국 정부는 1960년대부터 '암 정복(최근 AIDS 치료도 포함되었다.)'을 달 정복과 마찬가지로 세계 최강국의 역사적 사명과 국가적 목표 가운데 하나로 삼았다. 그리하여 국립암연구소National Cancer Institute에서 수십만 가지 약초의 활성성분에 대한 검사를 이미 마쳤고, 앞으로도 진행할 예정이다.

내가 보기에 약초에서 활성성분을 찾는 일은 유행을 타는 것 같다. 어느 순간 우르르 몰려들었다가 포기하고 몇 년 후 다시 달려든다. 이처럼 비슷한 시기에 시작했다 포기하는 과정이 이미 여러 번 반복된 상태이다. 앞으로도 계속 그렇지 않을까? 유전자 연구가 주목받을 때는 이쪽을 포기하고, 그쪽에서 성과가 없으면 다시 이쪽으로 몰려드는 것 같다.

브라이언 민터가 책을 쓴 1990년대만 하더라도 거대 제약회사의 파워가 절정에 달해 있었다. 자신감 또한 대단했다. 그래서 머크 같은 회사는 적도국가인 코스타리카의 '모든' 식물에 대해 독점 연구개발권을 취득하기도 했다. 하지만 그러한 노력은 허사로 돌아갔고, 최근에는 흐지부지되었다. 일본 제약회

---

133)  그 중 중국에서 많이 사용되는 약초는 약 4천 종류이다.

134)  하나만 성공하면 평균 7조 달러의 수익을 올릴 것으로 예상된다. 그들에게는 '한방'이 '漢方'이나 '韓方'이 아니라 'One Big Hit'인 셈이다.

사들도 엄청난 자본을 투자해 많은 특허를 출원했지만, 지금은 대부분 특허 기한이 끝났을 것이다. 당연히 신약으로 개발된 사례는 찾아보기 어렵다.

물론 거대 제약회사의 제품 중에는 식물 추출물에서 신약으로 발전한 사례가 없지 않다. 그러나 '아편'처럼 원래부터 약효가 알려진 식물 성분을 화학적으로 합성해 '모르핀'을 만든다거나 택솔처럼 우연히 발견된 경우가 대부분이다. 그마저도 몇 개에 불과하다. 최근의 데이터베이스를 토대로 접근해 몰랐던 약효를 발견하고 활성성분을 찾은 뒤 신약으로 상품화한 예는 거의 없다. 우연히 발견되곤 하는 약이 이상하게도 체계적으로 접근하면 더 찾기가 어렵다.

브라이언 민터의 책에서도 이미 "하나의 활성성분을 찾는 일은 희망이 없는 것 아닌가? 차라리 그 일을 포기하고, 식물 전체의 추출물이나 여러 식물을 혼합한 것 자체의 효능을 살펴봐야 하지 않나?" 하는 회의와 비관의 마음이 느껴진다. 당연하다. 그리고 그러한 생각은 정확히 들어맞았다. 내가 그렇게 목청 높여 주장해 온 내용이 바로 그것이다.

실제로 그 책에 실린 당시(1997년)의 프로젝트들을 2013년 현재 인터넷으로 검색해 보면 대부분 실패했다.[135] 해당 회사들은 없어지거나 규모가 축소되었고, 특정한 활성성분을 찾아 신약을 개발하기보다는 식물 전체의 추출

---

135)  예를 들어, 1999년 2월 3일 「샌프란시스코 게이트」에 샤먼(Shaman Pharmaceuticals)이라는 회사가 보도되었다. 10년 동안 약 100억 달러의 연구자금을 투입했으나 신약 개발에 실패했으며, 건강식품 개발로 사업 방향을 전환한다는 내용이었다. 샤먼은 약초에서 활성성분을 찾아 신약을 개발하려는 기업 중 가장 촉망받는 곳이었다. 그곳이 그런 지경에 이르렀으면 다른 기업은 볼 것도 없었다. 샤먼은 그 뒤로도 계속 투자를 유치했고, 현재는 건강식품회사로서 열심히 노력하고 있다. 대단한 신념과 집념이 아닐 수 없다. 하지만 처음에 방향 설정을 잘못한 것이다.

물로 건강식품[136]을 만드는 쪽으로 방향을 선회했다. 최소 수천억, 심지어 수조 원의 연구개발비를 낭비한 셈이다.

원래부터 나는 식물에서 단일 활성성분을 찾으려는 일에 철학적 회의를 갖고 있었다. 그런데 브라이언 민터의 책을 읽고 그러한 생각이 옳았음을 확인할 수 있었다. 나는 일찌감치 단일 활성성분 찾기를 포기하고, 식물 전체의 추출물을 사용해 질병을 치료하는 제품을 '허가'받기 위해 노력했다. 당시의 제도적 환경으로는 불가능하게 느껴졌지만, 세월이 흐르자 상황이 변했다. 이는 상상도 못한 일이었다.

그러한 기적 때문에 우리 같은 작은 회사도 여러 나라에서 질병 치료를 주장하는 '허가'를 받을 수 있었다. '결과적으로' 수천억의 연구개발비를 절약한 셈이다. 당시 나의 선택에 브라이언 민터의 책은 결정적인 역할을 했다. 그래서 제약업을 시작하려는 후배들에게 이 책을 권하곤 한다.

당시 신약 개발에 참여한 의료인, 이공계 과학자들이 다음과 같은 인문적·철학적 사고를 할 수 있었다면 세계적으로 수천억 달러의 낭비를 막을 수 있었을 것이다.


① 동양의학의 기본철학적 구조, 특히 증證에 대해 조금이라도 이해했다면 동양의학에서 사용되는 약초나 처방에서 단일 활성성분을 찾으려 시도하지 않았을 것이다.

어떤 이는 "특정한 한방 처방이 어떤 병에 효과가 있다고 그 병에 효과가

---

136)   약이 아니라고 그렇게 무시하고 경멸하더니 말이다.

있는 단일 활성성분을 찾으려는 것은, 이창호가 바둑 잘 두는 것을 보고 바둑돌의 화학성분을 분석하는 어리석음과 다를 바 없다"고 통렬히 비판했다.

나는 '증'을 설명할 때 다음의 예를 들곤 한다. "주말만 되면 일도 하기 싫고, 텔레비전 스포츠 중계를 보노라니 밖에 나가 놀기도 싫다. 그렇다고 라면을 끓여 먹기도 싫고, 배는 출출하다." 이런 증세를 동양의학적 사고로 '짜장면증'이라고 할 수 있다. 그럴 때는 특정 중국집의 '짜장면'을 처방해야 한다. 다른 일을 하거나 다른 음식을 먹어서는 절대로 해결되지 않는다.

그런데 이때 약학·화학 박사 수백 명을 동원해 '짜장면'을 분석한다고 해서 과연 '짜장면증'을 해결할 단일 활성성분을 찾을 수 있을까? 무언가 나오긴 하겠지만, 효과가 없거나 심한 부작용을 초래할 것이다. 그래서 연구를 계속해야 되고, 5년 뒤 실용화될 거라는 발표를 수십 년 동안 반복할 것이다. 혹시라도 경영자가 똑똑한 제약회사라면 5년 뒤 연구소를 폐쇄함으로써 슬그머니 역사의 뒤안길로 퇴장하지 않을까?

이창호가 위대한 것은 바둑돌 속의 화학성분 때문이 아니다. 그 바둑알을 적절한 때 그곳에 놓을 줄 알았기 때문이다.

마찬가지다. 나 같은 사람은 일년에 서너 번은 반드시 특정 중국집에 가서 짜장면을 곱빼기로 먹어야 한다. 그렇게 해야 부부싸움을 면한다. 부부싸움을 피하게 해주는 신약을 개발하기 위해 그 짜장면의 수만 가지 활성성분[137]을 분석한다고 답을 찾겠는가? '그때 그' 중국집의 '그' 짜장면을 먹는 것이

---

137)  짜장면 재료에 포함된 2차적인 대사산물 요소(Secondary Metabolite Component)는 수천 가지에 불과할 수 있으나, 여러 재료를 섞어 가열하면 그것들이 교호작용을 하면서 변화하기 때문에 무한히 다양한 화학물질이 생성된다.

부부싸움을 면하게 하는 비결이지, 어느 단일 활성성분 때문이 아닌 것이다.

오츠카 게이세츠가 귀비탕으로 백혈병을 치료한 것 역시, 그가 그때 백혈병 걸린 여인에게 귀비탕을 주었기 때문에 가능한 일이다. 약학·화학 박사 수백 명을 동원해 수백 년 동안 연구해도 백혈병을 치료하는 귀비탕 속 단일 활성성분은 찾아내기 어려울 것이다.

'병'이나 '식물'이나 무한히 복잡한 생명현상이다. 지극히 복잡한 '병'이라는 생명현상을 지극히 단순한 하나의 원인으로 파악하는 데 성공했다고 치자. 또 지극히 복잡한 현상인 식물 속에서 단순한 하나의 활성성분을 찾아냈다고 하자. 그렇더라도 그 두 가지가 상업적으로 성공적인 조합을 이루어낼 가능성은 거의 없다.[138]

병 중에는 원인이 단순한 경우가 종종 있고, 경험적으로 그 병에 효과 있는 어떤 약초가 오래 전부터 알려진 경우 드물게 단일 활성성분을 찾아내기도 한다. 예를 들어, 말라리아에 키니네라는 약이 나온 것처럼 말이다.

하지만 병의 원인이 복잡하고 내인성이거나 라이프 스타일에서 초래된 많은 경우, 그런 기적을 기대하기란 어렵다. 복잡한 원인으로 복잡한 현상이 생겼는데, 단순한 원인으로 단순하게 해결하려 한다면 문제만 꼬일 뿐이다.

② '방향전환설'이란 학설이 있다. 한방 처방은 같은 재료라도 약간만 비율이 달라지거나 여러 재료 중 하나만 바뀌어도 약효가 매우 다르게, 심지어 정반대로 나타나기도 한다.[139] 그렇다면 어떤 특정 약효를 나타내는 단일 활성성분을 찾기란 더욱 불가능에 가까워진다. 사람들이 이런 학설을 알았다

---

138) 원천적으로 불가능에 가까운 조합이 세 개나 된다. 거의 불가능의 세제곱이라고나 할까?

139) 나가사와 모토오가 쓴 『한방의 제문제』에 잘 설명되어 있다.

면 그렇게 오랫동안 헛고생하지 않았을 것이다.

내가 좋아하는 '짜장면증' 이야기로 돌아가 보자. 나 같은 사람은 '짜장면증'이 있을 때 특정 중국집의 '짜장면'을 처방받음으로써 부부싸움을 면하고 이혼의 비극도 비껴간다. 그러나 냄새가 비슷하고 색이나 모양이 유사한 다른 집 짜장면을 먹게 된다면 어떻게 될까? 기대하던 맛이 아니어서 불필요한 부부싸움을 하게 될 수도 있지 않을까? 그리하여 극단적인 경우 이혼하게 될 수도 있지 않을까?

두 짜장면의 차이는 오직 하나, 수타면과 기계면이라는 차이밖에 없다고 하자. 수타 짜장면과 기계로 뽑은 짜장면을 놓고 가정을 유지시키거나 이혼하게 만드는 단일 활성성분을 찾을 수 있을까?

이것이 바로 '방향전환설'이다. 두 약재가 화학적으로 비슷하거나 심지어 똑같아도 효과가 반대로 나타나는 일이 한방 임상에서는 빈번하게 발생한다.[140]

③ '~'하는 약효를 가진 활성성분을 찾으려는 노력은 그 무엇, 즉 목적하는 약효가 무엇이냐에 따라 원천적·논리적으로 반드시 실패할 것임을 알 수 있다.

나는 목적 약효가 '설사를 하게' 하는 것처럼 그 기전, 즉 작용하는 경로가 '지극히 단순 명료'한 경우 외에는 약초에서 단일 활성성분을 절대로 찾을 수 없다고 생각한다. '불로장생' 같은 복잡하고 애매한 현상을 예로 들 수 있

---

140)   통계에서는 피설명변수의 분산이 크고 설명변수의 분산이 작은 경우라고 한다. 이럴 때는 좋은 결과가 나오기 어렵다. 많이 움직이는 현상으로 잘 움직이지 않는 것을 설명할 때 통계적으로 좋은 결과가 나온다. 처음부터 모델을 그렇게 짜야 한다.

겠다.

한방이 양방보다 잘 듣는 경우는 대부분 내인성, 라이프 스타일형 질환이다. 이는 원인과 기전이 복잡하다. 단순한 원인과 기전으로 발생하는 병은 양방이 한방보다 대부분 효과적이다. 이처럼 양방이 효과적인 경우 한방에서 활성성분을 찾지 않아도 되니 수천억 원을 들일 필요가 없다. 또한 한방이 양방보다 효과적인 경우 활성성분을 찾으려는 시도는 처음부터 실패가 예정되어 있다고 봐도 무방하다. 즉, 더 효과적인 양약이 이미 존재하거나 애매한 목적 약효를 위한 단일 활성성분이어서 추출에 실패하는 것이다.

양방은 단순하고 확실해서 좋고, 한방은 복잡하고 부드러워서 좋다. 한방에서 굳이 단순하고 확실한 것을 찾으려는 모순된 논리에서 비롯된 시도는 그래서 반드시 실패하는 것이다.

동양의학에서 활용되는 약초 중 약 4퍼센트만 특정 질환이나 증세에 사용된다. 나머지 96퍼센트는 전반적인 건강 증진을 위해 사용한다. 이는 단일 약초들의 경우이고, 약초 몇 가지를 조합하는 방제의 경우 1 대 99 정도로 전반적이고 일반적인 건강 증진을 위해 사용되는 일이 압도적이다.

이때 예외적인 4퍼센트나 특별한 1퍼센트가 양방보다 뛰어난 효과를 나타내는 것 같지는 않다. 그렇다면 동양의학에서 사용되는 약초에서 특정 질환을 위한 단일 활성성분을 찾아내 상업적으로 성공하기는 그만큼 어렵다고 봐야 한다. 불가능하다고 해도 무방할 만큼 말이다.

④ 수많은 시도 끝에 단일 활성성분을 찾았다고 하자. 식물의 활성성분들은 대부분 엄청나게 복잡한 분자구조를 가지고 있다. 따라서 그것을 인공적·상업적으로 제조하기란 기술적으로 불가능에 가깝다. 복잡한 분자구조를

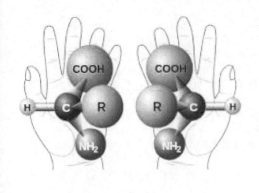

키랄 구조. 화학 방정식이 똑같다.
구조도 서로 대칭이다. 하지만 완전
히 다른 성질을 띤다.

가진 화학물질과 동일하게 보이지만, 사실은 키랄Chiral 구조가 생성되어 품질 관리Quality Control 때도 전혀 검출되지 않는다. 그리하여 그대로 제품화하는 바람에 엄청난 약화藥禍를 불러일으키는 경우가 종종 있다.

혹시 가능하다 하더라도 약으로써 안전한지, 효과가 있는지를 밝히는 데는 오랜 세월(7~20년)과 엄청난 비용(8~20억 달러)이 투입된다.

⑤ 약초 속 단일 활성성분이 제대로 효능을 발휘하기 위해서는 대부분 다른 재료와 함께 사용해야 한다. 그래서 단일 활성성분을 찾아내더라도 크게 효용가치가 없다.

다시 '짜장면' 이야기로 돌아가 보자. 억만 번 양보해 짜장면 속에서 짜장면증을 치료해 주는 단일 활성성분을 찾았다고 상상해 보자. 그런데 탕수육과 같이 먹어야 짜장면증이 치료된다는 것이다.

그럴 경우 모처럼 찾아낸 짜장면의 단일 활성성분과 탕수육의 거의 무한대에 가까운 화학성분의 교호작용이 안전하다는 걸 밝혀야 한다. 그렇지 않으면 단일 활성성분을 찾아낸 의미가 없어진다.[141] "주말 부부싸움을 막아주는 신약 '짜토민'이 여기 있습니다. 단, 탕수육과 같이 드셔야 됨." 이렇게

---

141) 다른 활성성분들과의 교호작용까지 안전성 테스트 영역을 확대하면 신약 허가를 통과할 양약은 하나도 없을 것이다. 노인들은 대부분 10~20가지 약을 복용하는데, 하나의 약이 안전하더라도 같이 먹은 약들 사이에 어떤 일이 벌어지는지는 아무도 모른다. 아스피린과 함께 먹어서는 안 되는 약 몇 가지만 알려져 있을 뿐이다.

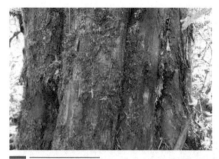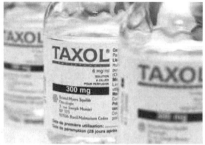

1960년대 초반 미국 국립암연구소는 새로운 항암물질을 개발하기 위해 지구상의 수많은 동물, 식물, 광물 등을 검색하기 시작했다. 당시 3만 종의 천연물질이 검색되었는데, 그 중에서 미국 서해안에 자생하는 주목나무 껍질 추출물에 항암효과가 있는 것으로 밝혀졌다. 그것을 토대로 만들어진 택솔은 1993년 미국 FDA에서 항암제로 승인받았다.

해서는 신약 허가가 나오지 않는다.

⑥ 약초에서 단일 활성성분을 찾아내 신약으로 개발될 가능성이 그나마 높은 분야는 암 계통이다. 여러 독 중에서 몸의 건강한 부분보다 암을 더 많이, 더 빨리 죽이는 단일 활성성분 말이다. 식물 전체로는 안전하지만 단일 활성성분으로 약을 만들면 독성이 막강해진다.

나는 식물에서 단일 활성성분을 추출하려는 노력이 과학적이라기보다 마케팅적인 측면이 강하다고 생각한다. 이런저런 맹독성 있는 물질을 "식물에서 추출했는데, 그것도 우리가 잘 아는 식물에서 추출했다"고 하면 사람들은 친근감을 느낀다. 식물에서 추출했다고 주장하는 많은 약과 화장품이 소비자들의 그러한 심리를 이용한 것이다. 상추에서 추출한 암 치료제와 화학성분으로 만든 암 치료제가 있다고 하자. 소비자들은 무조건 전자를 선택할 것이다.

우리 회사에서도 식물에서 인슐린을 추출했고, 그것이 차세대 효자상품이 되어줄 것으로 기대하고 있다. 동물(돼지나 개)로부터 추출한 인슐린과 비교할 경우 사람들은 무조건 식물에서 추출한 우리 제품에 손을 들어주곤 한다.

## 잘못된 기계와 도구의 사용

동양의학은 동양의학의 논리대로 동양의학적 방법을 사용하는 것이 좋다고 생각한다. 무조건 서양의학적 방법을 접목한다고 해서 서양의학이 가진 과학성을 내 것으로 삼을 수는 없다.

그런 측면에서 나는 전자침이 전통적인 침보다 과학적이라고 생각하지 않는다.[142] 침이 과학적이면 전자침도 과학적이고, 침이 비과학적이면 전자침도 비과학적이다. 오히려 약한 자극으로 큰병을 다스리는 것이 동양의학의 철칙이자 강점이자 추구하는 바인데, 혈맥에 전자충격을 주는 것이 좋은지는 아직도 회의적이다.

1900년대 초 미국에서 그런 기계가 크게 유행했다. 전기충격을 만병통치로 생각하고 강한 충격을 주는 요법까지 시행되곤 했다.[143] 그러나 지금은 대부분 사라졌다.

인간의 사주를 컴퓨터로 보면 더 과학적이라고 할 수 있을까? 글쎄다. 사주가 원래부터 과학적이면 컴퓨터 사주점도 과학적일 테고, 사주가 비과학적이면 슈퍼컴퓨터로 보더라도 비과학적일 것이다. 아인슈타인의 유명한 공

---

142) 전자침을 맞고 2주 정도 심한 몸살을 앓은 적이 있다. 그래서 이런 생각을 하는지 모르겠다. 일반적인 침을 맞았을 때도 그런 일이 있었는데, 앞에서 소개한 팔강약침을 맞고는 효과가 매우 좋았다.

143) 정신질환자에게 강한 전기충격을 주기도 했다. 사형수를 전기의자에 앉히는 것도 그때의 전통이라고 할 수 있다. 요즘은 전기충격기가 살상무기로 사용되지만 예전에는 의료기기였다. 의료 연구는 참 편한 측면이 있다. 어떤 물질이나 도구가 안전하다고 밝혀져 신약 개발에 성공하면 큰돈을 벌고, 맹독성이 발견되면 생화학무기나 살상무기로 팔아먹을 수 있으니 말이다. 이와 관련해 『현대 정신의학 잔혹사』라는 책을 읽어볼 만하다. 앤드류 스컬 지음, 전대호 옮김, 모티브 북, 2007.

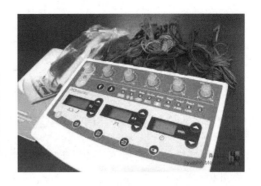

전자침. 전원에 연결된 여러 개의 금속침 사이에 약한 전류를 흐르도록 한 침구기계로 한때 크게 유행했다. 과학적(?)으로 기를 전류의 흐름이라고 믿던 시절이 있었다. 따라서 침에 전류를 흐르게 하면 더 효과적일 거라는 생각으로 만들어진 제품이다.

식 E=mc²을 붓글씨로 쓴다고 해서 비과학적인 향토전설이 되지 않는 것과 마찬가지다.

과학은 논리적 일관성과 증거의 축적이다. 내게는 그것이 과학이다. 동양의학 관계자들이 흰 가운을 입고 인턴-레지던트 제도를 만드는 것은 양의들이 누리는 존경과 대우를 똑같이 받겠다는 의도 아닐까? "너희도 8년이냐? 우리도 8년이다"라고 주장한다고 해서 과학성이 확립되는 것은 아니다. 동양의학에 양의적 방법을 덮어씌움으로써 과학적이라는 인상을 심어주려는 시도는 반드시 실패한다.[144]

중국에서 출간된 『중서의학 결합방법과 난치병 치료中西醫學結合方法與疑難病治療』라는 책은 동양의학의 객관화 시도를 소개하고 있다.[145] 앞에서 언급했

---

144) 무작위배정 이중맹검법도 효과 자체가 예방적이고 부드럽기 짝이 없는 동양의학에 적용하면 거의 모든 처방이 플라시보 효과만 있는 걸로 나타날 것이다. 이에 대해 나는 www.eleotin.co.kr에서 비교적 자세히 논하였다. 제목은 "당뇨병과 당뇨치료제 시장:Double Blind 테스트, 그리고 기타 논쟁점"이다 .

145) 候宗德, 人民衛生出版社, 2002. 중국 정부는 위생부에서 '중약신약 임상연구 지도원칙(中藥新藥臨床研究指導原則)'이라는 방침을 만들어 놓았다. 하지만 나는 별로 도움을 못 받았다. 기본적인 접근방법에서 『중서의학 결합방법과 난치병 치료』와 동일한 오류를 범하고 있다고 느꼈다. 그러나 어떤 병에 동서의학을 같이 사용할 경우 어떤 일이 벌어지는지에 대한 데이터베이스 구축으로는 의미가 있다. 이것도 축적해야 하는 데이터베이스다. 내가 은퇴 후 해야 할 또 하나의 과제이기도 하다.

듯이, 동양의학의 약점 가운데 하나는 같은 환자의 동일 증세에 대해 사람마다 진단이 다르다는 것이다. 중국에서는 그런 일을 막기 위해 규격화·객관화 시도를 대대적으로 하고 있다. 이는 중국 정부의 방침이기도 하다.

동양의학 종주국으로서의 자부심을 생각한다면 당연한 시도라고 생각한다. 우리나라도 '김치' 종주국으로서 "김치는 '기무치'가 아니다"라고 주장하면서 '김치'를 규격화하고 객관화하려 시도하지 않았는가? 집집마다, 담근 사람마다 김치맛이 다르다. 그것이 특징이자 강점이기도 하지만, '기무치'가 도전해 오면 종주국으로서 당연히 언짢을 수밖에 없다.

나는 『중서의학 결합방법과 난치병 치료』에 등장하는 중의의 규격화·객관화 시도의 철학적 논리구조에 대부분 동의하지 않는다. 그러나 동양의학의 본고장인 중국에서 무엇을 기준으로 보고 있는지는 좋은 참고가 된다. 즉, 동양의학의 추상적 개념을 본고장에서는 어떻게 구체화하고 수치화하는지 아는 것은 학습에 큰 도움이 된다.

『중서의학 결합방법과 난치병 치료』에서 소개하는 중의 객관화의 몇 가지 재미있는 예를 소개하겠다. 그걸 읽으면 내가 무슨 이야기를 하는지 감이 잡힐 것이다.

① 설진(舌診, 혀의 모양을 보고 진단함)의 경우, 중의마다 다른 결론이 나지 않도록 영상 인식Image Recognition 기술을 도입해 객관화하려 시도한다.

② 진맥을 기계로 해, 같은 환자인데 중의마다 결론이 다른 것을 막아보려 시도한다.

③ 심허心虛증에 대해 심장박동을 측정하고 심장박동시 피의 분출량을 측정해 계량화하려 시도한다.

④ 간혈허肝血虛증은 ATP 수치, 신허腎虛는 ACTH 수치를 사용해 계량화하려 시도한다.

## 잘못된 동물실험

요즘 중국에서는 동물에게 증證을 만들어 중의 치료법을 실험한다. 후종덕의『중서의학 결합방법과 난치병 치료』를 보면 개, 쥐, 원숭이 등에게 증을 만든 후, 중의의 수증隨證 치료법들을 시행함으로써 객관화를 시도하고 있다.

예를 들어, 암쥐에게 피임을 시킨 후 여러 숫쥐와 100일 동안 교미시켜 암쥐는 암쥐대로, 체중이 줄어든 숫쥐는 숫쥐대로 방노신허(房勞腎虛, 방사를 너무 과하게 해 신이 허해짐.)증을 만들어내는 방법이 자세히 나와 있다. 그런 후 혈액검사를 하고, 성기의 무게 변화 등 각종 지표를 측정해 방노신허증을 객관화시키려 한다.

나는 다음과 같은 이유로 그러한 접근법에 반대한다.

동양의학의 가장 중요한 방법론은 환자(가족 포함)들과의 언어 소통이다. 환자의 자각과 의사 소통이 동양의학의 기본적인 토대인데, 동물 실험을 시발점으로 하는 의학체계는 그것과 정면으로 상치된다.

서양의학의 커다란 병폐 가운데 하나는 환자가 자신의 병에 대해 잘 모르고, 각종 검사와 그것을 해독하는 전문가만이 안다는 것이다. 그런데 동서의학 통합을 시도하면서 서양의학의 함정에 빠지는 듯한 오류를 범하고 있다.

나는 동물을 사용해 '증'을 정의하는 방법이 좋은 결과를 가져오지 못할 것이라고 생각한다. 서양의학은 수의학에서 사람을 위한 의학으로 발전해왔고, 동양의학은 사람을 위한 의학에서 수의학이 발전했다. 그런데 동물에게 사람의 증을 발생시키고 실험해 사람에게 응용한다는 건 동양의학의 근본적인 가르침에 역행하는 발상이 아닐 수 없다. 더 슬픈 일은 중국 정부가 그것을 지지한다는 것이다.

## 잘못된 계량화와 규격화

'증'을 계량화해 규격화하는 건 얼핏 과학적으로 진화하는 것처럼 보이지만, 문제가 많은 접근법이다. 그렇게 해서 새로운 치료법을 발견할 리도 없지만, 성공한다 하더라도 효과보다 부작용이 클 수밖에 없다.[146]

아직도 있는지 모르겠지만, 과거 시청 앞에 소음공해지수를 나타내는 전광판이 덕수궁 쪽으로 붙어 있었다. 서울이 얼마나 시끄러운지를 알고 싶어하는 심리 때문에 시작된 일일 것이다. 그런데 지수가 아무리 높아도 그 자체가 문제되는 것은 아니다. 우리가 알고 싶은 것은 서울 전체를 운행하는 수많은 자동사와 잦은 공사로 인한 소음공해가 시민들의 건강을 해치는 건 아닌가 하는 저변의 문제이다.

자동차들을 무조건 시청 근처로 못 오게 하거나, 소음공해 측정기를 이불 같은 것으로 덮어 버리면 된다고 생각하는 사람이 있다면, 우리는 그에 대해 황당하다고 여길 것이다.

그러나 동서의학 통합을 시도하면서 어떤 수치를 중심으로 증을 정의하고 그것을 통해 과학화를 시도하는 경우, 그런 우를 범하기가 매우 쉽다. 동양

---

146) 계량화된 특정지수를 중심으로 병을 정의하고 그 지수로 치료 효과를 측정함으로써 치료법에 부작용이 생기는 근본적인 이유는, 2001년 발표한 나의 논문 「성인형 질병 치료제의 시장구조와 성인형 질병의 연구방법론에 관한 소고—성인형 당뇨병 치료제 시장을 중심으로」를 참고하시기 바란다. 이 책의 부록에 수록되어 있다.

의학은 비교적 독성이 없는 게 큰 장점인데, 그런 방향으로 치료하면 장점은 곧 사라지고 만다. 동서 통합을 통해 서西의 장점을 취해야 하는데, 동東의 장점만 버리는 결과를 초래하는 것이다.

증을 계량화할 경우 그 숫자는 참고만 하자. 좋은 참고거리는 된다. 그 이상은 절대로 안 된다. 어떤 숫자를 낮추는 것 자체가 치료 목적이 되어서는 안 된다. 치료가 잘 되었을 때 그것을 확인하는 방편일 뿐이다.

이처럼 간단한 진리가 당뇨병이나 고혈압 치료시 의사나 환자들에게는 왜 그리 어려운 걸까? 혈당을 낮추기 위해 독성이 강한 화학약을 마구 먹는다. 그러면 혈당은 낮아진다. 그러나 당뇨병이 낫는 것은 아니다. 나는 그런 사람들에게 차라리 교실에 있는 분필을 먹으라고 권한다. 그래도 혈당은 떨어진다. 독성도 양약보다 적다.

무엇이 문제일까? 양의는 모두 과학적이라는 맹신이 동양의학 연구자들에게조차 존재한다. 그래서 오행이나 기, 전인적 등의 안개화법을 사용하기 일쑤다. 양의 자체가 과학적인 것은 절대로 아니다. 과학성을 주장할 뿐이다. 오히려 내가 보기에는 종교성이 더 강한 것 같다. 양의가 갖고 있는 과학적인 일면만 받아들이면 된다. 무조건 양의를 흉내내려 해서는 안 된다.

그들의 비논리적이고 모순적이고 비과학적인 것들을 흉내내어 동양의학의 과학화를 달성하려는 시도는 반드시 실패한다. 그것이 성공한다면 오히려 큰일이다. 과학적인 것만 흉내내도 될까 말까인데, 과학적으로 보이지만 전혀 과학적이지 않은 것까지 도입한다면 어떻게 되겠는가? 다행히도 지금까지는 모두 실패했다.

앞에서도 이야기했지만, 사주가 비과학적이면 컴퓨터 사주도 비과학적이다. 설진이 비과학적이면 영상 인식을 이용한 설진도 비과학적이다. 진맥 역시 마찬가지다.

앞에서 말한 모든 계량화 또한 마찬가지다. 자신의 논리모델 속에서 내재적·논리적 일관성과 사례 축적을 통해 과학성을 확립해야지, 서양의학은 무조건 과학적이라는 맹신 속에서 그들이 사용하는 장난감(?)이나 계량화라는 잔재주를 쓴다고 과학성이 증진되는 것은 아니다. 논리적 오류이자 철학적 착각이며, 의학적 망신일 뿐이다.

중국에서는 '동양의학의 과학화'를 '동양의학을 기초로 만든 제품들의 현대적 품질 관리'로 이해하는 경향이 있다. 즉, GMP 설비를 사용해 소독이 잘 된 제품을 만들고, 제품의 질이나 양을 들쭉날쭉하지 않게 하는 등의 규격화 작업을 '동양의학의 과학화'로 이해한다.[147] 하지만 규격화와 과학화는 별개의 문제이다. 비과학적인 것을 규격화하면 규격화된 비과학성이 될 뿐이다. 즉, 품질 관리가 잘 된 비과학적 약에 불과하다. 컴퓨터를 통해 사주점의 과학화를 추구하는 논리적 오류가 거기서도 벌어지고 있는 것이다.

## 잘못된 동서 협진

현재 서양의학을 기본으로 삼고 동양의학적 치료를 추가하는 시도는 괄목할 만한 성과를 내지 못하고 있다. 서양의학으로 치료 중인 환자들의 고통을 침술로 덜어주는 정도가 검증 가능한 일관된 성공률을 보이는 듯하다.

이에 대해 캡척 교수는 재미난 의견을 제시한다. 침술을 사용한 동양의학

---

147) 『과학국약(科學國藥)』, 甘肅人民出版社, 2009.

과 약초를 사용한 동양의학은 철학적으로 방향이 다르다는 것이다. 침술은 어떤 혈맥에 시술하더라도 어느 정도는 항상성Homeostasis을 회복시키는 기능이 있다. 따라서 이론에 어긋나게 사용하더라도 크게 위험할 것이 없다. 반면, 약초나 탕제는 특정한 방향으로 인체를 유도하는데, 그 방향이 늘 항상성을 유지하는 건 아니어서 이론에 맞지 않게 사용하면 위험할 수 있다는 것이다. 침술은 크게 잘못되는 경우가 별로 없는데, 약초는 그렇지 않다는 이야기이다.

구당 김남수 선생은 매우 가느다란 침을 나누어 주면서 눈을 제외한 자신의 몸 어디라도 맘놓고 찔러보라고 이야기한다. 그만큼 안전하다는 의미일 것이다.[148]

중의들은 과거 양약을 다량 먹거나 현재 복용 중인 환자는 잘 낫지 않는다고 생각한다. 그래서 그들은 동서 겸용을 반대한다. 동서 겸용 또는 협진을 하면 많은 증세가 감추어진다고 믿기 때문이다.

실제로 그런 측면이 있기는 하다. 해열제를 먹고 다른 의사에게 가면 당연히 진단 자체가 불가능해진다. 평소에 약을 많이 먹으면 이런 문제가 있다. 그리고 아플 당시 다른 약을 여러 가지 복용 중이면 그런 문제가 더욱 심하다. 요즘 나이든 분들은 서너 가지는 기본이고 7~8가지 약을 동시에 먹기도 한다. 건강보조제까지 챙기다 보면 20~30알은 금방이다. 따라서 진단과 치료가 매우 어렵다.

협진하려면 양의나 한의 중 어느 하나를 시도하다 진행하기보다는 처음

---

[148] 이 분과 관련된 재판은 헌법재판소까지 갔다. 결국 한국에서 살기를 포기한 채, 노구를 이끌고 미국으로 건너간 것으로 알고 있다. 상황을 이렇게 만든 한국 국민은 부끄러운 줄 알아야 한다.

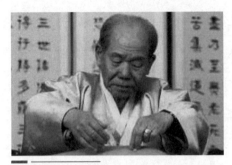
구당 김남수 선생의 치료 장면. 이 분은 제도권 한의 자격증이 없지만, 임상 결과가 매우 뛰어났다. 돈을 받으면 형법을 적용받기 때문에 동호인 모임 등을 통해 무료로 자신의 침술을 전파했다.

부터 같이 시작해야 한다고 주장하는 사람들도 있다. 예를 들어, 양의들은 전립선 전문 영양제인 '소팔메토'를 매우 싫어한다. 전립선암 증세가 감추어지기 때문이라고 한다.[149] 소아과 의사들은 우황청심환을 매우 싫어한다. 응급실에 실려오는 아이치고 우황청심환을 먹지 않은 경우가 드물기 때문이다. 우황청심환을 먹음으로써 상태가 호전된 아이들을 관찰할 기회는 당연히 없었을 것이다. 그러나 누가 주가 되고 누가 부가 되는지를 어떻게 결정해야 할까? 이 문제에 대해서는 아직 시원한 해답이 없는 상황이다.

한의든 양의든 한쪽이 먼저 시도하고 치료가 안 되는 것만 다른 쪽으로 가면, 나중에 치료한 쪽은 당연히 자신들 공이라고 생각한다. 떠나간 환자들 소식을 제대로 알기는 어렵다. 연락도 안 되고 때로 사망하기도 한다. 그래서 자신들이 실패한 사례를 잘 모른다.

환자들로서는 양의가 우수한지 한의가 우수한지는 중요하지 않다. 둘을 어떻게 잘 섞느냐가 관건이다. 어떤 증세가 나타났을 때 어디를 먼저 가고 나중에 가야 할지, 혹시라도 동시에 접근하는 게 좋을지 동서의료계가 솔직하고 활발하게 논의해 환자들에게 알려주면 좋겠다.

---

149)  나는 낫기 때문에 감추어지는 것이라고 생각한다.

일례로, 1981년 일본 동양의 학회는 아래 병증일 때 양의보다 한방 치료에 우선 순위를 두라고 권했다.[150]

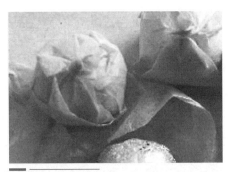
우황청심환. 시장에서 유통되는 우황청심환의 대부분은 가짜이다. 소의 위에서 발생한 암인 우황이 그렇게 많이 생산될 리 없기 때문이다.

- 자율신경 실조증
- 부인 월경 불규칙 관련 증후군
- 중풍 후의 여러 증후군
- 만성염증
- 갱년기 장애

우리나라도 국가적 차원에서 다음과 같이 동서 협진을 시도하면 어떨까? 한의와 양의가 각각 진단해 국민의료보험공단에 제출하면 둘 중 어디로 가는 게 좋을지 결정해 주는 것이다. 또 어디를 갔는데 해결이 안 되면 다음으로 어디를 가는 게 좋겠다거나 동시에 협진하라는 식으로 보험공단이나 공신력 있는 삼자가 결정해 주면 어떨까? 현재는 각자 논리를 내세우고 자신들에게만 오도록 권하니 환자들로서는 운에 맡길 수밖에 없는 상황이다.[151]

안타까운 것은 기존의 동서의학 통합관련 연구들이 협진시 각각 어떤 치

---

150) 하야시 하지메의 『동양의학은 서양과학을 뒤엎을 것인가』 참고.

151) 동서 협진에 대해 우리나라 법은 이렇게 규정하고 있다. "심의위에 따르면 의원급 의료기관에서 의원과 한의원 등의 협진광고는 불허키로 하되 의원, 한의원, 치과의원이 하나의 광고에 공동 게재코자 할 경우에는 이를 허용키로 한다. 그러나 이 경우에도 광고주체에 따라 각각의 의원들은 의협은 물론 대한한의사협회, 대한치과의사협회의 의료광고 심의를 거쳐 심의번호를 기재해야 한다." 무슨 말인지 이해하기 어려울 뿐만 아니라 영역싸움 냄새가 심하게 난다.

료법이 있는지를 나열할 뿐이고 구체적인 선후조합 문제에는 침묵하고 있다는 점이다.

중국에서 출간된 『당뇨병:중서의 종합치료(糖尿病:中西醫綜合治療)』라는 책을 봐도 제목에는 '종합치료'라고 해놓고 중의와 서의를 어떻게 조합할지에 대해서는 침묵한다. 내가 보기에는 자신이 없어서인 것 같다. 동서양의 여러 치료법을 나열하는 데까지만 인식체계가 미치고 있는 것은 아닌지 모르겠다.

『한방과 양방으로 치료하고 다스리는 당뇨병 이야기(김명동·김고은 지음)』 또한 마찬가지다. 동양과 서양의 당뇨병 치료법들을 나열하고 있을 뿐이다. 그것을 어떻게 섞을지, 어떤 것이 어떤 경우에 우선권을 가져야 하고 우수한지 등의 실제적인 문제, 그것을 어떻게 유기적으로 조합해야 하는지에 대해서는 침묵하고 있다.

유기적 동서 협진이 중요하다고 하면 "당신 회사에서 생산한 당뇨제품을 동서의학의 당뇨 치료법들과 어떻게 조합해야 하느냐"고 많이들 묻는다. 당연한 질문이다.

우리 회사 제품은 처음 2~3주 동안은 양약과 동시에 사용하는 것이 좋다. 그러다가 몸상태가 좋아지고 혈당이 내려가기 시작하면 권하는 스케줄에 따라 양약을 줄인다.[152] 나중에는 우리 회사 제품만 쓰다가 그것 역시 차츰 줄여나간다. 그리하여 결국 당뇨 치료제를 전혀 사용하지 않게 된다.

---

152) 얼마만큼 줄이느냐는 사람마다 다르겠지만, 우리 회사 웹사이트에 "엘레오틴의 효과에 대한 통계 요약(Statistical Summary of Eleotin's Effect)"이라는 논문에 일반적인 원칙을 게재했다. 간단히 설명하면 조금씩 줄여나가다가 고혈당 상태가 발생하면 줄이는 속도를 늦추고, 저혈당 상태가 발생하면 더 빨리 줄인다. 인슐린 주사는 줄여나가는 속도가 무척 빠르다. 절반으로 줄이고 25퍼센트로 줄이기까지 많은 시간이 걸리지 않는다.

### 맨발의 의사 매뉴얼 Barefoot Doctor's Manual
US Department of Health, National Institute of Health, 1994.

중국에서 출간된 원래 제목은 『적각의생수첩赤脚区生手册』이다. 문화혁명 때 하방下放[153]된 젊은이들은 간단한 훈련을 받은 뒤 이 책을 들고 시골로 내려갔다. 그리고 교사 겸 의사 겸 정치지도자 역할을 했다. 무의촌 농촌에 제약회사가 만든 양약이나 제대로 된 한약재가 있을 리 없었다. 어느 지역이나 의사들은 대부분 자본가 계급이어서 프롤레타리아 혁명에 반대하는 입장이었다.

농촌으로 간 젊은이들은 자연 속에서 쉽게 찾을 수 있는 약초를 주로 사용했다. 치료효과가 마을 의사들보다 덜할 경우 혁명과업을 수행하기 어려운 상황이었다. 따라서 중국 공산당은 당대의 지혜를 모아 이 책을 만들었다. 양약을 구하기 어려운 상황에

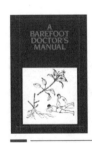 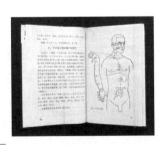

『맨발의 의사 매뉴얼』 중국어판과 영어판. 기본적인 구급요법부터 의료의 전반적인 이론이 잘 담겨 있다. 젊은 공산당원들은 이 책을 활용해 농촌에서 존경을 얻고 혁명을 완수했다. 얼마나 잘 쓰여졌으면 미국 국립보건원(National Institute of Health)에서 내용을 번역해 군인들에게 나누어 주었다.

---

153)  중국에서 1957년부터 상급 간부들의 관료화를 막기 위해 실시한 운동. 간부들을 농촌이나 공장으로 보내 노동시킴으로써 관료주의나 종파주의 같은 결점을 극복하려 했다.

대비한 것이니 중의학이 기본일 수밖에 없었다. 이러한 전략은 어느 정도 성공을 거둔 것으로 보인다. 결국 국민당을 포위하는 데 성공했고, 중국 대륙을 공산화했다. 나는 『맨발의 의사 매뉴얼』 영어판을 지금까지 여러 권 샀다. 내 경험상 모든 한의사들이 좋아하는 선물이었다.

**식물과 해초에서 추출한 약 : 발견과 개발**Plant and Marine Derived Pharmaceuticals: Discovery and Development, Brian Minter, Decision Resources, 1997.

---

약초와 해초에서 단일 활성성분을 추출해 신약을 개발하려는 노력을 종합적으로 정리하고 있다. 출간된 지 20년이 되어가는데, 아직도 이를 능가하는 책이 나오지 못하고 있다.

개인적으로 제약·건강식품 사업에 뛰어들어 기업전략을 짤 때 많은 도움을 받았다. 제약업, 그 중에서도 특히 천연약초를 사용한 제품을 염두에 둔 분들에게 반드시 권하고 싶은 책이다.

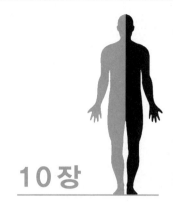

# 10장

## 동서의학 통합에 성공하는 방법

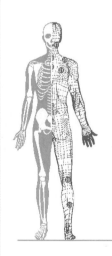

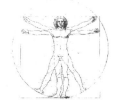

　　동서의학 통합에 대한 연구는 1930년대에 이미 대성황을 이루었다. 그러나 1950년대와 60년대 서양의학의 잇단 신약 개발과 그에 따른 자신감[154]으로 다소 주춤해졌다. 1970년대 닉슨의 중국 방문 이후 잠깐 붐을 이루었으나 다시 사그라졌다. 그러다가 근래에 서양의학의 신약 개발이 침체되자 다시 활발해지고 있다. 나는 이러한 붐이 사라졌다 나타나기를 앞으로도 반복할 것이라고 생각한다.

　붐이 일 때마다 중서회통(中西匯通, 동양의학과 서양의학이 두루 통하도록 한다.), 충중참서(衷中參西, 동양의학을 기본으로 삼고 서양의학은 참고한다.), 중체서용(中體西用, 동양의 학문을 본체로 삼고 서양의 학문은 실용적인 측면에서 활용한다.) 등 많은 구호들이 등장했다. 하지만 인류의 수많은 노력과 시도 가운데 구호가 없어서 실패한 경우는 없다. "구호 좋다 방심 말고 본질부터 챙겨보자!"

---

154)　이를 '의료 낙관주의(Medical Triumphalism)' 시대라고 한다. 연구만 하면 모든 병의 치료법을 개발할 수 있을 것으로 여겨지던 시절을 의미한다. 그 반대는 '의료 허무주의(Medical Nihilism)' 시대이다. 아무것도 개발할 수 없고, 치료해 봐야 효과가 없을 것처럼 여겨지는 시절을 의미한다.

## 동양의학과 서양의학을 동시에 적용하면 효과적인 경우

동양의학과 서양의학을 동시에 적용해 효과를 본 대표적인 경우는, 양약으로 항암 치료를 받을 때 한방을 같이 사용함으로써 부작용이 줄어드는 예이다. 이에 관해서는 확실한 임상기록이 많으며, 의학적 공감대가 형성된 한방 치료법도 많다. 상업적으로도 매우 유망하다고 생각한다.

실제로 종합병원에서 암 치료는 효자 노릇을 톡톡히 한다. 안전하고 효과적인 한방을 양약 항암제와 동시에 사용함으로써 부작용을 줄일 수 있다면 수익성 제고에 큰 도움이 될 것이다. 점점 정도가 심해지고 있는 종합병원의 경영난 해소에 빠르고 확실한 해결책이 될 수 있다. 한국에서는 그런 시도가 본격적으로 이루어지고 있지 않지만, LA 등의 동포사회에서는 비교적 활발하게 진행 중인 것으로 알고 있다.

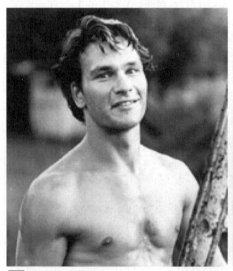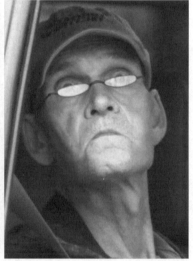

영화 「사랑과 영혼」으로 우리에게 잘 알려진 배우 패트릭 스웨이지의 항암치료 전후 모습.
췌장암에 걸려 투병생활을 하던 그는 2009년 결국 사망했다.

밴쿠버에서 명의로 소문난 곽지형 한의사[155]는 타이레놀과 쌍화탕이 묘하게 잘 어울리는 조합이라고 설명한다. 부작용을 줄이고, 효과는 키운다는 것이다. 아보 도오루는 『약을 끊어야 병이 낫는다』라는 책에서 타이레놀 같은 소염진통제 남용이 대부분의 병을 발생시키는 원인이라고 주장한다. 그렇다면 현대인의 양약 과용, 특히 시시때때로 먹는 소염진통제로 인한 건강문제에 쌍화탕은 축복일 수 있다.[156]

양약 감기약 전반과 감길탕甘桔湯 조합을 추천하는 이들도 많다. 그 중에서도 목 아플 때 먹는 양약 감기약들과 은교산이 좋은 조합이라고 한다. 소염진통제와 갈근탕, 항소산의 조합도 많은 명의들이 좋다고 말한다. 양약의 맛이 특별히 쓴 경우 성상性狀이 단 약초를 같이 쓰면 좋지 않은가 하는 생각도 든다.

일반 항생제가 전혀 듣지 않는 슈퍼버그의 경우, 한약과 병행 치료해 좋은 효과를 거두었다는 임상의들의 이야기를 여기저기서 많이 들었다. (하지만 호소야 에이키치는 스트렙토마이신과 한약을 같이 쓰면 좋지 않다고 경고한다. 그는 항생제 전반이 그러하다고 주장한다.)[157] 나는 언제고 한 번 도전해 보고 싶다. 항생제가 듣지 않는 슈퍼버그와 인체가 싸워 이겨낼 수 있는 방법을 찾는 일 말이다.

한때 스테로이드제가 한약에 들어갔느니 안 들어갔느니 말들이 많았다.

---

155) 나에게 『동의임상방제학(윤길영 지음)』을 소개해 준 분이다. 나의 천학비재로 이해하기 어려운 부분이 있었지만, 한방 공부를 하는 사람들이 입을 모아 추천하는 명저이다. 특히 정리탕(正理湯) 부분이 유익했다. 방의(方義)와 방해(方解)(왜 그런 처방을 만들었는지 원칙을 천명하고 설명함.)를 읽고는 여러 가지 막혔던 부분이 시원하게 해소되었다.

156) 곽지형 한의사는 특히 광동 쌍화탕을 잘 만들어진 제품으로 추천했다. 특정 상품명을 거명하는 일이 주저되기는 하지만, 좋은 정보라서 알려드리고 싶다.

157) 『한방의 과학』참고. 그러나 호소야 에이키치는 중풍 후 치료에 황련해독탕을 병용하라고 권한다.

그런데 스테로이드제를 한약과 같이 쓰면, 스테로이드제의 치료효과는 증진되고 부작용은 줄어든다고 한다. 따라서 아예 스테로이드와의 병용을 목적으로 한약을 개발하면 좋지 않을까 하는 생각도 든다. 위궤양에는 시메티딘과 평진탕이 좋은 조합이라고 한다. 부산대 한의학 전문대 윤영주 박사와 경희의료원 약제부 최혁재 박사의 연구가 이 분야에 많이 축적되고 있다.

한국과 일본에서는 같이 먹으면 좋은 한방·양방 연구가 많은 방면, 중국은 같이 사용하면 안 되는 경우에 대한 연구가 비교적 더 많다. 중의와 양의의 상대적 권력관계의 역사적 변천과정이 달라서 그런지도 모르겠다. 어쨌든 ① 석고와 아스피린, ② 감초와 코르티코스테로이드, ③ 소시호탕과 프레드니솔론 등을 같이 사용하면 매우 좋지 않다는 연구가 많다.

한방과 양약 항생제를 같이 사용하면 안 된다고 강력하게 경고하는 중의는 매우 많다. 『한약의 합리적 응용』을 쓴 서덕생과 『중서의학 결합방법과 난치병 치료』를 쓴 후종덕의 의견을 종합하면 한방과 같이 쓰면 안 되는 양약 리스트가 나온다. 왜 그럴까를 연구하면 좋은 공부가 된다. 양방과 한방을 병용하면 안 된다는 중의들의 경고에는 과장된 면이 없지 않다는 게 나의 전반적인 인상이다.

일본 학자들은 80퍼센트 정도가 병용하는 것이 도움된다고 이야기한다. 『잘 듣는 한약, 위험한 한약, 쓸모없는 한약』의 저자 하야카와 아키오早川明夫는 특히 만성병 치료에 적극 권장한다.

### 양약과 같이 사용하면 효과적인 한방약 만드는 법

나는 왜 어떤 양약과 한약은 같이 쓰면 안 되고 어떤 경우는 좋은지를 오랫동안 고민했다. 그러다 보니 이미 시판 중인 한약과 양약을 결합시키기보다 새로운 한약 처방을 만들면 어떨까 하는 생각이 들었다.

내가 거대 제약회사에 제안하는 신약 관련 아이디어 중 하나는 과도한 독성 때문에 포기했던 품목을 다시 검토해 보는 것이다. 약간만 독성을 줄이면 되는 신약 후보 활성성분들을 한약과 병용할 목적으로 다시 신청할 경우 긍정적인 결과가 나올 가능성이 꽤 높아졌다.

현재 널리 시판되는 제도권 양약의 부작용과 내성을 줄이기 위해 새로운 한약 처방과 방제를 개발하는 것도 훌륭한 비즈니스 아이디어라고 생각한다.

어떤 의미에선 천연재료로만 만든 우리 회사 당뇨병 관련 제품이 그런 유에 속할 것이다. 단독으로 사용해도 혈당 저하와 당뇨병 합병증 개선에 효과적이지만, 현재 사용 중인 양약과 병용하면 양약의 부작용과 내성을 크게 줄여준다. 중증 당뇨환자의 경우 양약(인슐린) 사용량을 70퍼센트 줄여도 혈당이 정상화된다. 설퍼닐우레아 계통의 양약 사용량도 쉽게 줄일 수 있고, 궁극적으로는 그러한 약에서 해방될 수 있다. 당뇨병 치료용 양약에 내성이 생겨 양을 늘려가야 할 때도 매우 효과적이다. 어떤 이유로 그런 효과가 나오는지는 여러 가지 실험을 통해 이미 검증되었다.

거대 제약회사의 경우, 특허를 가진 제품을 보완하는 한방 처방을 개발하면 실질적으로 그것에 관해서도 독점권을 행사할 수 있을 것이다. 제도권 양약의 부작용과 내성을 줄이는 별도의 한약을 개발하기 위해서는 제도권 '양약의 한방적 성상性狀이나 성미性味'를 파악하는 것이 크게 도움된다. 즉, 제도권 양약을 또 하나의 '가상 약초Virtual Herb'로 생각하고, 그것이 가진 성질을 한방적으로 파악하는 작업을 선행하는 것이다.

예를 들어, "아스피린은 신고辛苦하고 온溫하고 평平하고 방광경膀胱經으로 들어간다"는 식으로 파악하는 것이다. 그래서 그것을 임금君으로 두고, 신臣과 좌佐와 사使에 해당하는 약초를 찾아 이상적인 방제를 만드는 것이다.[158] 그러면 신-좌-사에 해당하는 약초의 조합이 아스피린의 부작용을 줄이는 한방 처방이 될 것이다. 그것을 '아스피린 보조제'로 별도 판매하면 된다는 것이 내 생각이다.

한방에서는 한 약초를 '군'으로 두고 신과 좌와 사에 해당하는 약초들을 더해 임금에 해당하는 약초의 효과를 키우거나 부작용을 줄이는 방법을 많이 사용한다. 나는 그것을 특정 양약에 적용하는 것이 가능하다고 생각한다.

이런 내용을 여러 나라 의학자들에게 제안했는데, 모두 재미있는 발상이라고 했다. 그렇게만 되면 수백 가지 신약을 쉽게 만들 수 있겠다며 다음과 같이 물었다. "어떤 특정 양약의 가상 약초로서의 성상과 성미를 어떻게 파악하는가?"

나는 양약의 성상을 파악하는 데 다음과 같은 방법을 사용한다.

---

158) "한의학에서 다수의 약물을 배합해 하나의 처방을 구성할 때 일반적으로 군신좌사(君臣佐使)의 원칙을 따른다. 옛날의 정치제도를 참고해 약물을 처방하는 것이라 할 수 있다. 여기서 군(君)은 임금에 비유되고 군약(君藥)을 뜻하는 것으로, 하나의 처방에서 가장 주된 작용을 하는 약물로 대표적인 증상을 제거하는 데 사용된다. 신(臣)은 임금에게 조언을 주는 신하에 비유되고 신약(臣藥)을 뜻하는 것으로, 군약의 효력을 보조해 주고 강화시키는 약물이다. 좌(佐)는 돕는다는 의미로 임금의 정책에 위험성을 주장하고 이에 대한 대책을 강구하려는 신하 무리로 비유되고 좌약(佐藥)을 뜻하는 것으로, 군약이 유독(有毒)한 경우 그 독성을 완화시킬 때 혹은 주된 증상에 수반되는 증상들을 해소할 목적으로 사용하는 약물이다. 사(使)는 말단 신하, 즉 졸개의 무리로 비유되고 사약(使藥)을 뜻하는 것으로, 처방의 작용 부위를 질병 부위로 인도하고 여러 약들을 중화하는 역할의 약물이다. 이러한 한약 처방의 원리가 체계적으로 확립된 학문을 방제학이라 부르며, 한의사들은 이러한 원리에 따라 구성된 처방을 사용하고 있다." 이상은 장규태 교수(강동경희대병원 한방소아청소년클리닉)의 블로그에서 인용한 내용이다.

① 양약 자체가 어떤 약초에서 추출됐거나 모방한 것이면, 원래 약초의 성상이 좋은 참고가 된다. 예를 들어, 모르핀은 아편을 모방한 것인데, 아편의 약초로서의 성상이 모르핀의 성상과 깊은 관계가 있으리라 일단 판단하는 것이다.[159]

② "모르면 물어보라"는 나의 일관된 진리탐구 방법에 의거한 것인데, 중국에서 양의와 중의를 같이 공부한 몇 사람에게 '가상 약초'들의 성상을 물어보면 거의 의견이 합치한다. 특정 양약을 제시하면서, 그것을 '가상 약초'로 보고 성상과 성미를 밝혀 달라고 의뢰하는 것이다.

중의들의 의견이 나뉠 경우, '군'에 해당하는 가상 약초와 같이 써서 부작용을 줄여주는 신, 좌, 사에 해당하는 약초 목록을 요청한다. 그러면 거의 일치된 결과물이 나온다. 20개 정도의 조합을 보고, 관련자들에게 다시 보여주고 고치는 과정을 몇 번만 반복하면 대부분의 경우 의견 합치가 이루어진다.[160]

또 '감초'처럼 다른 약초의 부작용을 줄여준다고 알려진 약초들을 모아, 특정 양약의 부작용을 줄이기 위한 연구에 매진하는 것도 상업적 성공 가능성이 크다. 기회가 되는 대로 중국에서 양의와 중의에 조예가 깊은 수십 명의 권위자들에게 받은 '많이 쓰는 양약들의 중의적 성상'을 종합해 말씀드리

---

159) 사실 모르핀의 부작용을 줄이는 방법이 여기에 있다. 내가 말한 식의 한방 처방을 모르핀 중독자에게 하니 상태가 좋아졌으며, 유엔에서 상도 받았다고 한다. 하나씩 발견해 나가기도 하지만, 철학적 사고를 통해 한꺼번에 이루기도 한다. 바로 이런 경우를 의미한다.

160) 의견이 모아진 후에는 『한약 신상품 개발학(中藥新産品開發學, 呂圭源 외 1인, 人民衛生出版社)』에서 소개하는 방법에 따라 개발하면 될 듯하다. 이 책은 아이디어 단계에서 실험, 허가 신청, 독성 검사, 임상실험, 시장 출시, 심지어 광고까지의 전 과정을 자세히 설명하고 있다. 약초를 이용한 제약업 창업과 경영의 교과서라고 보면 된다.

겠다.

지금까지는 서양 과학자의 시선으로 바라본 동양의학이 크게 유행했다. 단일 활성성분을 찾는 등의 노력이 그것에 해당된다. 이제는 방향을 바꿔 동양적인 시선으로 서양의학을 바라보자.

## 위약 효과의 적극적인 활용

동서의학 통합에서 꼭 짚고 넘어가야 할 주제가 바로 플라시보 효과(위약 효과)이다. 내가 「성인형 질병 치료제의 시장구조와 성인형 질병의 연구방법론에 관한 소고」라는 논문(부록 참고)에서 이야기하듯이, 지금 의료 연구자들이 사용하는 위약 효과의 측정 방법은 통계학적으로 문제가 있다.[161] 그러나 측정에 문제가 있다는 것이지, 위약 효과가 중요하지 않다는 이야기는 아니다.

나는 "어떤 제품이 위약보다 좋지 않다. 고로 그 제품은 가치가 없다"는 주장에는 무언가 중요한 것이 빠져 있다고 생각한다. "어떤 제품이 위약보다 좋지 않다. 고로 그 제품은 가치가 없거나, 위약이 효과가 있음을 입증하는 가치가 있거나, 아니면 그 중간 정도일 것이다"라고 말해야 하지 않을까?

위약 효과는 어쩌면 단순한 심리적 효과일지도 모른다. 그러나 "효과가 있다면 쓰자"는 것이 내 주장이다. 최면술도 치료에 도움이 되면 써야 될 판에, 위약 효과든 진약眞藥 효과든 안전하고 값싸고 효과만 있다면 안 쓸 이유가 없다고 생각한다. 엄청난 돈을 들인 진약을 누를 정도의 위약 효과를 사용하

---

161) 현재의 방법은 어떤 특정 약을 한 군(群)의 환자에게 투여하고, 다른 군에는 위약을 준 후 효과를 비교해 통계적으로 유의미한 차이를 검증하는 것이다. 그런데 통계방법에 적합한 위약을 만들기가 쉽지 않다는 게 문제다. 예를 들어, 흔히 사용하는 '설탕'을 재료로 만든 위약은 당뇨병 관련 제품과 비교될 때 문제가 발생한다.

지 않는다면 그건 다른 의미의 낭비 아닌가?

동양의학 시술자가 흰 가운을 입음으로써 치료에 효과가 있다면 입어야 된다. 치료와 크게 상관없지만 신기한 기계를 진료실에 들임으로써 효과가 있다면 사용해야 한다. 체온계나 현미경도 오랫동안 위약 효과가 있는 돌팔이들의 사기용품으로 취급받아 왔다. 과거에 돌팔이들이 사용한 이상한 기계 중에는 실제로 위약 효과가 큰 것들도 많았다.

나는 늘 한결같다. ① 싸고, ② 안전하고, ③ 효과 있으면 쓰자. 거기에 ④ 효과가 좋지만 위약 효과일 경우 쓰지 않는다는 조건을 달지 말자는 것이다. 몸살림 운동, 걷기 운동, 손바닥 치기 건강법, 웃음 건강법, 엔돌핀 건강법, 구당 김남수 옹의 의술, 자석팔찌, 옥가락지, 황토 침대 등 어떤 것이든 좋다.

새로운 버전의 약들은 기존 약보다 효과가 좋은데, 그 차이의 대부분이 위약 효과로 알려져 있다.[162] 내용물은 같은데 포장과 이름을 바꾼 새 제품이 나오면 기존 제품보다 확연히 효과가 좋다고 한다. 우리 회사에서도 관련 실험을 해보았는데, 포장이나 제품 이름 등이 바뀌면 분명히 약효에 영향을 미쳤다.[163]

동양의학의 대가 캡척 박사도 위약 효과가 동양의학의 새로운 분야라며 그 방면의 성과를 축적하고 있다. 나도 이 방면을 좀더 연구해 보려고 한다.

요즘 서양의학에서는 위약 효과가 '더' 큰 사람들을 미리 알아내 실험대상

---

162)  데이비드 우튼의 『의학의 진실』 참고.

163)  현재의 이중맹검법으로는 새 약도 '설탕약'보다 효과가 있으니 가치 있고, 기존의 약도 '설탕약'보다 효과가 있으니 가치 있다. 그래서 둘 다 가치 있는 것으로 판명된다. '설탕약보다 가치 있는지가 아닌, '기존' 약과 비교한다면 신약의 가치는 상대적으로 크게 줄어들 것이다.

환자군에서 제외시킨다. 그래야 이중맹검법을 이용한 검사에서 약효가 더 효과적인 것으로 나타날 확률이 높기 때문이다.

예를 들어, 최면에 잘 걸리는 사람이 있다고 하자. 그런 사람들에게는 '설탕약'도 효과가 좋다. 그래서 진약의 효과가 상대적으로 낮게 평가된다. 따라서 최면에 잘 걸리는 사람, 위약 효과가 큰 사람들을 비교대상에서 제외시키는 것이다.

이런 거대 제약회사를 비도덕적이라고 비난하지만 말고, 오히려 그런 사람들에게는 위약을 적극적으로 사용해야 한다. 위약을 써서 병을 치료할 수 있다면 그보다 좋은 일이 어디 있겠는가? 거대 제약회사들은 '비도덕적(?)' 방법으로 돈을 벌고, 소비자는 '위약'으로 값싸고 안전하게 건강을 지킬 수 있으니 서로 좋은 일 아니겠는가?

위약 효과와 관련해 재미있는 것은 맛이 쓴 약, 고통이 따르는 치료, 비싼 치료가 더 효과적이라고 느낀다는 점이다. 따라서 위중하거나 오래된 병에는 고통이 따르는 고가의 치료법을 쓰는 것이 좋을 수 있다.

효과가 좋은 치료라도 싸고, 고통이나 부작용이 없으며, 간단하면 환자들이 '권위'를 인정하지 않는 경향이 있다. 그래서 '네거티브' 위약 효과가 생겨난다.

우리 회사의 경우 경제적 사정이 어려운 분들에게 무료로 약을 제공한 경험이 많다. 그런데 그 약을 폐기하거나 무성의하고 부정확하게 사용하는 경우가 많았다. 또 용법대로 사용하더라도 효과가 크지 않았다. 참으로 아이러니한 상황 아닌가? 처지가 어려워 무료로 약을 주면 효과가 없고, 제대로 돈을 받아야 효과가 있다니 말이다.

기도로 병이 나은 경우도 마찬가지라고 들었다. 헌금을 많이 낸 사람들이 그렇지 않은 사람들보다 치료 효과가 오래간다는 것이다. 사람의 심리란 실로 오묘하다.

나는 의사들도 환자를 평가해야 한다고 생각한다. 지금까지 한 의사와 오랫동안 좋은 관계를 유지해 온 사람인지 아닌지를 알고 치료에 임해야 한다. 의사를 우습게 알고 양심적인 의사들을 부당하게 괴롭힌 과거가 없는지도 알아야 한다. 또한 과거에 치료했던 의사의 의견을 충분히 참고해야 한다.

그런 의미에서 과거의 검사기록을 다른 의사에게 넘겨주지 않는 것은 좋지 않은 관행이라 여겨진다. 물론 치료가 만족스러웠으면 다른 의사에게 가지 않았을 것이다. 또 다른 의사가 내 환자의 치료역사를 검토하는 일이 유쾌하지는 않을 것이다. 자칫 소송을 당할지도 모르니 아예 증거가 될 만한 정보를 제공하지 않겠다는 의미일 수도 있다. 검사로 수익을 남겨야 하는 경우 과거의 검사 결과가 눈엣가시이기도 할 것이다. 하지만 환자 입장에서는 병원을 옮길 때마다 동일한 검사를 다시 해야 하니 이중부담이 아닐 수 없다.

## 실전 양생술

의사를 상중하로 나누어 상이 아니면 가지 않는 게 좋다[164]는 것이 동서양을 막론한 의사들의 공통된 의견이다. 실력이 중이나 하 정도면 명백히 가지 않느니만 못하다는 소리다. 『케임브리지 대학 도설 의학사』에서는 "크게 호전된 것처럼 보이는 사람들이 몇몇 있지만, 대부분은 아무 치료도 하지 않는

---

164)   하야시 하지메의 『동양의학은 서양과학을 뒤엎을 것인가』 참고.

편이 훨씬 낫다"고 말한다. 이에 관해 『병원에 가지 말아야 할 81가지 이유』를 참고하시기 바란다.[165]

요즘 같은 제도에서 양의가 상의上醫 되기는 참 어렵다.[166] 공부할 양이 워낙 많고 대부분의 것을 제3자가 결론내리는 검사와 테스트에 의지해야 한다.[167] 독자적인 의료관이나 감感을 개발할 기회는 거의 없다. 진단도 직접 하는 것이 아니라 다른 연구실에 보내 처리한다. 치료도 마찬가지다. 다른 사람이 내린 진단에 대해 법에서 정한 치료를 해야 보험공단에서 돈을 준다.

진단과 치료를 다른 사람이 결정하는데, 어떻게 의사로서 감이 발달할 수 있겠는가?

요즘 우리나라 군대의 의료사고 대부분은 기계와 별도의 기관에서 시행하는 검사에 의존하던 의사들이 그것들을 이용할 수 없는 일선부대의 군의관이 되면서 일어난 것들이다. 예전 같으면 간단하게 진단하고 처리했을 일을 기계와 별도의 검사기관을 통한 테스트에 의존해야 하고, 그렇게 교육받은

---

165)  이 책의 마지막 장 제목이 '현대의학이라는 신흥종교'이다. 그리고 '굿판', '강도행위', '살인극' 등의 극단적인 표현이 사용된다. 일본에서 발행되는 「문예춘추」 2001년 4월호에 실린 "병원에 가서 죽임을 당하지 않으려면"이라는 글도 재미있다. 병원에서 많이 일어나는, 충분히 막을 수 있었던 오진과 치료시 오류 등의 의료사고가 비교적 담담하고 자세히 나와 있다. 케빈 트뤼도의 『자연치유』도 좋은 참고가 된다.

166)  그럼에도 '상의'인 분들이 많이 계신다. 참으로 존경스럽다. 요즘 같은 제도에도 '불구하고' 상의가 된 것이지, 제도 '때문에' 된 것은 아니라고 나는 감히 주장한다.

167)  『병원에 가지 말아야 할 81가지 이유』의 저자 허현회는 이 검사들이 '진단을 내리지 못하는 의사들이 자신들의 무지를 가리기 위해 남발하는 것'이라고 비판한다. 나는 '혹시라도 있을 소송에 대비하는 일', 그리고 기초보험수가 이상을 벌 수 있는 수익창출 모델이라고 생각한다. 그러나 필요한 검사나 테스트가 없다는 의미는 아니다. 단지 남발되고 있다는 것이다.

많은 양의들은 속수무책이 된다.[168]

평소에 믿을 만한 의사 친척이나 터놓고 물어볼 수 있는 의료계 인사가 가까이 있는 것이 좋다. 그래야 아플 때 찾아가서 진료받을 수 있기 때문이다. 나는 좋은 의사를 만나는 것도 운이라고 생각한다.[169]

마지막으로 나의 양생술養生術과 건강법을 소개하려고 한다.

나는 원래 병약했다. 지금도 어떤 면에서는 매우 허약하다. 조금만 무리해도 피곤을 느끼며, 특히 여름에는 전혀 활동을 못한다. 시차적응 같은 것을 매우 힘들어한다. 성격이 게으르고, 화도 잘 낸다. 솔직히 이야기하면 심한 불량품이다. 게다가 조부와 부친께서 요절하셨다.

나는 젊어서 허리병을 7년 정도 심하게 앓았다.[170] 감기도 자주 앓는 편이었다. 그래서 각별히 건강에 유의하는 편이다. 다행히 60을 바라보는 지금 당뇨, 고혈압 등 성인병은 없다. 살도 별로 찌지 않았다. 그러나 손톱이 많이 약해져서 걱정이다. 누우면 바로 숙면을 취하는 스타일이 아니다. 소화는 비교적 잘 되는 편이다.

젊어서부터 근육힘은 좋은 편이었다. 외삼촌들을 닮았다. 괴력을 지녔다는 소문이 돌기도 했다. 육상 단거리 선수로 활동해 메달도 몇 개 땄고, 수영선수 생활도 좀 했다. 검도, 태권도 등의 무도도 오랫동안 했다. 짧게 큰힘을 쓰

---

168) 예전에 비해 군 의료 수준이 많이 올라갔다니 다행이다. 군대의 과거와 현재 자료를 보고, 기계와 검사기관에 의지할 수 없을 경우 진단과 처리 '실력'이 얼마나 나빠졌는지 비교할 수 있는 좋은 연구 주제가 될 것 같다. 사병들이 아프다고 하면 무조건 꾀병으로 몰아서는 안 된다. 검사 결과 꾀병으로 밝혀지면 적절한 불이익을 주고, 위중한 병인데 꾀병으로 오진하면 군의관이 그에 따른 책임을 지도록 해야 한다.

169) 예전에는 의사를 찾아가기 전에 점을 치는 관행이 널리 퍼져 있었다. 그 심정을 충분히 이해한다.

170) 27세 때 안수 기도를 통해 기적적으로 나았다.

는 일은 요즘도 잘하지만, 오랫동안 걷는다든지 하는 일은 어려서부터 몹시 힘들어했다. 골프 같은 운동을 고단해한다. 차라리 천천히 뛰는 건 상당히 오래할 수 있다.

공부하는 자세가 안 좋아서인지 모르겠지만 등이 많이 굽었고, 안경도 도수가 높은 것을 썼다. 외삼촌들이 모두 중풍으로 돌아가셨다. 그래서 고혈압 등을 특별히 조심하는 편인데, 아직은 괜찮다.

일본에서 배운 양생 운동으로 고시와리腰割를 한다. 나와 같이 일하던 일본 파트너가 유명한 무술유파인 야기유겟신류柳生月神流의 장문인이었는데, 그의 아버님이 가르쳐준 것이다. 처음에는 크게 마음이 가지 않았다. 그런데 프랑스 발레리나들도 체력 단련을 위해 그 운동을 하고, 중국에 갔을 때 전봇대를 발로 차서 부러뜨린 기공사도 그 운동을 하는 것이었다. 또 뉴질랜드의 원주민 전사들도 그 운동을 했다. 이상하게 오래된 민족들이 그렇게 운동하는 것을 보고 뭔가 이유가 있겠구나 싶어 나도 거의 매일 한다.

등산은 좋아하는데, 동행하던 친구들 수준이 너무 높아져 따라다니기 겁나는 곳들로 다니는 바람에 포기했다. 사람들과 저녁에 회식하는 일은 가급적 피한다. 한끼라도 집에서 해주는 밥을 먹고 싶기 때문이다. 따라서 밖에서 술을 마시는 일이 거의 없다.

비타민 등 건강식품은 우리 회사에서 생산되는 것을 주로 먹는다. 대사질환 예방제품, 비타민 C·B·D, 칼슘, 쌀로 발효시킨 콜레스테롤약, 마늘 추출 캡슐, 오메가 3 등을 합치면 어린아이 주먹만큼 된다. 평소에 아귀힘을 키우는 운동을 자주 하는 편이다.

나는 141세까지 살았다는 약왕藥王 손사막의 양생 도인술을 좋아한다. 한

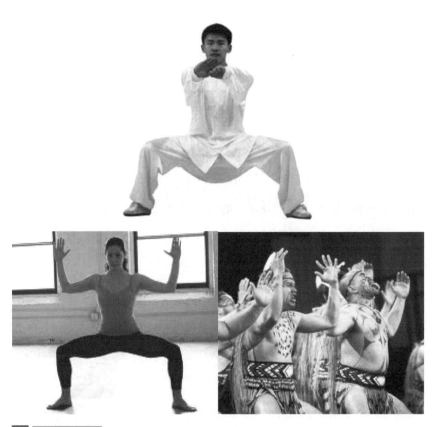

다리를 편안하게 벌리고 무릎을 굽힌다. 엉덩이를 무릎 정도까지 내리면서, 발 앞으로 무릎이 나오지 않도록 한다. 허리는 곧게 펴야 한다. 처음에는 힘들지만 할수록 편해지고 척추가 전반적으로 강해진다. 인도 요가에도 이와 똑같은 여신 자세가 있다. 예전에는 단순히 허벅지 근육을 키운다고 생각했는데, 요즘은 기의 움직임 같은 걸 느껴보려고 노력한다.

문 공부도 할 겸 원서[171]를 구해 오랜 시간 통독했는데, 아침에 일어나자마자 이를 마주쳐서 입에 침(타액)이 고이게 한 후 삼키는 것 정도를 실천하고 있다.[172] 아침마다 성경 읽기와 기도를 하는데, 그러면 마음이 편해진다. 그리고

---

171)   『약왕수양집(藥王壽養集, 中國古籍出版社)』. 중국도교협회 회장에게 선물받았는데, 매우 아끼는 책이다.

172)   입 안이 헐었을 때 특히 효과적이다.

감사하는 마음이 생긴다.

나에게 특히 맞는 음식은 생강인 것 같다. 몸이 허해지고 피로하면 잔기침을 오랫동안(심지어 2~3달) 하는 편인데, 생강차를 3~4일 마시면 없어진다. 이를 2~3년마다 반복한다.

마당에서 깻잎을 키워 먹는다. 비타민이 듬뿍 들어 있기도 하고 워낙 선호하는 채소이다. 샐러드를 좋아하는 편이다. 채소류를 좋아하고 고기도 잘 먹는다. 요구르트도 정기적으로 먹는다. 뱃속에 건강한 박테리아가 없어지면 곤란하다니 그렇다.

내 나이가 이제는 근력을 키우거나 빨리 뛰는 운동이 아니라 오래 걸어도 피곤해하지 않는 체질로 바꿔야 할 때 같다. 가끔 폭식을 하는데 자제해야겠다. 주위에서는 내 생활습관이 비교적 건강하다고 하는데, 안 아프고 싶다는 생각만 강하게 하는 편이다.

요즘은 비타민과 건강식품을 한 움큼씩 먹는 것 외에 약해진 손톱을 위해 바이오틴을 추가했다.[173] 가끔 지압과 안마를 하고, 다리보다는 팔힘이 약한 것 같아 아령 운동도 하는 편이다. 예전에 근육 키우기 등을 해보았는데 맞지 않는 것 같아 그만두었다. 담배는 원래 피우지 않는다.

가끔 아픈 곳이 생기는데, 그럴 때는 내 가정의 휴 로빈슨 박사의 도움을 받는다. 그런데 최근 은퇴를 해서 나로서는 걱정이 많다. 빨리 좋은 분을 새로운 가정의로 모셔야 할 텐데 말이다.

종합검진은 2년 전에 받았다. 내년 정도에 한 번 더 받을 생각이다. 검진

---

173)  효과 만점이다. 손톱 갈라지는 것이 며칠 만에 나았다.

결과를 듣기 직전의 긴장감 때문에 다시는 받지 않겠다고 결심했던 기억이
난다.

케빈 트뤼도의 『자연치유』에도 많은 양생술이 소개되는데, 관심가는 몇 가
지를 소개한다.

- 오가닉 식품을 사먹는다. (비싸니까 적게 먹는다.)[174]
- 샤워와 목욕물을 반드시 여과해서 사용한다. 그렇지 않으면 많은 독이
  몸에 들어간다고 한다.
- 깡통에 든 음식을 피한다.
- 콜라류를 반드시 피한다.
- 마이크로웨이브 오븐을 사용하지 않는다.
- 유대교의 코셔 원칙을 사용한다. (돼지고기 안 먹기, 도살시 완전히 피 빼기 등)
- 저녁 7시 이후에는 아무것도 먹지 않는다.
- 집에 많은 화초를 키운다.
- 흰옷을 입는다.
- 태양광을 내는 전구를 사용한다.

---

174)  마이클 폴란의 『음식이 우선이다(In Defense of Food)』 참고. 무조건 읽으라는 것이 이 책에 대한 나의
평가이다. 마이클 폴란이 쓴 다른 책 『욕망의 식물학(Botany of Desire)』에 대해서는 "이것보다 잘 쓴 책을 소
개해 주는 분에게 무조건 10만 원을 드립니다"라는 평가를 하고 싶다. 심지어 영화로도 만들어졌다. 부끄럽지
만 내 책에서 그의 화법이나 표현, 이야기 전개 테크닉 등을 모방하고 있음을 고백한다.

## 음식이 우선이다In Defense of Food
Michael Pollan, The Penguin Press, 2008.

음식을 문명사적으로 통찰한다. 쉽게 잘 쓰여진 책으로 일독을 권한다. 음식을 영양으로 보기 시작하면서 여러 가지 건강문제가 생겨났다는 주장이 설득력 있다. 자연 그대로 먹어야 할 음식을 처리·가공·추출하면서 문제들이 생겨났음을 깨닫게 해준다.

저자는 현대인들이 가공식품을 지나치게 많이 먹는다고 통탄한다. 그리고 지난 50년간 어떤 음식이 몸에 좋다는 식의 의견들이 대부분 정확하지 않다고 이야기한다. 상식적으로 전통적으로 맛있게 먹은 것들이 결국 몸에 더 좋더라는 것이다.

영양학자, 연구소, 식품회사의 연구결과를 언론이 실어주는 풍조 때문에 우리 식생활 전반이 왜곡되었다고 저자는 말한다. 또한 요즘의 음식은 엄격한 의미에서 인간용 사료라고 주장한다. 구미판 신토불이 운동의 효시가 된 책이다.

내가 쓴 책을 읽으시는 분에게 이 책을 권하고 싶다. 나는 약을 중심으로 이야기하는데 비해, 마이클 폴란은 음식을 중심으로 이야기를 전개한다. 나와는 내공에서 차이가 나겠지만, 핵심적인 사상은 똑같다고 봐도 무방하다.

## 약왕수양집藥王壽養集
孫思邈, 中國古籍出版社, 2003.

내가 제일 좋아하는 중국의 의성醫聖이 쓴 책이다. 손사막은 병에 걸린 사람도 잘 치료했지만 병의 예방법에도 많은 업적을 남겼다. 그는 화내는 것이 제일 나쁘다고 여러 차례 강조한다. 또한 탐심에 대해서도 경고한다. 손사막 자신이 141세까지 장수를 누렸다.

내가 이 분을 특히 좋아하는 이유는 일반인들이 이해하기 쉬운 방법으로 지식을 전달했다는 점이다. 그는 주로 노래를 지어 대중을 가르쳤다. '손진인 위생가孫眞人衛生歌' 같은 노래를 보면 정말 알기 쉽게 자신의 사상을 압축·정리했다. 해亥와 자子에 해당하는 날에는 성생활을 금하라는 교훈이 재미나다. 봄에는 신 음식을 줄이고 단 음식을 먹고, 여름에는 신 음식을 늘리고 쓴 음식을 줄이고, 가을에는 매운 음식을 줄이고 신 음식을 먹고, 겨울에는 쓴 음식을 먹고 짠 음식을 피하라고 말한다.

## 동의임상방제학東醫臨床方劑學
尹吉榮, 明寶出版社, 1985.

개인적으로 한방 공부에서 정리탕 부분에 대한 도움을 많이 받았다. 언제고 우리 회사에서 제품화해 보고 싶다. 특히 기본처방에 들어가는 약초를 한 가지 슬쩍 바꿔 다른 병에 사용하는 오묘한 변화가 고수의 자유로움을 보여준다. 본인은 그런 말을 하지 않지만, 그 분의 제자들은 이 처방이 만병통치라고 입을 모은다.

저자는 또한 오적산五積散과 방풍통성산防風通聖散을 잘 섞어 쓰면 대부분의 병을 치료할 수 있다고 한다. 이음전理陰煎도 만병통치약으로 추천한다. 하지만 이치를 알고 잘 써야 한다는 경고를 잊지 않는다.

나는 이런 정보를 즉시 우리 회사의 차기 제품 리스트에 올려둔다. 윤길영 선생 같은 명의가 만병통치약이라고 콕 찍어서 이야기한 처방은 주의해서 봐야 한다.

이런 명의들의 이야기를 들을수록 귤껍질에 관심이 간다. 만병통치 처방에 귤껍질이 공통적으로 많이 들어가기 때문이다. 단순히 비타민 C가 풍부해 몸에 좋은 것 이상의 그 무언가가 있는 듯하다.

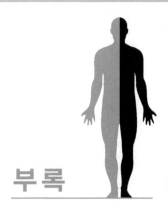

# 부록

성인형 질병 치료제의 시장구조와 성인형 질병의 연구방법론에 관한 소고
—성인형 당뇨병 치료제 시장을 중심으로

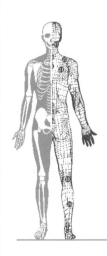

## 성인형 질병 치료제의 시장구조와 성인형 질병의 연구방법론에 관한 소고

## ─성인형 당뇨병 치료제 시장을 중심으로[1]

## I. 서론

이 글은 흔히들 성인병이라고 불리는 당뇨병, 고혈압 등에 관한 학계의 연구와, 치료제의 생산 및 유통과정에 편재해 있는 개념상의 혼동과 논리적·구조적 모순에 관해 쓴 글이다. 특정 질병에 대한 치료방법을 선택하는 데 도움을 주고자 쓴 글이 아님을 분명히 해둔다.

## II. 본론

### 1. 병의 정의에 관한 개념상의 혼동

질병이라는 것은 '인류에 고통을 주는 신체의 이상'이라 할 수 있고, 의학은 '질병의 치료와 예방을 연구하는 학문'으로 정의할 수 있다.

질병과 의학의 시간적 선후관계를 생각해 보면, 우리가 특정 질병이라고 부르는 '증후군'이 먼저 존재하고 그것을 치료 또는 예방하는 '의학'의 진보가 나타나는 것이 일반적인 순서이다. 그러나 가끔 그 순서가 바뀔 때도 있다. 즉, 의학이 사용할 수 있는 기술의 발달에 따라 새로운 질병의 의학적 정의가 생겨나기도 한다.

---

[1]  이 글은 내가 2001년에 쓴 글이다. 한국당뇨협회 회원들의 개별적인 질의와 중국당뇨교육협회 초청 강연, 그리고 미국당뇨협회의 개별 분임토의를 위해 작성되었다.

예를 들어보자. 18~19세기 광학光學의 발달과 현미경 발명 이후 많은 질병들이 인간과 미생물의 접촉, 즉 '전염'으로 발생된다는 것이 알려지면서 그 병들은 '증세'가 아니라 '병인(病因, 이 경우에는 병균, 미생물, 기생충 등)' 위주로 새롭게 정의되었다.

학질이 대표적인 경우이다. 현재는 '말라리아균obligate intracellular protoza of the genus plasmodium에 감염된 학질모기가 전염시키는 병'으로 정의되지만, 과거에는 그렇지 않았다. 말라리아균에 전염되어 나타나는 증세 외에 여러 다른 증세를 포함했다. 지금도 우리가 사용하는 말 속에 그런 흔적이 남아 있는데, '학을 떼었다'는 표현이 그 중 하나이다. 말라리아균에 감염되지 않았어도 간헐적으로 고열이 발생하는 증세를 흔히 학질이라고 했다. 하지만 요즘에는 학질로 불리지 않는다. 과거와 현재의 학질에 대한 정의가 달라진 것이다.

호열자(콜레라)도 마찬가지이다. 예전에는 많은 경우 (요즘 우리가 말하는 콜레라균에 의한 감염이 아닌) 전염성이 강하고 치사율이 높은 단순 집단식중독 증후군도 '호열자'로 진단되었다. 그것은 오진이 아니라 당시에는 그런 증후군을 그렇게 불렀다. 하지만 과학이 발달하면서 그런 증상의 한 가지 원인인 콜레라균을 발견하게 되었다. 현미경 발명으로 시작된 전염병학의 발전, 그에 따라 새로 발견된 원인을 중심으로 병이 재정의되면서 병의 개념과 정의가 시대에 따라 바뀐 것이다.

다른 예를 들어보자. 예전에는 열이 높은 것 자체를 병으로 취급했다. 그것이 바로 열병熱病이다. 그러나 고열 발생에 수많은 원인이 있다는 것을 알게 된 뒤로는 열병이라는 단어를 잘 쓰지 않게 되었다. 의학의 역사를 살펴보면, '고열은 하나의 독립된 병이 아니라 다른 여러 질병의 증후'라고 여기게 된 것이 17세기 때이다.

이처럼 과학의 발달로 개념과 내용이 바뀌거나 사용이 중지된 병명도 있다. 병의 정의와 병명의 변화만 보아도 특정시대의 의학기술 정도를 어느 정도 추측할 수 있다.

당뇨병糖尿病도 세월이 흐르면서 개념과 정의가 많이 바뀌었다. 예전에는 '오줌이 단 병'을 의미했다. 당뇨라는 말 자체가 그렇고, 단 오줌을 의미하는 Diabetes Mellitus 역시 그렇다. 오줌에 개미가 모여드는 병, 많이 먹는다는 대식大食증으로 불리기도 했고, 상초·중초·하초의 소갈병이라고도 했다. 그러나 요즘에는 '혈당치가 일정 수준 이상 높은 병'으로 정의하고 있다.

예전에는 혈당을 수치로 측정하지 못했다. 따라서 과거와 현재의 당뇨병 정의에는 많은 괴리가 존재한다. 요즘의 정의를 사용하면 소변에 당이 없더라도 당뇨로 진단받는 사람들이 많다. 예전 같으면 당뇨로 진단받지 않았을 것이다. 물론 그 반대의 경우도 있다. 오진이 아니라 당뇨병의 개념이 바뀐 것이다.

고혈압이라는 질병도 이와 비슷한 과정을 거쳤고, 고콜레스테롤, 갑상선 항진증 등도 마찬가지다. 과학의 발달로 간편하게 진단할 수 있는 기술을 보유하게 되었고, 그로 인해 병이 재정의되는 과정을 거친 것이다. 앞으로도 측정기술의 개발에 따라 보도 듣도 못한 새로운 병명이 출현할 것이다.

위에서 보듯이, 많은 경우 우리가 오감으로 인식되는 증세 가운데 비슷한 것들을 묶어 하나의 병으로 정의하다가 원인이 알려지거나 측정기술의 발달로 분화되면서 재정의되는 과정을 거친다.

반면, 몇몇 증세는 서로 다른 병인 줄 알았는데 하나의 병인에서 비롯된다거나 어떤 측정지수가 그 증세군의 공통분모라는 것을 알게 됨으로써 독립적인 병명이 없어지고 특정병의 합병증으로 불리는 경우도 있다. 특히 당뇨, 고혈압 등이 그러하다. 예전에는 발에 탄저병 증세가 나타나는 것과 눈이 머는 것을 다른 병으로 취급했으나, 그런 환자들의 공통분모가 고혈당이라는 사실이 밝혀지면서 당뇨병의 '합병증'으로 재정의·재분류하게 되었다. '정의'라는 것은 정보 분석과 개념 조작의 '기본단위'를 정하는 행위이다. 분석과 조작의 패러다임에 따라 정의 자체가 바뀌는 것은 당연한 일이다.

여러 예를 들어가면서 병의 정의가 바뀌어왔음을 새삼 강조하는 것은, 그 과정에서 병에 관한 과학적 지식의 축적과정을 알 수 있기 때문이다. '풍사' 또는 '감기'라고 불리던 증세가 단순 감기와 인플루엔자로 나누어졌듯이 말이다. 간염이 A, B, C형으로 나뉜 것도 그러한 예이다.

명확한 병원病原 또는 병인病因을 중심으로 기능적으로 정의되는 것은 그 병의 원인과 작동원리에 대해 잘 알고 있음을 의미한다. 따라서 치료방법에 관해서도 상당한 지식이 축적되어 있거나 치료법을 찾을 가능성이 높은 상태일 것이다.

앞에서 이야기했지만, 학질 증상이 말라리아로 불리게 된 과정을 보면 말라리아균이 학질 증세의 상당 부분을 일으킨다는 (보기에 따라서는) 상당히 혁신적인 정보가 축적된 결과임을 알 수 있다. 이렇게 병인을 중심으로 기능적으로 정의된 질병들은 해결책 또한 확실하고, 예방이나 치료법들이 어느 정도 신빙성과 현실적 효용가치를 가진다. 환언하면, 우리가 그 병에 대해 무언가를 확실하게 알고 있다는 것이다.

그와 반대로 병의 정의가 애매한 경우도 많다. 이는 그 병에 대한 지식이 빈약함을 의미한다. 따라서 예방과 치료에 관한 지식 또한 기능적 효용에 대한 현실적 신빙성이 떨어진다고 볼 수 있다. 특히 어떤 지수를 중심으로 정의되는 경우, 우리 신체의 복잡한 신진대사의 한 단면에 대한 지수를 중심으로 정의된 경우는 그 병에 대한 지식 축적이 매우 빈약하다고 판단해도 무방하다. 아니, 차라리 모르는 편이 더 안전할 정도로 틀린 지식들이 난무할 수 있다. 대부분 과학적 어감의 용어와 숫자를 결합함으로써 서양과학의 탈을 쓴 유사종교 행위일 가능성이 높다. 예를 들면, '8.7 mmol, 5.6 HbA1c, ABPM 135/85' 같은 것들이다.

그런 병에 대해서는 "~병에는 약이 없어요"라는 상식과 "~병의 특효약은 ~"이라는 양립할 수 없는 상반된 의견이 통용되게 마련이다. 그러면서 상대의 의견을 확인하기도 전에 서로를 사기꾼으로 몰아가는 경우가 흔히 발생한다. "너나 나나 잘 모르는 문제이니 장님이 코끼리 만지듯이, 나도 일부만 알고 너도 일부만 아는 것이 당연하다"고 하면 될 일을 말이다. 물론, 제한된 시장에서 경쟁자를 제거하려는 동기 때문에 벌어진 일이니 상식선에서 고쳐나가기는 어려움이 있다. 어쨌든 안타까운 일이 아닐 수 없다.

특히 생명현상과 밀접한 신진대사와 관련된 특정지수를 중심으로 정의되는 질병들은 아직 원인과 치료방법에 대한 지식이 거의 없다. 병의 정의 자체가 우리의 분석을 거부하기 때문이다. 이는 우리에게 분석도구가 없음을 고백하는 일이다. 대학입시를 준비하는 수험생에게 "무슨 공부를 하니? 합격할 것 같니?" 하고 물어봤을 때 "영어는 합격권인데, 수학이 좀 모자랍니다. 미적분을 보강하면 합격할 것 같습니다"라고 이야기하는 경우와 "그냥 열심히 해서 좀더 행복하고 싶어요"라고 말하는 차이일 것이다.

문제와 목표가 기능적으로 정확히 정의된 경우 해결의 실마리를 찾을 가능성이 높다. 하지만 반대의 경우는 어려워진다. 대학입시의 예를 계속 들어보자. "그냥 노력해서 대충 행복해지고 싶어요" 하는 식으로 이야기하면 애매함이 비교적 솔직하게 드러난다. 그러나 그것을 교묘하게 감추는 방법이 많다. 노력이라는 행위와 행복이라는 심리상태를 그럴 듯하게 지수화해 "노력을 9피콜로 이상 투입해,

행복을 37크라이 이상 달성하는 것이 일차적인 교육목표입니다"라고 말하면 뭔가 있어 보인다. 전문가처럼 보이기도 하고, 과학적인 무언가가 우리에게 도움을 줄 것 같지만 사실은 전혀 그렇지 않다. (피콜로와 크라이는 내가 지어낸 단어이다.)

## 2. 병의 개념적 혼란에서 오는 연구방법론의 함정

한발짝 뒤로 물러서서 조금 더 근본적인 문제를 생각해 보자. 우리 신체는 무한복잡성을 띠는 무한복잡계라고 할 수 있다. 무한복잡계는 최근 20년 동안 유행하는 수학의 한 장르이다. 구성인자도 무한히 많고, 분석하면 할수록 분석할 것이 더 많아진다. 그렇게 무한히 많은 구성인자 사이에는 무한히 많은 관계가 존재하고, 거의 모든 부분이 다른 모든 부분과 어느 정도 연결되어 있다. 이를 무한복잡계라고 말한다.

신체라는 무한복잡계 시스템이 외부로부터 음식물을 통해 무한복잡계의 물질을 받아들이고 무한히 복잡한 과정인 신진대사를 거쳐 생명현상을 유지·발전시키는 것이다. 무한복잡계 시스템의 필수적인 특정 신진대사와 관련된 지수의 변화는 그 시스템 전체의 모든 부분과 무한히 복잡하고도 깊은 상호의존적 관계에 있다.

이러한 복잡계 시스템은 본질적으로 몇 개의 단순한 인과관계만으로는 전체를 파악할 수 없다. 수만 가지(아니 무한히 많은 수) 인자가 서로를 결정하며, 그렇게 결정된 인자가 또다시 서로를 결정해 나간다. 이러한 프로세스는 상시적이고 항상적으로 전개된다.

복잡계 시스템의 신진대사의 한 단면에서 지수의 움직임은, 예를 들어 혈당이나 혈압, 체온 등은 원인변수의 숫자와 종류가 무한대이고 그로부터 결정되는 인자, 결과변수의 숫자도 무한대로 많다. 당연히 당뇨 같은 지수형 질병들은 합병증도 무한대로 많을 수밖에 없고, 원인도 무한대이다.

무한복잡계의 또 한 가지 예로 일기예보를 들어보자. 히말라야 산 기슭의 나비한 마리가 3개월 후 남태평양에서 폭풍을 일으키기도 한다. 남태평양의 폭풍을 결정하는 인자는 그렇게 무한히 많다는 것이다. 유사한 이유로, 어느 시점의 혈당치를 결정하는 인자의 수도 무한히 많다. 무한복잡계의 지수들은 모두 그러한 성질을 가지고 있다. 무한히 복잡한 시스템인 생명현상이 진행되는 과정에 특정 시점의 혈당이라는 간단한 지수로 병을 정의하면, 원인도 무한하고 그로부터 발생하는 결과의 수도 무한하다. 바로 그것이 지수형 질병의 특징이다.

현재 성인형 당뇨병의 정의나 개념은 원인 규명을 원천적으로 불가능하게 한다. 따라서 뚜렷한 치료도 불가능하다. 과학의 발달과 연구의 진전으로 해결될 수 없는 '정의'상의 문제가 있는 것이다. 고혈압도 마찬가지다. 병의 정의뿐만 아니라 무한복잡계 지수들은 모두 그런 특징을 갖고 있다. 특정 시점의 어느 지역 기온이나 풍향을 장기 예측하는 것이 불가능한 것과 마찬가지 이유이다. '분석하면 할수록 더욱 분석해야 될 대상이 많아지기' 때문이다.

이렇게 지수로 정의된 병들의 또 한 가지 특징은 일단 발병하면 어느 단계까지는 점점 악화된다는 점이다. 우리가 "생명현상을 유지한다"는 말은 "신체라는 무한복잡 시스템이 자기조절 능력을 갖고 있다"는 것과 동일한데, 위에서처럼 지수를 중심으로 병을 정의할 경우 그 지수에 대한 자동조절 기능이 중장기적으로 와해되었음을 의미한다. 항상성이 붕괴되었다는 말을 쓰기도 한다. 왜냐하면 무한히 많은 인자들 사이에 서로를 조절하는 자기조절 기능이 시스템 전체에서 상실되고, 그로 인해 자기치유 능력도 상실되었음을 의미하기 때문이다. 당뇨병, 고혈압 같은 지수형 성인병에 걸리면 반드시 악화되게 마련이다. 이는 과학적인 관찰과 발견으로 얻을 수 있는 지식이 아니다. 생명현상이라는 단어의 정의와 지수형 질병의 정의에서 나오는 순환논리일 뿐이다.

당뇨병이 혈당이 높은 병이라는 것은 과학적 관찰로 얻은 지식이 아니다. 거인증 환자가 키가 큰 게 과학적 관찰의 결과가 아닌 것처럼, 그렇게 정의한 것일 뿐이다. 모든 지수형 질병은 점점 악화된다는 것도 그런 부류의 지식에 들어간다. 지수형 질병이라는 말 자체가 '지수가 점점 악화되는 것을 방지하는 몸의 기능이 망가진 것'을 의미하기 때문이다. 당뇨병도 치료와 섭생을 열심히 하지 않으면 10년에 100mg/㎗ 정도 악화되는 것으로 알려져 있다.

요인이 무한대로 많고 거기에서 발생하는 결과도 무한대로 많은 사실군事實群을 분석적인 인과관계로 규명하려는 노력은 이미 실패가 예정되어 있다.

이러한 문제의 이해와 해결에는 시스템적이고 통합적인 방법론을 사용해야 한다. 해부적이고 분석적인 노력을 한다고 해서 해결되지 않는다. 많은 병에 해부적인 분석은 유용하다. 그러나 성인형 당뇨 같은 지수형 질병에는 그렇지 않다. 병의 정의 자체가 분석을 거부하기 때문이다. 얽히고 설킨 원인과 결과가 너무 많은 것이다. 또 분석하면 할수록 더욱 분석할 것이 많아지기 때문이다.

현재 당뇨병, 고혈압, 고콜레스테롤 등의 정의가 바로 이러한 부류의 병에 들어간다. 엄격한 의미에서 이 세 가지 질병은 기능적으로 정의되어 있지 않다. 단지, 관찰이 편리한 어떤 지수를 읽은 것이고, 보통 사람보다 환자들의 지수가 높다는 것이다. 혈당, 혈압, 콜레스테롤지수 등은 우리 신체의 생명현상 가운데 특별한 단면의 지수를 말한다. 당연히 결정인자가 무한히 많고 그로부터 결정되는 증세도 무한히 많을 수밖에 없다. 인간의 신체는 무수히 많은 피드백이 포함된 시스템이기 때문이다.

　그렇게 정의된 병에 관해 흔히 사용되는 단순한 통계연구를 하면, 반드시 '연립방정식 시스템의 구조에 관한 오류'나 '비독립적 피설명변수의 오류'라는 독특한 상황이 발생한다. 따라서 통계처리 기교를 추가로 사용하지 않는 한 샘플 크기를 아무리 크게 해도 결론은 빗나가게 마련이다. 즉, A와 B가 서로를 결정하는 관계인데 마치 A는 B에 의해 결정되고 B는 A와 무관한 '외생변수'라고 통계모델을 짜면, 그 디자인 자체에 결정적인 오류가 있기 때문에 샘플 사이즈를 늘려도 틀린 결론이 나오는 것이다. 심지어 결론이 거꾸로 나는 경우도 많다.

　당뇨에 관한 수만 편의 연구논문을 모두 섭렵한 것도 아니고, 잘못된 논문만 골라 읽었을 가능성도 배제할 수 없지만, 내가 읽은 수십 편의 성인형 당뇨 관련 논문 중에 위의 오류를 범하지 않은 경우는 없었다. 통계를 공부한 사람 입장에서 보면 모두 결정적으로 중대한 결함이 있는 셈이다. 그에 대한 결론도 당연히 거꾸로 되어 있을 가능성이 높다고 생각하면 심히 우려된다.

　범죄자와 경찰의 수를 예로 들어보자. 범죄자가 많아지면 투입되는 경찰수가 많아진다. 즉, 경찰수는 범죄자의 수로부터 독립변수가 아니다. 그런데 그것을 독립변수로 취급해 통계모델을 짜면, 경찰을 늘릴수록 범죄자가 많아진다는 잘못된 결론에 도달하게 된다. 나는 그러한 오류를 많은 당뇨병 관련 연구논문에서 발견할 수 있었다.

　이처럼 지수를 중심으로 정의한 병은 분석이 아예 불가능하다고 말할 정도로 어려운 면이 있다. 어떠한 분석도 통계적인 실증을 쉽게 할 수 없는 근본적인 어려움이 있기 때문이다. 지수형 질병의 연구, 특히 통계자료를 축적하고 축적된 통계자료를 중심으로 추론해야 하는 임상연구는 그래서 원천적으로 어렵다.

간단한 예를 하나 더 들어보자. 어떤 임상연구에서 A라는 물질을 5개월 사용했더니 혈당이 5퍼센트 떨어졌다고 하자. 그리하여 당뇨에 A가 효과적이라고 간단히 발표했다. 거기에 과학성(?)을 약간 더 추가하려면 무작위배정 이중맹검법을 시행하면 된다.

그러나 이러한 통계를 사용한 임상연구는 A가 당뇨에 효과가 있는지 전혀 검증해 주지 못한다. 이를 제대로 검증하려면 A라는 결정변수를 제외한 모든 결정변수를 상수로 잡아야 한다. 아니면, 다른 모든 결정변수에 A가 어떤 효과를 지니는지 하나하나 알아야 한다. 그런데 당뇨병의 경우에는 그것이 불가능하다. A라는 물질을 사용하면서 식욕이 떨어져 식사량을 줄였는지, 피로감이 줄어들어 운동량을 늘렸는지, 잠을 많이 자게 되었는지 알아야 한다. 혹은 A라는 물질이 너무 비싸 그것을 사용하려니 소득이 줄고 그로 인해 식사량이 줄었는지, 따라서 먹은 것이 없으니 혈당이 떨어졌는지, 아니면 A를 구입할 수 있는 장소가 오직 높은 산이어서 날마다 등산을 해야 했고, 그 결과 혈당이 낮아졌는지 알아야 한다. 심지어 A에 혈당을 올리는 성분이 있어 몸에서 이를 방어하느라 혈당 낮추는 기능을 총동원하고, 그래서 일시적으로 혈당이 떨어지지만 시간이 조금 지나면 그런 기능이 전부 망가져 버리는 건 아닌지를 알아야 한다. 이러한 모든 것들을 따진 후에야 A가 당뇨에 효과가 있는지 알 수 있다.

게다가 인체를 대상으로 한 연구는 샘플이 무한대라 하더라도 모집단 자체가 각각이기 때문에 샘플을 늘릴수록 통계적인 추론의 신빙성은 오히려 떨어진다.

환언하면, 당뇨병 같은 질병에 임상실험을 하는 경우 정의상의 문제로 샘플을 확대할수록 각 샘플마다 개별적 특성이 더욱 드러나 통계추론의 힘이 떨어지게 된다. (통계학에서는 1종 오류와 2종 오류가 동시에 증가한다고 이야기한다.) 무한복잡계의 특징이 바로 그것이다.

또한 많은 당뇨 관련 연구에서 이중맹검법의 기본 용도를 제대로 이해하지 못한 채 남용되고 있다. 이중맹검법은 원래 이슬람 지역의 의료기술자들이 사용하던 방법이다. 그런데 2차 대전 이후 제약회사에서의 사용이 늘어남으로써 의학적인 발견은 모두 이중맹검법을 거쳐야 과학성을 인정받는 것으로 오해하게 되었다. 하지만 이중맹검법은 '어떤 활성성분의 존재가 확인되었을 때 그 활성성분만의 효과를 측정하기 위한' 기교이다. 통계용어를 사용해 설명하면, 그 활성성분의 약효가 다른 모든 설명변수와 통계적으로 선형대수적 직각교차성Linear Orthogonality이 있는 경우에 타당한 통계방법이다. 따라서 하나의 활성성분이 존재하지 않거나, 활성성분이 초래하는 직간접 효과를 모두 따져봐야 하는 경우에는 쓸 수 없다. 그런 경우까지 기계적으로 이중맹검법을 사용하면 결론이 거꾸로 나올 수 있다.

앞에서도 예를 들었지만, A에 혈당치를 높이는 성질이 있는데 이를 방어하는 신체적 기능이 동원되어 단기적으로 혈당이 떨어지는 경우 A가 당뇨에 효과적이라는 결론을 내리게 된다. 그러한 물질들은 현재 당뇨병 연구에서 흔히 이용되는 연구방법론을 사용하면 당연히 좋은 결과가 나온다.

현재 이중맹검법으로 위약 효과와 상대비교하는 경우가 많다. 하지만 그러기 위해서는 완벽한 위약을 구성해야 한다. 이는 활성성분이 먼저 규명되었음을 전제로 한 이야기이다.

밀가루(혹은 설탕)약을 주는 환자군과 진짜 약을 준 환자군을 비교하는 것은 진짜 약이 모든 면에서 밀가루와 동일하고 딱 한 가지 화학성분만 다를 때 타당하다. 그렇지 않은 경우 이중맹검법은 문제가 매우 많은 연구방법이다. 특히 생약성분 제품에 이중맹검법을 논하는 것은 이중맹검법의 원래 용도를 완전히 무시한 것이다. 생약성분 제품에 대한 위약을 어떻게 만들어내는지는 나로서도 아직 해답을 찾지 못하고 있다. 생약성분의 활성성분들을 알 수도 없을 뿐더러, 직각교차성이 전혀 없는 상황에서 이중맹검법를 논하는 것 자체가 어불성설이다.

게다가 지금까지 읽은 많은 당뇨 관련 임상실험 논문에서 이중맹검법은 '위약' 효과 측정에 초점을 두었지 진짜 약의 효과에 주안점을 둔 것이 아니다. 즉, 많은 경우 '귀무가설Null Hypothesis'과 '대립가설Alternative Hypothesis'이 거꾸로 되어 있다. 그러나 결론을 내릴 때는 다시 진짜 약에 대해 결론을 내린다. '방법론'상으로 위약이 얼마나 효과 있는지를 알아봤으면서, '결론'은 진짜 약에 대해 내리는 것이다. "이미 치료가치가 확립된 진짜 약에 비교될 만한 위약을 만들 수 있는가"를 보는 연구와 "위약보다 효과 좋은 진짜 약인가"를 보는 연구는 언뜻 같은 말 같으나, 통계 디자인을 반대로 해야 한다. 따라서 결론이 반대거나 엉뚱하게 나올 가능성이 당연히 높다.

현재까지 내가 읽은 당뇨 관련 논문의 대부분이 바로 이러한 오류를 범하고 있다. 그러니 당연히 혼란에 빠질 수밖에 없다. 이 문제는 내가 처음으로 지적한다거나 나 혼자 느끼는 문제가 아니다. 통계를 어느 정도 공부한 사람들의 공통적인 견해이다. 예를 들어, 윌리엄슨J.W Williamson, 골드슈미트P.G. Goldshmidt, 콜톤 T. Colton 같은 분들도 의학연구 전반에 통계방법론이 오용되고 추론에 오류가 발생하는 점을 심각히 우려하고 있다. ("Quality of Medical Literature : An analysis of Validation Assessments," *medical Uses of Statistics*, J.C. Bialer and F. Mosteller (eds.) Wlatham, MA:NJEM Books, 1986.) 또한 프리먼은 자유도 부족 문제를 제기했는데, 나도 생각이 동일하다. ( J.A. Freiman et al., "The importance of Beta, the Type II error, and Sample Size in the Design and Interpretation of Randomized Controlled Trial:A Survey of 71 'Negative' trials," *New England Journal of Medicine*, 1978.)

극소수지만 통계학적 배경을 가진 학자들의 양심적인 경고가 「뉴잉글랜드 의학저널」 같은 의학계 최고잡지에 실린 점이 희망을 주기도 하지만, 의학연구의 통계 방법론에는 조금의 질적 향상도 이루어지지 않았다. 다행히 요즘 유전자 지도의 작성을 통해 이론적으로 확실한 근거가 있는 통계적 디자인의 중요성이 의학 연구자들 사이에서 어느 정도 인식되고 있음은 다행이다.

참고로, 당뇨 관련 연구의 통계처리 예로 내가 쓴 "엘레오틴의 효과에 대한 통계 요약(Statistical Summary of Eleotin's Effect, www.eastwoodcompanies.com/science)"을 일독해 주시기 바란다. 의학에 문외한인 나의 방법론은 아마추어적이고 투박하지만, 적어도 위에서 지적하는 통계상의 근본적인 오류는 피해가고 있다고 생각한다. 특히 이중맹검법 대신 컨트롤 그룹을 사용해 역으로 위약에 관해 추론한 것은 내가 처음이 아닌가 싶다.

### 3. 병의 개념상 혼란으로 인한 치료방법의 함정

병의 잘못된 정의로 지식의 진보 자체가 이루어지기 어려움을 어느 정도 이해하셨을 것이다. 이는 연구비를 더 투입한다고 해결될 문제가 아니다.

실제로 임상에 임하는 임상의와 환자 사이에서 이런 개념상의 혼동으로 발생되는 문제는 훨씬 심각하다. 어떤 병이든지 '치료'를 '원인을 제거하거나 개선해 신체가 정상적으로 움직이게 하는 것'으로 정의한다면, 원인을 알아낼 수 있는 성질의 병이어야 한다. 병의 정의가 너무 광범위하고 애매해 원인이 한두 가지가 아니거나 생명현상과 밀접하게 관련되어 따로 분리해서 관찰하기 어려울 경우 치료는 근본적으로 불가능해진다. 즉, 원인의 수와 종류가 무한하게 병을 정의하는 한 위에서 이야기한 치료는 불가능하다. 이는 과학의 답보나 진보 여부와는 별개의 문제이다. 그 자체에 해답이 없도록 문제를 정의했을 경우, 연구한다고 해도 답이 있을 수 없고 해결하려 노력해도 해결책이 있을 수 없다. 노력과 투자의 문제가 아니라 첫 단추가 잘못 끼워져 있는 것이다.

내가 보기에 당뇨병이나 고혈압 등 지수를 중심으로 정의되는 병들이 그런 문제점을 가진 것 같다. 당뇨병의 정의는 무척 애매하다. 단지 혈당이 높은 것을 당뇨병이라고 하는데, 열이 높은 것을 열병이라고 했던 수 세기 전의 의술과 비교할 때 질병을 정의하는 기능적 효용에 관한 한 한치의 진전도 없다. 단지 혈당 측정이라는 비교적 손쉬운 기술이 추가되었을 뿐이다.

당뇨는 이제 겨우 소아형 당뇨와 성인형 당뇨 정도로 구분된다. 그나마 소아형 당뇨는 기능적으로 잘 정의되고 있다. 과학적 지식의 축적도 나름 체계적으로 진행되고 있는 것 같다. 그러나 성인형 당뇨는 전혀 그렇지 못하다. 플라즈마 인슐린과 C 펩티드 테스트C-peptide test 정도로 수십억 명의 당뇨를 간단히 분류한다. 차라리 우리나라 사상의학이 훨씬 정교하게 분류하고 있다. 이런 문제는 고혈압도 마찬가지다. 확실한 돌파구를 찾으려면 정의 자체가 훨씬 분화되어야 한다. 어쩌면 당뇨병의 정의와 치료 사이에서 혈당은 하나의 관찰지수일 뿐이며, 그것 자체로 질병을 정의하고 치료법을 찾으려는 노력은 이미 실패가 예정된 허망한 계획일 수 있다.

내가 한국에 거주할 때 시청 앞에 소음공해지수를 나타내는 전광판이 덕수궁 쪽으로 설치되어 있었다. 그 숫자는 시청 근처의 소음이 어느 정도인지를 알려주었다. 소음공해지수를 측정하는 이유는 서울 전체가 얼마나 시끄러운지를 알고 싶었기 때문일 것이다. 하지만 시청 앞의 소음지수가 아무리 높아도 그것 자체는 문제되지 않는다. 그 지수를 높이는 저변 요인이 진짜 문제인 것이다. 자동차가 많이 다니고 잦은 공사로 인한 소음공해가 시민들의 건강을 해치는 건 아닌지가 저변의 문제이다. 서울 전체가 소음공해로 시달리든 말든 무조건 시청쪽으로 자동차를 못 오게 하거나, 소음공해 측정기를 이불 같은 것으로 덮어 버리면 된다고 생각한다면 우리는 그것을 황당하게 여길 것이다.

그런데 의학을 전문적으로 연구하는 사람들의 당뇨병에 대한 접근법이 그처럼 황당할 때가 비일비재하다. 단지 혈당을 떨어뜨리기 위해 그와 유사하거나 훨씬 더 황당한 일들을 저지르고 있다. 안 그래도 지친 췌장을 더욱 쥐어짜서 얼마 남지 않은 인슐린 생산능력을 근본적으로 말살시키는 약, 전분 때문에 혈당이 오르니 전분을 먹어도 소화 안 되게 만드는 약 등을 투여하는 것이다. 물론 인슐린을 쥐어짠다는 표현 대신 '인슐린 분비Insulin Secretion'라는 전문용어를, 전분을 먹어도 소화 안 되게 한다는 표현 대신 '알파글루코시데이스 분해효소 억제 AlphaGlucosidase Breakdown Inhibition'라는 전문용어를 들이댄다. 그런 식으로 투여하는 약들은 7년 정도 사용하면 신장기능을 망가뜨리는 맹독성을 갖고 있는데 말이다. 주종이 전도되고 목적과 지수가 전도되었다.

그런데 이러한 황당한 접근은 '인슐린 분비' '알파글루코시데이스 분해효소 억제' 같은 전문용어 속에 숨어 알아차리기가 매우 어렵다. 교통 흐름을 주택가로 돌리는 정책도 TRS(Traffic Rerouting System, 교통 재조정 시스템) 같은 식으로 정의하면 그 황당성을 상당 기간 은폐할 수 있을 것이다. 의학 연구에는 이처럼 방법과 목적의 주객전도 현상이 발생하거나 황당한 일들이 전문용어 뒤로 숨는 경우가 많다.

이를 우려하는 의료연구 지도자들의 목소리가 여기저기서 들려오고 있다. 예를 들어, 하버드 대학 캡척 교수는 명저 『벽안의 의사가 본 동양의학(원제 *The Web That Has No Weaver*)』에서 위와 동일한 입장을 취하는 학자들의 결론을 일목요연하게 소개하고 있다.

당뇨는 혈당이 높은 병이다. 그러나 당뇨 치료는 혈당 강하에만 포인트를 두면 반드시 실패하게 마련이다. 시청 앞 소음공해 측정기에만 관심을 두면 절대로 시민들의 건강문제를 해결하지 못하는 것과 같은 이치다. 당뇨 문제를 해결하기 위해서는 몸 전체의 컨디션과 자율조정 능력에 초점을 두어야 한다. 그렇게 해서 혈당이 떨어지도록 해야 하는 것이다. 혈당 자체만 떨어지게 하면 반드시 무리가 생기게 마련이다. 반영되는 지수와 실제 우리의 목표는 개념상 다른 것이다.

2~3년 전 서울에서 서점에 간 적이 있다. 자연히 당뇨 관련 책들에 관심이 갔는데, 나는 책을 뒤적거리다 실소를 금치 못했다. 대부분의 책이 "당뇨에는 치료방법이 없으니 절대로 속지 마시오"로 시작하지만, 20페이지쯤 뒤에는 '당뇨 치료법'에 관한 내용이 등장했다. 치료법이 없다면서 치료법을 소개하는 것도 의아했지만, 어떻게 그런 정도의 명확하고 엄청난 오류가 수십 년 동안 계속되는지도 이해되지 않았다. 당뇨에 관한 개념의 혼란으로 전문가들조차 어처구니없는 우를 범하고 있는 것이다.

다른 사람이 말하는 것은 전부 엉터리고 내가 말하는 것만 진실된 치료법이라고 주장하는 것일까? 모두 고등교육을 받고, 학문적으로나 인격적으로 존경할 만한 분들임을 잘 알고 있다. 그런 분들이 그런 멍청한 내용을 책에 쓰게 된 것도 사실은 병의 정의가 애매하니 '관리'와 '치료'를 구별하지 못해 생겨난 현상일 것이다. 관리에 치중하면 치료가 불가능해지고, 치료에 치중하면 관리가 무의미해지는 경우 같다.

"당뇨병에는 치료법이 없어요"라고 말할 때 전문의들은 마치 거룩한 양심선언이라도 하는 듯 보인다. 정말 웃기지도 않는 일이다. 당뇨라는 병을 그처럼 애매하게 정의한 이상 치료법이 없는 것은 당연한 결과이다. 거인증 환자가 100퍼센트 크다는 것은 의학적 대발견이 아니다. 전립선 환자의 100퍼센트가 남성이라는 것도 대발견이 아니다. 그런 발언은 양심이 아닌, 지능지수와 오히려 관계 깊은 것들이다.

개인적으로 잘 아는 세계 당뇨계 지도급 연구자의 말이 매우 합리적으로 여겨져 여기에 소개한다. "꿩을 잡는 것이 매입니다. 의사가 뭐라고 하든, 당뇨병의 정의가 무엇이든, 인슐린 세크리션이 어떻든, 살이 썩어 들어가는 것을 낫게 해주고, 눈 머는 것을 낫게 해주면 그 방법이 최고지요."

그렇다. 내분비학계에서 어떻게 평가받는지는 내분비학계 내부의 일일 뿐이다. 그곳에 속하지도 않고, 그곳에 속한 이들의 권위를 사용하고 싶어하지도 않는 사람들에게는 아무 구속력 없는 이야기에 지나지 않는다.

문제의 핵심을 정면공격하는 것이 의학계에서는 왜 그렇게도 어려운 걸까? 당뇨환자들에게 실질적인 도움을 주는 A라는 제품이 있다고 하자. 그것이 문방구든 화장품이든 상관없다. 얼마나 도움이 되는지, 얼마나 안전한지로 판단하지 않고, "한국에서는 무엇으로 분류되었습니까?" "리베이트는 어떻게 됩니까?"가 판단의 근거가 되어서야 어떻게 환자들의 생명을 다룰 수 있단 말인가? 효과가 있는지, 안전한지, 싼지…… 그것만 물어보면 되는 것 아닌가?

## 4. 학계와 시장의 구조적 문제들

몸 전체를 망가뜨릴 게 뻔하지만 식약청에서 허가받았다는 이유로, 또 영미의 유명한 다국적 제약회사에서 출시했다는 이유만으로 맹독성 있는 약을 환자에게 처방한다. 아예 신장이나 간장이 박살날 때까지 먹인다. 그로 인한 신장 투석이 얼마나 괴로운 일인지, 신장 장애가 얼마나 무서운 병인지 잘 알면서도 말이다. 그런 사람들에게 생명을 맡기지 않으면 안 되는 우리의 현실이 서글프기만 하다.

이런 부분이 해결되지 못하는 것은 '구조적 요인'이라고 할 수 있는 '먹이사슬' 문제가 개입되어 있기 때문이다. 만약 소음공해 측정기 점검을 업으로 삼는 사람이 시청을 지배하면, 무소음 자동차를 만들어다 주어도 서울에서 운행되지 못할 것이다. 그와 비슷한 일이 당뇨 연구계와 치료제 시장에서 매일 벌어지고 있다.

경제학을 예로 들어보자. 코스닥 지수는 수많은 경제단위에서 개별 경제행위가 일어난 결과 집계된 관찰지수이다. 어느 날 경기가 나빠져 코스닥 지수가 매우 떨어졌다고 하자. 이럴 경우 제대로 된 정부라면 코스닥 지수 자체보다는 선진산업에 얼마나 많은 기업이 참여하는가, 그 기업들이 얼마나 많은 수익을 내고 어떤 파급효과를 지니는가, 어떤 산업정책을 밀어붙이면 어떤 종류의 기업이 더 활발해지는가 등의 정책집행을 기능적으로 처리할 것이다. 지수 자체는 관찰대상, 참고사항이지 경제 주체들이 일희일비할 사항은 아니다. 즉, 경제단위의 활동이 심리적으로 반영된 결과적 현상이지 경제 실체를 좌우하는 기능적 동인은 아니다.

대통령이 국무회의에서 코스닥 지수를 올리라고 지시했다고 하자. 그것을 실행하는 방법은 매우 간단하다. 정부가 돈을 풀어 지수가 오를 때까지 코스닥 상장 증권을 사들이는 것이다. 심지어 코스닥 지수의 계산법을 바꾸는 방법도 있고, 증권을 낮은 가격으로 거래하면 잡아넣는다고 발표하는 방법도 있다. 거래량이 줄어들든 말든, 다른 근본적인 부작용이 발생하든 말든 관계없다. 그것은 대통령의 지시사항이 아니기 때문이다. 또한 많은 기업이 선진산업에 진출하든 말든 관계없다. 이것 역시 대통령의 지시사항이 아니기 때문이다. 그렇게 인위적으로 증권시장을 조작하면 기업들은 중장기적으로 더욱 어려워진다. 이는 경제학을 공부하지 않았더라도 조금만 생각하면 알 수 있는 문제이다.

좀 더 인위적이고 우스꽝스러운 예를 들어보자. 국가정보원 직원들이 증권거래소에 파견되어 코스닥 지수가 나오는 전광판을 바꾸어 놓는다고 하자. 이 얼마나 우스운 발상인가? 증권지수를 올리기 위해 실제로 그런 정책을 썼다가는 우스갯거리로 전락하고 말 것이다.

그런데 당뇨 등 지수를 중심으로 정의된 성인병 치료에 그런 식으로 접근하는 경우가 매우 많다. "당뇨는 혈당이 높은 병이다. 따라서 혈당 낮추는 약을 먹으면 된다"는 명제는 "코스닥 지수가 너무 낮으면 국가정보원 직원을 파견해서라도 전광판을 조절해 밤새 올려놓으면 된다"는 소리와 같은 이야기인 것이다. "학질은 말라리아균이 발생시킨다. 따라서 말라리아균을 죽여야 된다"와 같이 기능적 원인을 중심으로 처방하는 게 아니라, 인위적으로 정의된 개념을 중심으로 조작하려는 것이다. 이는 완전히 다른 차원의 이야기이다.

학질처럼 원인이 기능적으로 정의된 병에는 그 원인을 없애는 간단한 치료가 통한다. 코스닥 지수나 혈당치 같은 지수가 마음에 들지 않는다고 해서 지수 자체를 움직이면 곤란하다. 지수나 지표의 이상은 시스템 이상을 감지하는 신호등이고 경고등이다. 그것을 조작한다고 해서 상황이 개선되지는 않는다. 다른 정책이나 방법을 이용하는 것이 아니라 그 자체를 조절하는 것은 원인과 결과를 착각하는 것이다. 원인을 없애는 것이 치료이지, 결과를 억누르는 것은 치료가 아니다. 따라서 모든 지수형 질병의 치료(컨트롤)에 쓰이는 약들은 결과를 억누르려 할 경우 부작용이 심각할 수밖에 없다. 지수형 질병의 정의에 따라 필연적으로 발생하는 자기 순환논리Tautology인 것이다. 병의 정의가 잘못된 것에서 시작된 문제들이다.

## 5. 실제 사례와 개선책

이러한 현실은 쉽게 개선될 것으로 보이지 않는다. 그 이유는 다음과 같다.

첫째, 인간의 사고방식에는 엄청난 관성 에너지가 존재하기 때문이다. "당뇨에는 약이 없다", "당뇨는 절대로 치료되지 않는다"는 표현이 얼마나 넓게 퍼져 있는지를 생각하면 쉽게 이해될 것이다. '아직 과학이 덜 발달해 약이 없고 치료가 안 된다'는 생각을 수십억 명이 하고 있는 것이다. 병의 정의에 문제가 있어 아무리 과학이 발달해도 원인을 발견할 수 없고, 아무리 연구를 진행해도 해결책이 없다는 생각을 아무도 하지 않는다. 그러한 사고방식을 바꾸기란 매우 어려울 것이라고 나는 생각한다.

둘째, 기득권의 먹이사슬 문제 때문에 여러 구조적 문제의 해결이 어렵다. 진리를 추구하는 과학자들 사이에도 기득권 문제는 존재한다. 어떤 면에서는 보통 사람들보다 훨씬 심각하다. '과학자'들 사이에서 '과학'이라는 단어의 정의는 '과학자들이 서로 인정하는 것'이기 때문이다. 즉, '우리' 사이의 '끼리끼리'가 '과학'으로 둔갑하는 경우가 많다.

학계에서 어느 정도 생활해 보면, '과학'이 '연구비를 타낼 수 있고, 유명 전문지에 실리는 것'으로 정의되어 있음을 알 수 있다. '내부에 논리적 모순이 없고, 뒷받침해 줄 증거가 있는 것'을 과학으로 생각했다면 오산이다. 물론 훌륭한 논문이 출간되어 우리의 사고방식을 바꾸기도 하고, 실제로 생활에 큰 도움을 주는 경우도 많다. 그러나 아무도 관심을 갖지 않는 우스꽝스러운 논문도 간단히 형식만 갖추면 소위 커넥션으로 출간할 수 있다. 학계에서 발행하는 논문은 평균 1.5명이 읽는다. 수천, 수만 명이 읽는 논문들도 상당수 있으므로 평균치를 고려하면 아무도 안 읽는 논문이 대부분이라는 소리이다.

그렇게 많은 의학 논문 가운데 과연 몇 퍼센트나 우리에게 실질적인 도움을 줄까? 현재 의학계의 서열은 잡지에 얼마나 많은 논문이 실리는지가 기준이 되고 있다. 그리고 그렇게 쌓은 명성을 토대로 연구비를 타내는 것이 거의 종교처럼 굳어졌다. 연구비가 풍요로운 교수 밑에는 연구진이 몰리게 마련이고, 그러다 보면 인맥이 형성된다. 우리가 상아탑이라고 부르는 학계도 인간이 살아가는 곳이어서, 이처럼 먹이사슬로 인한 구조적 함정이 형성된 경우가 많다. 내부에 논리적 일관성과 증거가 있기를 기대하기는 어려운 것이 현실이다.

예를 들어, "어떤 간단한 요가나 기공체조가 부작용 없이 당뇨를 완치시킨다"는 사실을 누군가가 발견해 통계적으로 증명했다고 하자. 그리고 그런 내용을 논문으로 썼다고 하자. 슬프게도 그 논문이 학계에서 주목받고 의사들이 환자들에게 적극적으로 소개할 가능성은 매우 희박하다. 그런 논문은 죽었다 깨어나도 유명 잡지에 실리기 어렵다. 또한 그것을 발견한 사람은 과학자로서 더 이상 경력을 쌓기가 어려워진다. 오히려 실없는 사람이나 부도덕한 사람으로 취급받을 것이다. 학계의 그런 분위기를 알기에 이와 비슷한 발견을 하고도 발표를 포기하는 경우가 많다. 심지어 "당신이 발견했는가?" 하고 누군가가 물으면 그것을 부정하는 경우까지 있다. 당뇨에는 그런 식으로 발표되지 않은 훌륭한 치료법, 개선법이 매우 많다.

반면, "요즘 유럽의 대형 제약회사에서 어떤 화학성분을 쥐에 실험했는데, 용량의 3배를 주면 50퍼센트가 간기능에 이상이 생겨 죽고, 용량의 5배를 주면 60퍼센트가 신장기능이 정지해 죽는다. 그러나 컨트롤 그룹에 속한 쥐는 47퍼센트가 죽었다. 따라서 계속적인 연구가 더 필요하다"는 식으로 자료를 들이대면 웬만한 잡지에 게재할 수 있다.

내가 지나치게 실질적인 경험적 이득을 추구하는지 모르지만, 사람을 살리는 기공에 대한 연구가 언제 쥐가 죽는지를 연구하는 것보다 가치 있게 느껴진다. 이래저래 독성이 있음을 안 뒤, 즉 사람에게 사용하지 못할 것이 알려진 뒤 쥐가 몇 마리 더 죽으면 어떻고 덜 죽으면 어떻다는 것인가? 나는 이해가 되지 않는다. 사업하는 요즘도 그렇지만 학계에 있을 때부터 나는 그렇게 믿었다.

앞으로도 학계에서는 부분적이고 분석적이고 해부적인 접근을 계속할 것이고, 통합적이고 실질적인 방법론은 자리잡기 어려운 것이 현실이다. 따라서 당뇨라는 병이 지금처럼 정의되고 학계 분위기가 그런 식으로 진행되는 한, 당뇨에 대해 영원히 답을 찾기 어려울지도 모른다.

더군다나 의료계 연구라는 것이 통계 전공자 입장에서 보면 문제 있는 자료를 들이대는 경우가 태반이다. 자유도가 거의 마이너스 무한대이다. 하지만 연구비를 타내고 유명 전문지에 실리면 그것으로 만족해한다. 이유는 바로 기득권 문제이다.

현재 당뇨 관련, 미국에서 직간접으로 지출되는 비용이 연 1,500억 달러로 추산된다. 어느 나라든 상업용 건물의 임대료 총계와 비슷하다고 한다. 이렇게 엄청난 규모의 돈이 오가는 곳에는 당연히 막강한 기득권이 형성되게 마련이다. 그러한 기득권의 이익과 충돌하면 엄청난 저항이 생겨나지 않겠는가?

당뇨라는 병을 기능적으로 재정의해야 한다고 누군가 주장하더라도 그것이 받아들여질 가능성은 거의 없다. 당뇨를 지수로 정의하는 관행 중심으로 먹이사슬이 엄청나게 형성되어 있기 때문이다. '당뇨기득권'이라고 불리는 거대한 집단의 힘이 군수산업 로비력보다 수백 배쯤 강하다고 생각하면 짐작이 될까?

군수산업의 로비와 기득권은 일반인들도 어느 정도 인지하고 있기 때문에 폐해가 일정하게 한정되는 측면이 있다. 일정한 선을 넘으면 여론의 직격탄을 맞게 된다는 사실을 그들도 아는 것이다. 그러나 당뇨기득권은 그렇지 않다. 최근에야 한국에서도 의료계 파업이니 의료 대란이니 하는 걸 겪으면서 "의사라는 직업도 일종의 집단이익에 따라 움직이는구나"라는 사실을 깨닫게 되었다. 또한 사회 전체가 그들의 기본권이나 생존권을 침해하면 노동자들과 마찬가지로 저항한다는 것을 알게 되었다.

그전까지만 해도 사람들은 '생명을 지켜주고 인술을 베푸는 고마운 선생님들, 돈에 대한 욕심을 버리고 오직 환자를 고치겠다는 사명감으로 움직이는 선생님들'로 생각했다. 당뇨전문의는 '인술을 베푸는 고마운 선생님들 가운데에서도 특별히 공부를 많이 한 선생님들'이기 때문에 어떤 먹이사슬과 연결되어 있다고 생각하는 건 엄청난 불경죄에 해당했다. 따라서 나는 먹이사슬을 깨부술 정도의 인식과 발상의 전환과 정치적 힘의 동원이 의사와 환자들 사이에서 자연적으로 발생하기는 근본적으로 불가능하다고 생각한다. 오랫동안 계속되는 오해에는 그 오해에서 이익을 취하는 그룹과 그 위치를 방어하는 메커니즘이 있게 마련이다. 또한 피착취 그룹의 무지와 정치의식의 미숙이라는 특징이 있다.

당뇨병을 기능적으로 분화시켜 새롭게 정의함으로써 의료체계를 재건하자는 의견이 가까운 장래에 받아들여질 가능성은 미미하다. 내가 보기에는 거의 불가능에 가까운 일이다. 과학적 이유, 의학적 이유보다는 정치적 이유, 경제적 이유 때문이다.

방법이 있다면 몇 명의 용감한 의사들이 전체 당뇨기득권을 대상으로 과감하게 도전하는 수밖에 없다. 그들의 연구가 실제로 더 높은 성과를 내고, 돈도 더 많이 벌고, 도덕적으로 존경할 만한 행동을 하는 것이다. 말로는 쉬워도 실천하기는 어려운 일이다. 의사들이 도덕적으로나 능력에 문제가 있어서 그런 것이 아니다. 현재 한국, 일본, 대만의 경우 의료보험 체계와 의약분업 관련 법규에 대한 논의가 의사들조차 불가능한 구조이다.

한국에서 2001년 2월 검찰 발표가 있었다. 약 1,000명 정도의 의사가 제약회사에서 리베이트를 받았고, 그 중 죄질이 나쁜 80명 정도를 입건한다는 내용이었다. 그러나 해당 의사들은 한결같이 리베이트가 '관행'이라고 주장했다. 리베이트는 누구나 받고 있고, 예전부터 받아왔으며, 앞으로도 받을 것이라는 이야기이다. 이런 분위기에서 그들에게 "당뇨의 올바른 정의가 무엇일까?" 같은 배부른 공상(?)을 할 여유가 있을까? 당뇨약에 대한 리베이트를 받는 것이 당연하고, 그런 관행이 발각되지 않도록 해야 하는데 말이다.

제약회사들은 약국에서 관행적으로 6개월이나 9개월짜리 어음을 받는다. 의사들의 해외골프 뒷바라지도 해야 한다. 물론 양심적인, 아니 '관행을 따르지 않는' 의사들도 많다. 지금 관행을 따르지 않는 사람이 많은가, 따르는 사람이 많은가를 논하자는 것이 아니다. 공무원들이 그렇게 했다가는 당장 감옥에 갈 일, 회사원들이 그렇게 했다가는 당장 파면되고 감옥에 갈 일, 즉 형사상 배임죄에 해당되는 일들이 '인술'을 베푸는 의사들 사이에서 관행으로 존재한다는 사실이 어리둥절할 뿐이다. 의사들이 리베이트를 관행이라고 말할 때 느끼는 인간적 배신감은, 정치인들이 뇌물을 받고 '대가성 없는 순수 정치자금'이었다고 주장할 때의 불쾌감보다 결코 덜하지 않다.

한국에서는 차트(진료기록부)를 환자에게 보여주지 않는다. 따라서 병원을 옮기면 처음부터 다시 검사해야 한다. 이는 보험에 포함되지 않는 검사비에서 수익을 올려야 하는 의사들끼리의 '관행적' 묵계라고 들었다. 또 차트가 매우 부실하게 작성되어 있으며, 그것이 공개되었다가는 많은 의사들이 고소고발을 당할지도 모른다고 들었다. 더 좋은 약을 뒤로하고 리베이트 받은 곳의 약을 처방하는 경우가 많기 때문이라는 이야기도 있다. 또한 계속 같은 처방을 하면 길게 진료받지 않으니 그 사실을 알려줄 수 없다고도 한다.

모든 의사들이 그렇다는 이야기는 아니다. 다만, 그런 엄청난 행위들이 '극소수의 예외적인 변칙적 행위'가 아니라 의료계의 '관행'이라는 사람이 있고, 그런 이야기가 대수롭지 않게 받아들여지는 현실이 우려된다는 말이다.

얼마 전까지만 해도 의사시험을 준비하기 위해 호텔에서 합숙훈련을 하곤 했다. 그것의 목적이 집중적인 공부가 아니라 시험문제 사전 유출을 기다리는 행위임을 모르는 사람은 없을 것이다. 대학 수능시험에서 그런 일을 했다가는 온 나라가 발칵 뒤집힐 것이다. 그러나 '인술'을 행한다는 극소수(?) 의사들 사이에서는 그런 일들이 수십 년 동안 '관행'적으로 계속되었다.

의료계 비리를 너무 침소봉대하고 있는지도 모르겠지만, 혈연이나 학연 등으로 친분을 맺지 않은 의사에게 진료받기가 겁나는 사람이 과연 나쁠까? 내 주위에는 유난히 의사가 많다. 모두들 착하고 양심적인 분들이다. 의대에 입학한 사람들 역시 심성이 바르다는 사실을 잘 알고 있다. 이렇게 착한 사람들을 집단범죄자로 만드는 법률·관행·오해 등을 깡그리 깨부수기 전에는 당뇨병의 정의조차 진지하게 논의할 수 없는 것이 지금의 현실이다.

미국 사정도 우리와 별반 다르지 않다. 한 통계에 의하면, 일반의들이 일년에 약 1만 6천 달러의 리베이트를 제약회사들로부터 받는다고 한다. 단지 환자들이 소송을 많이 걸기 때문에 좀더 조심하는 차이가 있을 뿐이다. 또 미국의사협회 American Medical Association라는 강력한 로비력을 갖춘 단체가 의료 관련법을 완전하게 조정하고 의과대학 정원을 컨트롤하기 때문에, 의사들의 과잉공급을 자체적으로 예방하고 있을 뿐이다.

한국, 일본, 대만의 경우 이러한 관행과 분위기 속에서 당뇨기득권에 정면으로 도전할 의사가 얼마나 될까? 법규와 행정환경, 시장환경에 산적된 문제가 너무 많다. 서글픈 현실이다.

## 6. 비관적인 예측 (1)

당뇨병의 정의를 바꾸지 않는 한 계속해서 사람을 행복하게 만드는 뇌수술, 사람을 더욱 책임감 있게 만드는 유전자를 찾는 우를 범하게 될 것이다. 전문지에 실리고 연구비를 탈 수 있다는 웃기지도 않는 과학성(?)이 그것을 보호하고, 먹이사슬 수익자들이 든든하게 버텨주는 한 당뇨산업의 내부자 파티는 계속될 것이다.

문제의 핵심을 파악하기 힘들게 만들어 놓은 당뇨병의 정의, 요상하게 만들어진 법규, 그 속에서 생존권을 지키기 위해 나름 괴로워하는 의사들, 그리고 제약업계의 부조리와 먹이사슬 속에서 그것이 관행이라는 이유만으로 환자들만 멍들고 죽어나가는 것이 지금의 상황이다.

미국과 유럽에서는 수십억 달러를 투자한 독성 강한 화학제제가 계속 출현할 것이고, 환자들은 잠시 희망을 가졌다가 얼마 후 부작용으로 몇 명 사망했는데 제약회사가 은폐했다는 보도를 접하게 될 것이다. 그러면 제약회사는 환자들과 법정 밖에서 돈을 주고 타협(합의)하는 전형적인 사건들이 반복될 것이다.

제약회사 입장에서 보면, 그러한 제품의 "판매허가를 미 식약청에서 승인했다"고 발표함으로써 얻는 주식의 시세 차익이 연구개발비와 위에서 말한 합의 비용, 의사들에게 주는 리베이트보다 많으니 하지 않을 이유가 없다. 게다가 효과 좋은 약을 개발한 회사를 투자 명목으로 인수함으로써 시장에 진입하지 못하도록 만전을 기한다.

우리 회사에서 엘레오틴이라는 생약성분 당뇨식품을 개발하자, 세계적인 규모의 제약회사에서 전액인수Buy out를 제안해 왔다. 당시로서는 상당한 금액(2,500만 달러)을 제시했다. 그런데 그 제안을 가져온 임원이 리베이트로 50퍼센트를 요구했다. 나는 불쾌했고, 결국 그것을 거절했다. 그런 일이 알려지면 내가 살고 있는 캐나다에서는 감옥에 간다.

그들이 우리 회사에만 예외적으로 그런 제안을 했다고는 믿기지 않는다. 화를 내자 '관행'이라면서 오히려 나를 이상한 사람 취급했다. 알려지면 감옥에 갈 일이 '관행'인 사회, 정계나 건달들의 세계가 바로 그런 경우 아닌가? 하나뿐인 몸이 아플 때 가는 곳에도 극소수(?)지만 그런 '관행'과 부조리가 만연해 있다는 사실에 인간적인 비애를 느끼지 않을 수 없었다.

현재 미국에서는 약의 부작용으로 죽거나 입원하는 사람이 전체 사망자 및 입원환자 가운데 4위를 차지한다. 약의 부작용으로 죽는 사람은 연 10만 명이라고 한다. 여기서 말하는 건 어떤 약의 부작용이라고 특정지을 수 있는 확실하고 급성인 경우를 의미한다. 당뇨약처럼 오랫동안 복용해 부작용이 서서히 나타나는 경우는 통계에 잡히지도 않는다. 만성적인 약물 부작용까지 합치면 위에 나타난 숫자의 수십 배는 될 것이다.

우리는 히포크라테스 선서를 자주 언급한다. 히포크라테스 선서의 가장 중요한 항목이 "환자를 해치지 말라Don't Harm the Patient"이다. 여기에 두 가지 선택이 있다고 하자. 분명히 독성을 함유한 화학제품이 있다. 그리고 독성이 없다고 주장하는 천연생약제품이 있다. 상식적으로 생각하면 당연히 천연생약제품을 쓸 것이다. 백 번 양보한다 하더라도, 실제로 그런지 확인해 보고 싶은 마음이 들 것이다. 왜냐하면 남은 대안이 엄청난 독성을 의미하기 때문이다. 만약 그렇지 않다면 상당한 정도로 구조적 문제가 있는 것이다.

나중에 조금 더 언급하겠지만, 유전자 치료법으로는 성인형 당뇨를 고칠 수 없다고 생각한다. 당뇨뿐만 아니라 모든 지수형 성인병들이 그럴 것이다. 유전자 치료법의 효용은 몇몇 유전병을 조기 진단해 약간 개선하는 것에 그치리라 생각한다. 지수형 성인병은 유전자적 접근법으로는 조기 진단조차 어렵다. 하지만 앞에서 말한 이유 때문에 수백억 달러가 투자될 것이다. 왜냐하면 '전문지에 게재되고, 돈이 벌리기' 때문이다. 그러고 나서 나올 결론은 뻔하다. "계속 연구해야 하니 연구비를 더 많이 투입해야 된다." 무한복잡계에서 지수를 중심으로 병을 정의했기 때문에 그렇다. 진정한 지식의 진보가 없어서일 수도 있고, 학계·업계의 먹이사슬 때문일 수도 있다.

어쨌든 당뇨의 정의에 심각한 문제가 있음을 빨리 받아들이지 않으면 수십억 달러, 수백억 달러의 연구비를 퍼부어도 헛발질만 계속하는 결과가 초래될 것이다. 그런 헛발질이 계속되는 데에는 사람을 씁쓸하게 만드는 어떤 이유들이 숨어 있음을 기억해야 한다.

## 7. 비관적인 예측 (2)

당뇨기득권에 속하지 않더라도 그다지 희망이 있는 것은 아니다. 당뇨기득권에 속하지 않는 부분을 편의상 재야당뇨계라고 부르자. 현재로서는 재야당뇨계에도 큰 희망을 걸기가 어려운 것 같다.

당뇨에 도움이 되는 식물은 알려진 것만 2,500개, 알려지지 않은 것까지 포함하면 수만 가지가 될 것이다. 따라서 민간처방이나 동양의학이 당뇨에 도움을 준다는 건 상식이며 엄연한 사실이다. 어느 식물 추출물이 당뇨에 좋다는 기사와 소문과 민간신앙이 지금까지 부지기수로 나왔고, 앞으로도 그럴 것이다.

그런데 기득권 쪽에서 "그런 것들은 효과 없어요"라고 한 번 소리치면 흔적도 없이 쏙 들어가고 만다. 처음부터 자신 없는 주장을 했기 때문일 수도, 싸워봤자 승산이 없다는 자포자기의 태도일 수도 있다. 게다가 약사법과 식약청, 보건소 같은 단어를 들먹이며 겁을 주면 재야당뇨계에서 출시한 제품은 곧 꼬리를 내리고 만다. '간증' '경험담' 위주로 몇 번 광고하다가 슬그머니 사라지는 '관행'이 반복될 가능성이 매우 높다.

한편으로 비양심적인 경우도 비일비재하다. 개발자가 제품이 얼마나 효과적인지, 어떤 부작용이 있는지, 중금속이 얼마나 들어 있는지 관심조차 없다. 설혹 관심이 있다 한들 어찌 해볼 방법이 없다.

내가 조사한 바에 따르면, 한국과 일본, 대만에서 당뇨에 좋다고 출시된 제품들의 시장 평균수명이 채 6개월도 안 된다. 여러 해 동안 축적해야 되는 임상통계는 재야당뇨계에서 꿈조차 꿀 수 없다. '당뇨에 좋은' 식물의 종류가 수천 가지에 이르고 이를 이용하는 재야당뇨계가 계속 진화하기 때문에, 또 화학제제가 워낙 부작용이 심하기 때문에 어느 나라에서든 지하시장을 완전히 없애기는 어려울 것이다. 설혹 식물 추출물에서 획기적인 제품이 만들어진다 한들 당뇨기득권에 받아들여지거나 시장에서 일정한 규모를 형성할 가능성은 매우 낮다. 당뇨기득권에도 구조적 문제가 있듯이, 재야당뇨계에서도 심각한 구조적 문제가 존재한다.

① 자연물질을 사용했을 경우 특허 취득에 제한이 있다. 따라서 연구든 생산이든 마케팅이든 대량투자를 할 수 없다. 대규모 투자를 하지 않은 연구와 마케팅은 천운이 따르지 않는 이상 품질을 담보하기 어렵다.

현재 일본이 전세계 식물 관련 특허출원의 약 절반을 차지하는 것으로 알려져 있지만, 실질적인 성과는 기대하기 어렵다고 생각된다. 내가 과문해서 그런지 모르겠지만, 식물 관련 특허로 돈을 벌었다는 이야기는 '택솔' 말고는 들은 적이 없다. 특허로 공개하지 않은 추출기술이나 보관기술이 있다고 주장해 경쟁상품과 마케팅상의 차별화를 시도하거나 진정한 구성성분은 특허로 공개되지 않는 관행이 있다.

② 어렵게 특허를 취득했더라도 누군가 지적 재산권을 침범했을 경우 그것을 잡아내기가 힘들다. 연구개발에 대규모를 투자해도 유사제품에 좋은 일을 시킬 뿐이고, 활성성분(유효성분) 검출이 불가능하기 때문에 다른 사람이 모방했더라도 적발과 처벌이 불가능하다. 오히려 모방하지 않았으면서 모방했다는 거짓상품들 때문에 더욱 골치 아픈 경우도 생겨난다.

③ 천연물질을 사용했을 경우, 활성성분를 찾아내려는 것 자체가 어불성설이다. 화학분석의 피크가 활성성분이 아니기 때문이다. 특히 천연물질을 2~3개 사용해 가열 합성하는 경우 활성성분를 찾아내기란 불가능에 가깝다. 90도에서 조리한 것과 100도에서 조리한 라면의 맛이 다른 것처럼, 무한히 많은 화학물질의 무한히 많은 조합이 신체에 들어가기 때문이다. 그 중 어떤 성분이 유효한지 완벽하게 찾아낼 수는 없다. 무한히 많은 종류의 화학합성이 동시에 종합적으로 작

용하기 때문이다. 따라서 궁극적인 기전이나 작용 경로도 발견하기 어렵다. 단지, 중간에 약의 효과를 검증하는 정도에서 기전을 찾아낼 뿐이다. 당연히 미 식약청의 의약품 허가를 받는 일은 물 건너가고, 직접적인 표현을 사용한 광고 또한 마찬가지다.

예를 들어, 우리 제품의 경우 식품으로 판매허가를 받았지만, 광고에 당뇨라는 단어를 사용하지 못한다. 단지 '혈당 조절Blood Glucose Control'이란 표현을 사용할 수 있다.[2]

④ 만에 하나 활성성분을 찾아낸다 하더라도 제품의 균일화를 달성하기란 불가능하다. 같은 쌀이라도 올해 수확한 것과 작년에 수확한 것의 화학성분이 완전히 일치하지는 않는다. 같은 해 같은 지역에서 수확한 같은 품종의 쌀이라도 마찬가지다. 토질, 강우량, 일조량 등이 다르기 때문이다. '어느 해 어느 지방의 포도' 하는 식으로 모든 조합원 농가의 산출을 거두어들이고 섞어 어느 정도의 균질성을 확보하는 제조일자에 따른 분류Batch Approach나 수확연도에 따른 분류Vintage Approach를 하든지, 완벽하게 수경재배를 해야 한다. 하지만 비용이 엄청나게 드는 일이라 현실성이 없다. 균일화에 관한 한 뾰족한 방법이 없다는 이야기이다.

한편, 생약제품에 어느 정도의 균일화가 필요한지도 곰곰이 생각해 봐야 한다. 일부 균일화를 달성했다고 주장하는 천연생약성분 상품이 있으나 크게 신빙성이 없다고 여겨진다. 실제로 그런지 알아낼 수 없기 때문에 들통나지 않을 뿐이다. 천연생약제품은 대규모 임상실험을 통해 어떤 결론이 나더라도 다음해 만든 제품이 그전의 제품과 동일한 효능을 가진다는 보장이 없다. 따라서 대규모 임상실험 자

---

2)  이 글을 쓴 2001년에는 그랬다. 2010년 이후 우리 회사도 몇몇 인허가를 취득해 많은 주장을 할 수 있는 제도권 제품이 되었다. 어떤 의미에서는 2010년대 들어 우리 회사도 당뇨기득권에 들어갔다는 이야기다.

체가 무의미하다. 그렇다고 매년 수억 달러를 들여 임상실험을 반복할 수는 없지 않은가?

결론적으로 말하면, 자연물질을 재료로 사용하는 한 임상실험과 균일화 과정을 완벽하게 달성한 제품을 상업화하기는 어렵다. 매 제품마다 변동폭이 클 수밖에 없다. 따라서 엄격하게 이야기하면, 어떠한 통계의 결론도 매년 똑같은 묶음으로 반복하지 않을 경우 다른 해의 케이스로 확대해석하기 어렵다.

예를 들어, 효과가 1년 이상 2년에 걸쳐서 나는 제품이라면, 1년에 한번 수확하는 약초로는 정의상 통계적 결론이 불가능해진다. 자연제품은 보관기간에 따라 성질이 변한다. 따라서 균일화가 불가능하다. 그러니 확실한 임상실험이 불가능하다. 극단적으로 표현하면 매번 다른 약을 써서 실험한다고 생각하면 된다. 심지어 매년이 아니라 월별 제품의 성분이 다를 수도 있다.

⑤ 대기업은 소비자가 제품과 관련해 재판을 걸어올 경우 방어하기가 매우 난감하다. 소비자에게 거증擧證 책임이 있고 승소가 어렵기 때문에 소송을 잘 안 하게 만드는 방어벽이 하나 있을 뿐이다. 자연제품은 원천적으로 소비자와의 법정 분쟁이 발생할 소지가 크다. 따라서 전세계 어느 지역에선가 판사가 소비자 손을 들어줄 가능성은 언제든지 존재한다. 그럴 경우 해당 대기업은 법정에서 능지처참을 당할 것이다. 대기업은 이런 사건을 보험으로 처리할 수 없다. 보험회사로서도 그 위험을 측정할 길이 없기 때문이다.

생산자가 활성성분이 뭔지 모르고, 균일화도 되어 있지 않고, 작용 경로를 모르는 상황에서 대기업은 매우 불리한 상황이 된다. 꼭 부작용이 있어서가 아니라 누군가가 효과가 없다고 소송을 걸면 효과 있다고 주장한 사람이 어느 정도 증명해야 할 것이다. 그런데 그 증명의 결정적 도구인 활성성분를 모르는 것이다.

통계는 상관관계를 나타낼 뿐이지 인과관계를 나타내는 것은 아니다. 그리고 대기업이 보유한 통계라는 것이 빵점짜리가 많다. 일단 법정에 나가면 깨질 수밖에 없는 자료들인 것이다.

⑥ 과학성을 갖추기 위해 중국 정부가 동양의학의 특정 처방에 개입하거나, 인도 정부가 아유르베다의 한 처방을 지목해 국가적 차원에서 개입할 가능성을 상상해 볼 수 있다. 중국 정부가 대규모 임상실험을 해서 안전성과 효과를 보증한다는 식으로 광고할 수 있도록 말이다.

하지만 이런 일은 발생 가능성이 거의 없다고 봐도 무방하다. 만약 중국 정부에서 어떤 제품을 수천 명에게 테스트해 그에 대한 자료를 제시한다 해도 여전히 균일화의 문제, 활성성분 검출의 문제, 특허취득 문제가 남아 있다. 또한 당뇨의 경우라면, 중국은 이미 효과가 알려진 육미지황탕이나 유소산 등보다 뛰어난 신규 투자가치가 있는 제품을 찾기가 어려울 것이다. 이래저래 특허를 받기도 어렵고, 혹시 나온다 하더라도 지적 재산권 보호가 안 되기 때문에 수천만 달러를 투자할 만한 경제적 이유를 찾기 어려울 것이다.

인도의 아유르베다도 마찬가지다. 수천만 달러를 들여 아유르베다의 어떤 처방을 과학화하더라도 이미 알려진 인디안 키노의 효과를 능가하기는 어려울 것이다. 10억 이상의 인구를 가진 중국과 인도 정부가 전통처방을 과학화해 상품으로 만드는 것이 어렵다면, 일반 기업이나 다른 나라, 다른 상품의 경우는 언급할 필요도 없을 것이다.

이를 다시 한 번 정리해 보면 다음과 같다. 육미지황탕과 인디안 키노같이 이미 알려져 지적 재산권의 대상이 될 수 없는 강력하고 우수한 처방이 있기 때문에, 중국과 인도에서는 효과와 안전성에서 그것들을 능가해 수천만 달러를 투자할 만한 새로운 처방을 찾기가 어려울 것이다. 따라서 중국과 인도 정부가 그런 식으로 개입할 가능성은 매우 낮다.

이와 관련해, 양약이든 동양의학의 약이든 간에 위약이 아니라 육미지황탕과 인디안 키노를 컨트롤 그룹에 놓고 통계처리하는 것이 좋은 관행이 되지 않을까 생각한다. 육미지황탕과 인디안 키노보다 품질이 떨어지는 것은 아예 말도 꺼내지 말라는 의미기도 하고, 앞에서 지적한 이중맹검법의 여러 문제점도 피할 수 있으니 훌륭한 통계적 방법론이 될 것이다.

중국과 인도의 전통처방은 어느 마을 어느 집안의 300년 된 비방 형태로 남아 있을 것이다. 한국과 중국과 동남아시아의 비방 수집을 아마추어 차원의 취미로 삼고 있는 내 경험에 의하면, 임상적 가치가 뛰어난 비방들이 산재해 있지만 일정 규모 이상으로 상품화되어 일반 소비자가 시장에서 접하게 될 확률은 제로에 가깝다. 또한 비방 전수자들이 거의 멸절滅絶되고 있어 그 수가 급격히 줄어드는 점이 안타깝다. 전수자들 가운데 그러한 비방의 근본 정신을 이해하지 못하는 경우도 많았다. 지식의 축적과 전달을 위해 체계적으로 정리되어 있지 않기 때문에 당연히 나올 수 있는 결과이다. 사라져가는 비방들 가운데 매우 귀한 것들도 많다. 단지 그것이 무엇인지를 영원히 알 수 없도록 현대 시장구조와 의약계의 먹이사슬이 짜여 있어 안타까울 뿐이다.

㉠ 대기업이 자연물질로 만든 생약제품으로 당뇨시장에 뛰어드는 방법은 애매한 약효를 표방하면서 코카콜라처럼 마케팅으로 승부를 거는 수밖에 없다. 그러나 대규모의 조직적 마케팅은 자신들이 파놓은 식약청 허가 기준과 규정이라는 덫에 걸려 불가능하다. 당뇨나 혈당이라는 단어를 사용할 수 없고, 사용법도 자세히 표시하면 안 된다. 약이라고 오해할 수 있는 포장을 해서도 안 된다. 이처럼 제

약이 많으니 마케팅으로 승부를 걸기가 어렵다. 자승자박이라는 표현이 딱 들어 맞는다. 마케팅으로 승부를 걸 만한 곳은 현재 북미가 유일하다. 내가 경영하는 회사도 북미 시장을 가장 중요한 거점으로 움직이고 있다.

## 8. 비관적인 예측 (3)

① 내 경험으로 보면, 당뇨에 확실한 효과를 내기 위해 극히 예외적인 경우를 제외하고는, 어떤 자연식물을 원료로 한 제품이더라도 하루에 20~100그램의 원료를 입으로 섭취해야 된다. 그런데 이는 현실적인 문제를 야기시킨다. 20그램이라고 하면 보통 3숫갈 정도의 양이고, 100그램이라고 하면 15숫갈에 해당한다. 이것은 상당히 많은 양이다. 압축이나 액체 추출에서도 문제가 발생한다.

② 추출포장 안전성 검사를 마치려면 적어도 몇 년의 준비기간과 수백만 달러를 투자해야 한다.

③ 동물실험·임상실험까지 포함하면 수천만 달러가 쉽게 들어간다.

④ 모든 중간단계 디스트리뷰터들의 마진이 상당히 높다. 따라서 심한 경우 출고가보다 5~10배 비싼 가격으로 소비자에게 팔리기도 한다. 결국 압축이나 포장 없이 싼 원료를 사용한 제품도 최종 소비자가격이 월 200~300달러가 되지 않고는 수익성을 맞추기 불가능하다.

월 200달러 정도의 제품을 소비자에게 판매할 때 시장에서 받는 저항은 생각보다 훨씬 크다. 의료보험을 통해 반강제적으로 지불되지 않는 한 개인의 주머니에서 지불되는 액수는 월 200~300달러 사이가 상한선이라고 할 수 있다. 심지어 먹지 않으면 죽는다고 알려진 AIDS 제품도 월 200달러 정도에서 시장 저항을 받는다. 역설적으로 말하면, 인간이 월 200달러 정도로 자신의 목숨값을 책정한다고 볼 수 있다.

미국이 그럴진대 후진국은 말해 무엇하겠는가? 생약제품은 (안전하고 효과가 좋아도) 가격이 비쌀 수밖에 없는 것이 가장 큰 약점이고, 화학제제는 (독성이 강하더라도) 가격이 싸다는 게 가장 큰 장점이라는 점을 생각해 보면 이해가 될 것이다.

⑤ 압축이나 포장을 하지 않아도 비싸지만, 자연재료를 캡슐 형태로 압축하려면 더 많은 돈이 들어간다. 그러나 압축했을 때 그 효과가 유지되는지, 새로운 독성이 발견되지는 않는지가 미지수이다. 왜냐하면 열을 가하는 과정에서 화학구조가 불안정해지기 때문이다. 천연물질을 사용하는 제품은 이 문제를 피할 수 없다. 알코올과 고온을 사용하지 않을 경우, 소비자에게 월 600~700달러의 비용을 받아야 한다. 시장에서 강력한 저항을 받을 수밖에 없는 가격이다.

자연재료를 압축 또는 추출한다는 대부분의 상품이 사실은 압축 과정을 거치지 않는다. 대부분 수분만 빼고 캡슐링한다. 심지어 수분조차 빼지 않는 경우도 있다. 제대로 된 용량을 먹으려면 손가락만한 500밀리그램짜리 캡슐을 하루에 40개 정도 먹어야 하는데, 그런 제품은 거의 없다. 또 추출 과정에서 알코올과 고온을 사용하기 때문에 독성이 발생할 가능성은 늘 존재한다. 그리하여 안전성이 가장 큰 장점인 천연생약제품의 존립목적 자체를 부정하는 결과가 생겨난다. 안전하지 않은 생약제품은 짜지 않은 소금, 예쁘지 않은 미인, 싸움 못하는 깡패처럼 존재가치가 의심되는 이상한 개념이다.

자연제품에 관한 한 캡슐이나 알약으로 만들어진 제품은 효과가 크지 않은 것이 당연하다. 제대로 된 용량이 들어 있지 않기 때문이다. 단지 양약을 흉내내느라 그렇게 만들어보는 것이다. 좋은 성분이 어느 정도 들어야 있겠지만, 그 정도로는 효과를 보기가 어렵다.

## 9. 비관적 경험과 낙관적 예측 : 케이스 스터디

우리 회사에서는 '엘레오틴'이라는 당뇨환자용 천연생약제품을 생산하고 있다. 세계적으로 유명한 당뇨학자가 개발하고, 1998년부터 2001년에 걸쳐 약 2만 명 정도가 사용했다.[3] 동물실험과 독성시험, 그리고 임상실험을 거친 제품이다. 세계 유수의 제약회사들과 제휴관계를 맺고 있으며, 캐나다와 미국, 호주의 의학전문지 및 당뇨 전문가들의 교과서에도 소개되었다.

다른 당뇨식품들과 비교해 볼 때 엘레오틴은 2001년 현재 3년이나 살아남았다는 게 무엇보다 자랑스럽다. 많은 액수는 아니지만, 수익도 꾸준히 발생하고 있다. 이 시장에서 6개월 이상 살아남은 제품이 없는 것으로 아는데, 우리 제품은 일단 살아남았다. 살아남았기 때문에 사용자들의 임상 데이터가 축적되었고, 그 효과를 측정할 수 있게 되었으며, 효과의 예측 모델까지 만들 수 있었다. 혈당을 컨트롤할 수 있을 뿐만 아니라, 혈당이 정상으로 돌아가면 그 상태로 2~3년 지속된다는 사실이 밝혀졌다. 어느 정도 기전도 알 수 있게 되었다.

하지만 엘레오틴이 시장에서 살아남기까지는 상당한 어려움이 있었다.

첫째, 초창기에 의사들의 반발이 대단했다. "그렇게 좋은 제품이면 내가 모를 리 없다"는 반응이었다. 나는 그것을 이해하기가 어려웠다. 순환논리적 발상도 찬성할 수 없었지만, "나는 모든 진리를 알고 있다. 내가 모르는 것은 진리가 아니다"라는 식의 아집에 찬 권위의식에 분노가 느껴졌다. 그런데 나중에 그 분들의 속사정을 들어보고는 어느 정도 이해가 되었다.

이제는 미국과 캐나다는 물론, 엘레오틴을 모르는 당뇨전문의가 거의 없다고

---

3) 2013년 현재 약 30만 명이 사용했다.

해도 과언이 아니다. 한국 환자들을 대상으로 서베이해 보면, (정확하게 이해하는 환자 수는 적었지만) 당뇨교실에 정기적으로 참가하거나 인터넷을 사용하는 경우 70퍼센트 정도가 우리 제품을 알고 있었다. 이런 분위기에서 의사들이 "내가 모르니……"라는 비판을 하기는 어려울 것이다. 오히려 지금은 많은 의사들이 환자에게 권유하는 것으로 알고 있다.

우리 회사는 환자들에게 엘레오틴을 권하거나 자신의 환자가 엘레오틴을 사용해 효과를 보았다고 기록한 의사들의 명단을 보유하고 있다. 다행히도 요즘에는 의사들의 반대를 경험하지 않고 있다. 그들의 분위기를 바꾸는 데 3년 정도 걸린 것 같다.

또 하나 재미있는 반응은, '그렇게 좋은 제품이라면 노벨상을 받았을 것이고, 노벨상을 받지 않았기 때문에 좋지 않은 제품'이라는 어거지 논리(?)가 초창기에 많았다는 점이다. 그러나 김대중 대통령께서 노벨상을 타신 후로는 이런 반응이 많이 수그러졌다. 노벨의학상은 획기적인 이론적 기틀을 마련한 사람에게 주는 것이지, 현실적으로 효과가 있는 제품에 주는 것이 아니라는 것을 많은 사람들이 알게 되었기 때문일 것이다.

우스갯소리이긴 하지만, 김대중 대통령을 싫어하는 분들이 "훌륭하면 노벨상을 탈 것이고, 노벨상을 타지 못하면 훌륭하지 않다"는 논리를 더 이상 사용하지 않게 된 건 아닐까 생각해 보기도 한다. 어쨌든 노벨상을 타지 않았기 때문에 엘레오틴이 엉터리일 것이라는 주장은 근래 들어보지 못했다.

둘째, 환자들의 회의적인 반응을 넘어서기가 어려웠다. 약이나 건강식품을 먹는다는 것은, 하나밖에 없는 소중한 몸을 맡긴다는 의미가 담겨 있어 엄청난 신뢰관계가 전제되어야 한다. 주변에서 열광적으로 추천해 주는 제품이더라도 어느 정도 망설이게 마련인데, 엘레오틴 출시 초기에는 자기 몸을 대상으로 어려운 도박을 하는 기분이었을 것이다. 따라서 그때는 정말 다급한 분들, 절박한 분들을 대상으로 판매가 이루어졌으리라 추측된다.

사용자들의 불평 중 하나는 엘레오틴의 효과가 너무 천천히 나타난다는 점이다. 1개월 내에 효과를 보는 경우는 20퍼센트 정도[4]이고, 4개월 정도가 지나야 본격적인 효과가 나타나는데, 소비자 입장에서는 지루하고 불편한 기다림의 시간이라는 것이다. 그 기간을 기다리지 못하고 중간에 사용을 중단한 경우가 있어 안타까웠다. 우리 제품의 경우 효과를 좀더 빨리 나오게 할 수도 있지만, 장기적이고 원천적인 개선을 목표로 하므로 단기적 효과를 위해 다른 성분을 첨가하는 것에 현재로서는 동의하기 어렵다. 단기적 효과를 위해서라면, 우리 제품보다는 화학제제인 양약을 사용하는 것이 훨씬 빠를 것이다. 단기 사용이라면 양약의 부작용 또한 크게 걱정하지 않아도 되지 않을까?

솔직히 나는 이 문제에 대한 명확한 해답을 아직 갖고 있지 않다. 단기 혈당 강하 기능을 첨가할 것인가, 아니면 단기 혈당 강하는 더 좋은 다른 약에 맡길 것인가 하는 문제는 윤리나 시장점유율 문제가 끼어 있어 고민스러운 부분이다.

효과가 늦게 발생함으로써 어려웠던 또 한 가지는, 초창기에 엘레오틴을 판매하던 분들이 대부분 영세한 사업규모였다는 점이다. 한국만 하더라도 20명 정도가 언론 보도를 접하거나 소문을 듣고 엘레오틴 영업을 시도했으나, 3년이 지난 지금은 2~3명에 불과하다. 대부분 단기간에 폭발적인 판매성장을 기대하고 시작했는데 제품 효과가 4~5개월 걸려 나오다 보니, 경험에 의한 입소문 효과도 늦어

---

4)  2013년 투입된 차차세대 제품인 슈퍼밴틀리의 경우 일주일 정도 사용하면 100퍼센트 탁월한 효과가 나온다고 한다. 따라서 여기서 거론하는 문제점이 거의 사라졌다고 할 수 있다.

지고 광고효과도 폭발적이지 않았던 것이다. 따라서 1~2년 손실을 감수하면서 초기투자를 해야 하는데, 영세업자들로서는 그렇게 하기가 현실적으로 어려웠다. 그들 대부분이 사용자 기록을 남기지 않은 점, 판매 후 철저히 관리하지 못한 점 등이 안타깝다. 한편, 약효를 과장한 경우도 있다고 들었다. "먹기만 하면 순식간에 당뇨가 낫는다"는 잘못된 정보를 듣고 엘레오틴을 사용한 사람이 있었다는 것이다. 안타까운 일이 아닐 수 없다.

소비자와의 관계에서 또 한 가지 어려웠던 점은 엘레오틴이 고가의 제품이라는 것이다. 비록 위에서 설명한 것처럼, 제품 생산과정과 성격상 최종소비자가격이 높을 수밖에 없지만 늘 소비자들께 죄송한 마음이 드는 것은 사실이다. 앞으로도 그 사정이 크게 나아질 것 같지 않다는 점이 나를 우울하게 만드는 또 하나의 이유이다.

초창기의 여러 시행착오와 복잡한 사정을 뒤로하고, 앞으로는 엘레오틴을 광고하지 않고 소비자의 입소문만으로, 의사들 간의 의견교환을 통해 전달되는 정보만으로 제품을 판매하겠다는 원칙을 세웠다. 또한 중간상을 내세우지 않고 직접 소비자에게 판매해 과장광고 가능성을 원천적으로 봉쇄하고 판매 후 관리를 철저히 하자는 장기경영 원칙 때문에, 처음에는 많은 소비자에게 정보를 전달하기가 어려웠다. 그러나 이제는 소비자들 사이에 "좀 유별나지만 엘레오틴은 그런 방식으로 판매되는 상품이구나"라는 인식이 널리 퍼지게 되었다. 그리하여 나는 새로운 판매방식을 사용했을 때 겪는 어려움이 당연하다는 사실을 몸으로 터득하게 되었다.[5]

---

5)  2013년 현재는 광고도 진행하고, 전통적인 방식과 더불어 네트워크 회사에서도 판매되고 있다. 각 나라에 따라 상황이 다르다.

셋째, 원료의 구입과 생산과정이 무척 어려웠다. 베트남에서 원료를 구입할 때 한 약초에도 영어 이름, 중국어 북경어 이름, 약초업자들이 쓰는 광동어 이름, 베트남어 이름, 말레이 인도네시아어 이름이 사전과 다르게 사용되고, 산지에서는 또 완전히 다른 이름이 사용되었다. 원료 확보에 약 2년이 걸렸는데, 그렇게 확보한 원료 중 하나가 중금속에 오염된 땅에서 채취된 것으로 밝혀져 처음부터 다시 시작했던 경험도 있다.

우리 회사는 이런 과정에서 상당한 노하우를 쌓았기 때문에 앞으로는 원료 확보가 수월하리라 생각한다. 제조과정에서 약초의 고유한 성질을 보전하며 가공하기 위해 고온을 사용할 수 없었고, 섬유질을 보전하기 위해 분말화 과정 또한 어려운 점이 많았다. 그리고 각국에서 판매 허가를 받는 일도 여러 고비를 넘겼다. 지금은 여러 나라에서 판매 허가를 받은 상태라 많이 수월해졌다.

넷째, 생약제품으로 당뇨치료제 시장에 진입할 경우 여러 가지 저항을 받는다는 점이다. 하지만 그런 어려움들을 극복하고 이미 안정된 니치Niche를 확보했기 때문에, 현재 우리 제품이 누리고 있는 독점적 위치는 상당히 오랫동안 유지될 것으로 예측한다.

대기업이든 소기업이든 새로운 생약제품에 대한 당뇨기득권의 무조건적인 저항, 특허 출원의 어려움, 가격 구조의 어려움 등을 극복해야 한다. 또한 육미지황탕과 인디안 키노보다 뛰어난 제품을 만들기 위해 수천만 달러를 투자해야 한다. 그렇더라도 성공하기 어려운 것이 현실이다. 그러한 모든 리스크를 부담하면서 새로운 생약제품을 개발할 상업적 이유를 발견하기는 쉽지 않다.

## III. 결론

위에서 성인형 당뇨병을 중심으로 질병의 정의와 관련된 개념상의 혼란, 연구 방법론상의 함정, 치료제 시장의 구조적인 문제를 살펴보았다. 더불어 우리 회사의 경험을 간단히 서술했다.

우선 당뇨의 개념이 기능적으로 분화되어야 하고, 통계연구 방법도 개선되어야 한다. 또한 생약제품 연구개발의 투자환경이 지금보다 개선되어야 한다.

생약제품에 관해서는 먹이사슬 차원에서 배격과 비난의 입장을 취할 것이 아니라, 보완적인 입장에서 임상적 용도를 판단하는 별도의 기준을 마련해야 한다. 인신공격성 비난이 아니라, 증거와 과학성과 환자들에게 줄 수 있는 실질적인 도움을 놓고 당사자들 간의 건강한 토론이 관행으로 정착되어야 한다.

# 참고문헌

- James Burke, *The Day Universe Changed*, Little Brown and Company, 1995.

- James Burke, *Connections*, Little Brown and Company, 1995.

- Richard Gordon, *The Alarming History of Medicine*, St. Martin Griffin, 1993.

- Porter(ed.), *Cambridge Illustrated History Medicine*, Cambridge University Press, 1996.

- Gerry Tan and Roger Nelson, *Concise Review for Primary-Care Physicians*, Mayo Clinic 1996 gives an excellent review of the subject.

- James Gleick, *Chaos: Making a new science*, Penguin Books, 1988.

- Mitchell Waldrop, *Complexity*, Simon & Schuster, 1992.

- Koutsoyiannis, *Theory of Econometrics*, MacMillan Press, 1977.

- T. Kaptchuk, "Poweful Placebo:The Dark Side of the Randomized Controlled Trial", *The Lancet* 351, pp. 1722~1725. Also, his famous book, *The Web That Has No Weaver*, Contemporary Books, 2000, contains a list of the works of such concerned scholars. pp. 380~384.

- R.J. Marles and N.R Farnsworth, "Antidiabetic Plants and Their active constituents", *Phytomedicine* Vol.2, pp. 137~189 gives a list of more than thousand herbs.

새우와 고래가 함께 숨 쉬는 바다

**위험한 서양의학 모호한 동양의학**

지은이 | 김영수

펴낸이 | 전형배
펴낸곳 | 도서출판 창해
출판등록 | 제9-281호(1993년 11월 17일)

1판1쇄 인쇄 | 2013년 10월 21일
1판1쇄 발행 | 2013년 10월 28일

주소 | 121-869 서울시 마포구 연남동 509-16 동서빌딩 2층
전화 | 070-7165-7500, 02-333-5678
팩스 | 02-322-3333
E-mail | chpco@chol.com

ISBN 978-89-7919-996-3 03510